五官科疾病诊疗与临床用药

张丹丹　林　雁　刘振波　主编

汕頭大學出版社

图书在版编目（CIP）数据

五官科疾病诊疗与临床用药 / 张丹丹，林雁，刘振波主编. -- 汕头 : 汕头大学出版社，2021.8
ISBN 978-7-5658-4425-6

Ⅰ. ①五… Ⅱ. ①张… ②林… ③刘… Ⅲ. ①五官科学—疾病—诊疗②五官科学—用药法 Ⅳ. ①R76

中国版本图书馆CIP数据核字(2021)第167396号

五官科疾病诊疗与临床用药
WUGUANKE JIBING ZHENLIAO YU LINCHUANG YONGYAO

主　　编：张丹丹　林　雁　刘振波
责任编辑：汪艳蕾
责任技编：黄东生
封面设计：刘梦杳
出版发行：汕头大学出版社
广东省汕头市大学路243号汕头大学校园内　邮政编码：515063
电　　话：0754-82904613
印　　刷：三河市嵩川印刷有限公司
开　　本：710mm×1000 mm 1/16
印　　张：24
字　　数：405 千字
版　　次：2021 年 8 月第 1 版
印　　次：2022 年 1 月第 1 次印刷
定　　价：198.00 元
ISBN 978-7-5658-4425-6

编委会

主　编：张丹丹　林　雁　刘振波

副主编：杜　婷　张　洁　赵淑娟

贺星华　王长青　张国强

吴晓峰　曾海波　马学良

兰　芬　张　帅　董晋艳

玄美燕　张仕良　靳翠翠

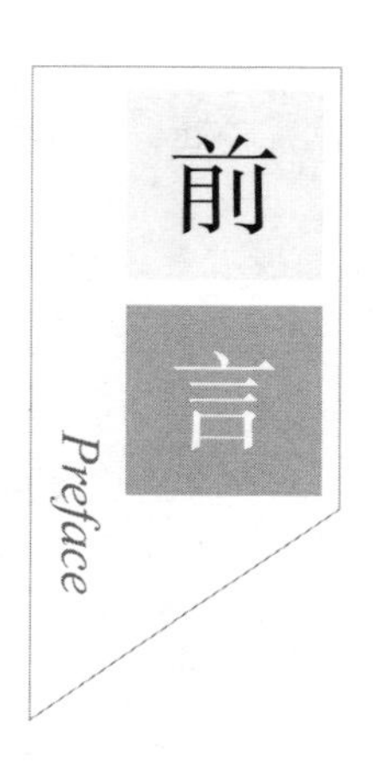

官即感官，五官一般指眼、口、耳、鼻和咽喉。五官科学是研究发生于眼、口、耳、鼻、咽喉部位的疾病，探究气管、支气管、食管异物及与其相关联的解剖生理、病因病理、诊断、治疗与预防等的学科。现代科学技术的发展为五官科学提供了新的机遇，也提供了新的挑战。特别是近年来，医学领域取得了许多令人瞩目的成果，新理论、新技术、新仪器的不断出现，使五官科学达到了前所未有的水平。另外，中西医结合的深入发展，中西药物并用防治疾病的情况日趋普遍，乃是临床医师经常遇到的实际问题。有些中西药物并用，可以收到单用中药或西药都达不到的治疗效果。但有些中西药物并用，则能产生不良反应，甚至会引起致命后果。因此，熟悉中西药物的相互作用，对于临床医师具有十分重要的意义。鉴于以上两点，编者不揣浅陋，在广泛搜集国内外有关文献资料的基础上，结合自己多年教学和临床经验体会，写成本书。

五官各科有其各自的特点，且与临床各科关系密切，不少全身性疾病具有五官方面的症候，而五官方面的一些疾病又是全身性疾病的表现。因此，要以整体观念，理解和学习五官科学，理解五官疾病与全身性疾病的关系，为适应基层医疗临床工作打下良好的基础。

本书主要内容包括龋病的诊断与治疗、儿童口腔牙髓病的诊断与治疗、牙颌畸形的诊断与治疗、过敏性鼻炎的诊断与治疗、耳病的耳内镜学、头颈部肿瘤、各种药物在眼科临床的合理应用、各种药物在耳鼻咽喉临床的合理应用、各种药物在口腔疾病临床的合理应用。

由于编者水平有限，编写时间较短，本书难免有不足和错漏之处，恳请广大读者给予批评指正。

编者

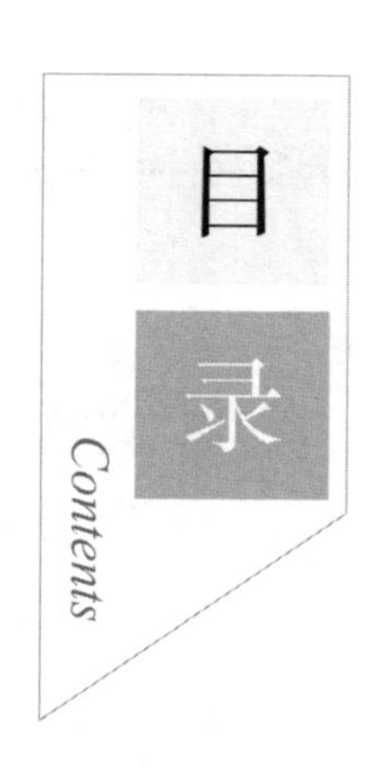
目
录
Contents

第一章 口腔疾病——龋病的诊断

第一节 概 述

一、定义

龋病是一种以细菌为主要病原体，在多因素作用下，导致牙齿硬组织慢性、进行性破坏的疾病。遭龋病破坏的牙齿即龋齿，可以单发于一个牙齿，也可同时累及多个牙齿；可以在童年期发病，也可以在老年发病，没有人可以对龋终生免疫。龋的疾病过程涉及多种因素，现代研究已经证明牙菌斑中的致龋细菌是龋的主要病原体。致龋细菌在牙菌斑中代谢从饮食中获得的糖类生成以乳酸为主的有机酸，导致牙齿中的磷灰石结构脱矿溶解。进一步在蛋白酶的作用下，结构中的有机物支架遭到破坏，临床上表现为牙齿上发生不能自体修复的龋洞。如果龋洞得不到及时的人工修复，病变进一步向深层发展，可以感染牙齿内部的牙髓组织，甚至进入根尖周组织，引起更为严重的机体的炎症性病变。

根据近代对龋病病因学的研究成果，有学者将龋病定义为一种与饮食有关的细菌感染性疾病。这一定义强调了细菌和糖在龋病发病中的独特地位。

发生在釉质的早期龋损，仅表现为一定程度的矿物溶解，没有牙齿外形上的缺损，更没有临床症状，甚至在一般临床检查时也不易发现；只有当脱矿严重，进入牙本质或形成窝洞时，才可在临床上引起注意。若龋发生在牙的咬合面或唇颊面，通过常规临床检查就可以辨别局部脱矿的表现，如牙表面粗糙，呈白垩状色泽改变。若病变发生在牙的邻面，则较难通过肉眼观察发现。临床上要借助探针或其他辅助设备如 X 线照相、光纤投照等方法才可能发现发生在牙邻面的龋。及至患者出现症状或自己发现龋洞的时候，往往病变已接近牙髓或已有牙髓病变。

二、龋病流行病学特点

了解疾病的流行病学特征，一方面有利于从宏观上认识疾病、征服疾病，另一方面有助于从中探索疾病的发病原因。龋病的流行病学特征集中反映了与发病有关的多种因素。

（一）与地域有关的流行特点

龋病是一种古老的疾病，我国最早关于龋病的记载可以追溯到 3 000 多年前的殷墟甲骨文中。但近代龋病的流行并引起专业内外人士的广泛注意，主要起源于欧美发达国家。20 世纪初，随着食品的精化，一些西方国家的龋病患病率几乎覆盖了人口的 90% 以上，严重影响当时人民的身体健康和社会经济生活。由于高发病地区几乎全部集中在发达国家和地区，有西方学者甚至将龋病称为“现代文明病”。但是用现在的知识回顾分析当时的情况，可以知道，那些地区之所以有那么高的龋发病率，与当时居民的高糖饮食有关。过多地摄入精制糖类和不良的口腔卫生习惯是龋病高发的原因。到了近代，西方国家投入了大量资金和人力对龋病进行研究。在逐步认识到了龋病的发病原因和发病特点的基础上，这些国家逐步建立了有效的口腔保健体系，采取了有效的口腔保健措施，从而使龋病的流行基本得到控制。目前，在北欧一些口腔保健体系健全的发达国家和地区，无龋儿童的比例超过了 70%。西方有学者由此乐观地提出，到了 21 世纪会出现无龋的一代。然而近年来，经济和教育状况越来越影响口腔保健和口腔健康的程度。在欠发达的地区和国家，由于经济和教育水平低，口腔保健知识普及率低，口腔保健措施得不到保障，龋病的发病率仍保持在较高的水平，并有继续上升的趋势。目前，世界范围内，龋病发病正在向低收入、低教育人群和地区转移。如今，没有人再会认为龋病是“现代文明病”了。同时由于龋病的病因尚未完全清楚，预言消灭龋齿，还为时太早。但现代的医学实践又告诉我们，龋病是可以控制并能够预防的。

（二）与年龄有关的流行特点

流行病学的研究表明，人类龋病的发病经历几个与年龄有关的发病高峰。这种与年龄有关的发病高峰，主要与牙齿的萌出和牙齿周围环境的变化有关。乳牙由于矿化程度和解剖上的特殊性（如窝沟多而深）更容易患龋，初萌的牙由于矿化尚未成熟更容易患龋，窝沟龋也多在萌出后的早期阶段发生。这样形成了一个 6 ~ 12 岁的少年儿童龋病的发病高峰。龋病的危害在这个阶段表现得最为突出。然而，龋病的发生实际是贯穿人的一生的。尤其到了中年以后，由于生理的和病理的原因，牙根面暴露的机会增加，牙菌斑在根面聚集的机会增加，如果得不到有效的清洁，患龋的机会也会增加，因此可能形成中老年根面龋的发病高峰期。这种与年龄有关的发病高峰通过大规模的流行病学调查发现，主要与牙齿的发育、萌出、根面暴露和口腔环境随年龄的改变有关。

（三）与饮食有关的流行特点

人的饮食习惯因民族和地区而异。然而随着食品加工业的发展，不分地区和种族，人们越来越多地接触经过精细加工的食品。西方人较早地接触精制糖类，饮食中摄入蔗糖的量和频率普遍较高。在以往缺少口腔保健的情况下，他们的龋病患病率自然很高。而我国的西藏和内蒙古地区，食物中的纤维成分多，蔗糖摄入少，人的咀嚼功能强，自洁力强，龋的患病率就低。人类饮食的结构并不是一成不变的。近代西方国家由于认识到龋与饮食中糖类尤其是蔗糖的关系，开始调整饮食结构和进食方法，已经收到了十分显著的防龋效果。然而在大量发展中国家，随着经济的现代化，文化和饮食的精化和西化，人们对糖的消耗量增加，如果缺乏良好的口腔卫生教育，缺乏有效的口腔卫生保健措施和保健体系，龋齿的发病率定会显著增加，重蹈西方国家龋病高发的老路。

（四）与教育和经济状况有关的流行特点

经过百年的研究，人们对龋病的发病过程已经有了较为清晰的认识，已经具备了一系列有效的预防和控制手段。但这些知识的普及与人们受教育的程度和可以接受口腔保健措施的经济状况密切相关。在发达国家，多数人口已经享受了有效的口腔医学保健所带来的益处，所以整个人口的患龋率降低，龋病的危害减少。但即使在这样的国家，仍有部分低收入人群和少数民族获益较少。世界范围内，患龋者正在向低收入和受教育程度低的人群转移，这已经成为较突出的社会问题。对于发展中国家来说，经济开放发展的同时，必须注意相应健康知识的普及和保健预防体系的建立。

第二节　龋病的病因学理论

牙齿硬组织包括牙釉质、牙本质、牙骨质，是高度矿化的组织。牙齿硬组织离开人体是最不易被微生物所破坏的组织，但在体内则恰恰相反，是最容易被破坏且不能再生的组织。关于龋的病因，尽管迄今尚不能宣布相关的病原体，也没有十分完整和肯定的病因学理论，但已有的科学证据和临床实践越来越支持化学细菌致龋理论。化学细菌致龋理论是目前应用最广的病因学理论。

一、化学细菌学说

很早就有人提出酸与致牙齿脱矿与龋形成有关，但在相当长的一段时间里并没有实验依据证明这种推测。直至100多年前，W.D.Miller通过一系列微生物学实验，证明了细菌代谢糖类产酸，酸使矿物溶解，可形成类似临床上早期釉质龋的白垩样变，从而提出了著名的化学细菌学说，又称化学寄生学说。

Miller提出上述学说主要依据的是体外的脱矿实验，包括：

第一，将牙齿放在混有糖或面包和唾液的培养基中孵育，观察到牙齿脱矿；

第二，将牙齿放在混有脂肪和唾液、不含糖的培养基中孵育，未见牙齿脱矿；

第三，将牙齿放在混有糖或面包和唾液中的培养基中，煮沸后再孵育，未见牙齿脱矿。

与此同时，Miller从唾液和龋损部位中分离出多种产酸菌。Miller认为，龋可分为两个阶段：第一阶段是细菌代谢糖产酸，酸使牙齿硬组织溶解；第二阶段是细菌产生的蛋白酶溶解牙齿中的有机物。目前，已有多种方法可以在体内或体外形成类似早期龋脱矿的龋样病损。但是迄今，由于釉质中有机物含量极低，还没有足够的证据能够说明釉质在龋损过程有蛋白质溶解的过程。

Miller的学说基本主导了过去100年来的龋病病因和预防研究。甚至可以说，近代龋病病因学的发展均没有超出这一学说所涉及的范围。近代龋病学的主要发展即是对致龋微生物的认定，确定龋是一种细菌感染性疾病。这一认识成熟于20世纪50年代。1955年Orland等学者的经典无菌和定菌动物实验，一方面证实了龋只有在微生物存在的情况下才能发生，同时也证明了一些特定的微生物具有致龋的特征。在随后的研究中，研究者进一步证明了只有那些易于在牙面聚集生长并具有产酸和耐酸特性的细菌才可称为致龋菌。进而，一系列研究表明变形链球菌是非常重要的致龋菌。当时，一部分学者乐观地认为，龋是由特异性细菌引起的细菌感染性疾病，由此引发了关于防龋疫苗的研究。但是近代的研究表明，龋病形成的微生态环境十分复杂，很难设定单一菌种作为龋的致病菌。况且，已经发现的致龋菌总体来讲又都是口腔或牙面上的常驻菌群，在产酸致龋的同时，还可能担负维持口腔生态平衡的任务。

尽管从病原学的角度来看，将龋病定义为细菌感染性疾病是正确的，但龋病的感染过程和由此激发的机体反应可能完全不同于身体其他部位的细菌感染性疾病。首先，细菌的致龋过程是通过代谢糖产生的有机酸实现的，而不是由细菌本身直接作用于机体或机体的防御体制。其次，龋病发生时或发生后并没有足够的证据表明机体的免疫防御系统有相应的抗病原反应。因此，利用免疫或疫苗的方法防龋还有许多未知的领域和障碍。

另外，在龋病研究中有一个重要的生态现象不容忽视，即细菌的致龋作用不是孤立发生的，而必须是通过附着在牙表面的牙菌斑的微生态环境才能实现的。甚至可以说，没有牙菌斑，就不会患龋齿。临床上有效的控制菌斑是有效控制龋齿的关键。

二、其他病因学说

除了化学细菌学说之外，还有众多其他致龋理论，可见于各类教科书尤其是早期的教科书。感兴趣的读者可以查阅相关的龋病学专著，比较重要的有蛋白质溶解学说和蛋白质溶解－螯合学说。

蛋白质溶解学说起源于对病损过程的组织学观察。光学显微镜下观察发现，牙釉质中存在釉鞘、釉板等含有较多有机物的结构。有学者认为，龋生成的过程中，先有这些有机物的破坏，然后才是无机物的溶解。在获得一些组织学证据之后，Gottlieb和Frisbie等学者在20世纪40年代提出了蛋白质溶解学说。但今天看来，这一学说很难成立。首先釉质中的有机物含量极低，即使在牙本质这样含有较多有机物的组织中，有机物也是作为矿化的核心被高度矿化的矿物晶体所包绕的，外来的蛋内酶如果溶解组织中的有机物，必须先有矿物的溶解，才可能接触到内层的胶原蛋白。其次，电子显微镜的研究已经基本上否认了釉鞘、釉柱的实质性存在。研究表明，光学显微镜下看到的釉柱或柱间质只是晶体排列方向的变化，而无化学构成的不同。

蛋白质溶解－螯合学说是1955年由Schatz和Martin提出的。他们提出：龋的发生是细菌生成的蛋白酶溶解有机物后，通过进一步的螯合作用造成牙齿硬组织溶解形成龋。然而，这一学说只有理论，没有实验或临床数据支持，近代已很少有人提及。

三、龋病病因的现代理论

现代主要的龋病病因理论有三联因素或四联因素理论，后者是前者的补充，两者都可以被认为是化学细菌学说的继续和发展。

（一）三联因素论

20世纪60年代，Keyes作为一名微生物学家首先提出了龋病的三联因素论，又称三环学说。三联因素指致龋细菌、适宜的底物（糖）和易感宿主（牙齿和唾液）。三环因素论的核心是三联因素是龋病的必须因素，缺少任何一方都不足以致龋。其他因素都是次要因素，或者通过对必需因素的影响发挥致龋作用。

1. 致龋细菌

此类细菌黏附在牙面上，参与牙菌斑的形成并具有产生有机酸和其他致龋物质的能力，同时又具耐酸性，即能够在较低pH条件下生存和继续产酸。细菌的代谢产物是造成牙齿硬组织破坏的因素，所以可以认为细菌是病原因素。目前对已知的致龋细菌研究最多的是变形链球菌族，因为它能够合成多聚糖（主要是葡聚糖）。葡聚糖作为菌斑的基质，在牙菌斑的形成中起重要作用。而牙菌斑是细菌在牙面上赖以生存的生态环境，没有这样的环境，龋同样是不能发生的。研究较多的致龋细菌还有乳酸杆菌和放线菌。前者具有强的产酸和耐酸能力，在龋坏的组织中检出较多，一般认为在龋的发展中起重要作用；后者则参与根面菌斑的形成，与牙根面龋的发生关系密切。最近的研究表明，口腔链球菌家族中的非变形链球菌类链球菌在龋病的不同阶段发挥致龋或调节致龋的作用。

2. 适宜的底物（糖类）

口腔中有许多细菌具有代谢糖产酸的功能。由于牙菌斑糖代谢生成的主要有机酸是乳酸，这些细菌又可称为产乳酸菌。产乳酸菌在生物界具有许多有益功能，如分解发酵乳类制品，有利于人类消化。口腔中产乳酸菌生成的乳酸，一方面在维持口腔生态平衡中可能存在有益的一面；另一方面如果得不到及时清除，在菌斑中滞留，则导致牙齿持续的脱矿，显然对牙齿健康不利。一些口腔细菌具有利用糖合成多聚糖的功能，包括细胞内多糖和细胞外多糖。前者可以为细菌本身贮存能量，后者则作为菌斑形成的基质。在所有的糖类物质中，蔗糖最有利于细菌产酸和形成多糖，因此蔗糖被认为具有最强的致龋性。糖的致龋性是通过局部作用产生的，不经口腔摄入不会致龋。具有甜味作用的糖代用品，如木糖醇，经过细菌代谢时不产酸也不合成多糖，所以是不致龋的。

3. 易感宿主（牙齿和唾液）

牙齿自身的结构、矿化和在牙列中的排列，牙齿表面物理化学特性等代表了机体的抗龋力。窝沟处聚集的菌斑不易清除，窝沟本身常可能有矿化缺陷，因而更易患龋。排列不齐或邻近有不良修复体的牙齿由于不易清洁，菌斑易聚集，更易患龋。牙齿表面矿化不良或粗糙，增加了表面聚集菌斑的可能，也增加患龋的机会。牙齿自身的抗龋能力，包括矿化程度、化学构成和形态完善性，主要在牙的发育阶段获得。牙齿萌出后可以通过局部使用氟化物增加表层的矿化程度，也可以通过窝沟封闭药封闭不易清洁的解剖缺陷。

机体抗龋的另一个重要的因素是唾液。唾液的正常分泌和有效的功能有助于及时清除或缓冲菌斑中的酸。唾液分泌不正常如分泌过少或无法到达菌斑产酸的部位，都会增加患龋的机会。

与龋病发病的有关因素很多，但大量的临床和实验研究表明，所有其他因素都是与上述三联因素有关或通过上述因素起作用的。如不良的口腔卫生增加菌斑的聚集、增加有机酸在局部的滞留，是通过影响微生物的环节起作用的；而低收入、低教育水准的人群，意味着口腔保健知识和保健条件的缺少，影响对致龋微生物和致龋食物的控制，从而导致龋在这个人群中多发。

（二）龋病的四联因素论

四联因素论又称四环学说。20 世纪 70 年代，同样是微生物学家的 Newbrun 在三联因素的基础上加上了时间的因素，提出了著名的四联因素论。四联因素论的基本点是：龋病的发生必须具备致龋菌和致病的牙菌斑环境，必须具备细菌代谢的底物（糖类），必须是局部的酸或致龋物质积聚到一定浓度并维持足够的时间，必须是发生在易感的牙面和牙齿上。应该说，四联因素论较全面地概括了龋发病的本质，对于指导进一步研究和预防工作起了很大的作用。但严格讲，无论是三联因素论，还是四联因素论用来阐述发病机制学说都更为合适，而不适合作为病因论。因为除了微生物之外，食物和牙齿无论如何是不应归于病原因素中的。

第三节　龋病的发病机制

龋病的发病过程要经过牙菌斑形成、致龋菌在牙菌斑环境内代谢糖产酸形成多聚糖、酸使牙齿硬组织溶解成洞几个重要环节。

一、牙菌斑形成

牙菌斑指附着在牙表面的膜样物质，即牙表面生物膜，含有微生物（菌斑容量的 60% ~ 70%）、基质和水。细菌是牙菌斑微生物中的主体，基质主要由细菌分泌的多糖组成。其他成分包括细菌代谢生成的有机酸，来自唾液或龈沟液的成分等。

牙菌斑的形成开始于获得性膜的形成。获得性膜是牙面上沉积的唾液薄膜，其沉积机制类似静电吸附的作用，与牙表面的能量分布和唾液成分的结构有关。获得性膜的主要蛋白质成分有糖蛋白、唾液蛋白、黏蛋白等。纯粹的唾液薄膜在光学显微镜下观察，是一种无细胞的均质结构。获得性膜可以在清洁后的牙面迅速形成并在数小时的时间内达到稳定的状态，且不易为一般的清洁措施清除。获得性膜的形成在很大程度上决定了牙面对细菌的吸引力。

几乎在获得性膜形成的同时，细菌就可以借其在牙面上黏附，并在其中生长、发育，形成稳定的细菌菌落。细菌在获得性膜的黏附靠的是膜表面电荷间的吸引。最早借助获得性膜定居在牙面上的是球菌，而后才有其他菌类的黏附和生长。

黏附到牙面的细菌要经过生长、繁殖，同时吸聚其他细菌，才可能成为成熟的菌斑。细菌间的聚集可以借助各自膜表面的结构特征，相互吸引结合，更主要的是通过合成细胞外多糖，尤其是不溶于水的多糖来完成的。细菌利用蔗糖合成葡聚糖成为菌斑的基质，而一些细菌表面结合的葡萄糖基转移酶（GTF）对葡聚糖有很强的亲和力，从而形成了细菌聚集的基础。葡聚糖在细菌与牙面、细菌与细菌之间起桥梁作用，促进细菌对牙面获得性膜的黏附和细菌间的聚集，是菌斑成熟的关键成分。

早期形成的菌斑质地疏松，随着时间的延长，菌斑内部的细菌数量增多，密度增加，渗透性降低，有毒产物增加。一般认为 3d 后的菌斑中细菌种类、细菌成分和密度基本恒定，为成熟菌斑。成熟菌斑深处接近牙面的部分常呈厌氧状态或兼性厌氧状态。

成熟的菌斑结构致密，渗透性减弱，成为相对独立的微生态环境，有利于细菌产酸，不利于酸的扩散和清除。菌斑中的液态环境称牙菌斑液，是牙齿硬组织溶解的液态环境。现代研究证明，龋齿只有在菌斑聚集的部位才可以发生，所以说，没有菌斑，就不会患龋病。

二、牙菌斑中的糖代谢

人在进食时摄入的糖类尤其是小分子的蔗糖、葡萄糖、果糖，可直接进入菌斑，为致龋细菌代谢利用。细菌在菌斑内的糖代谢包括分解代谢和合成代谢，还包括代谢生成的物质在菌斑内外的贮运。

（一）分解代谢

对于龋病有意义的是菌斑的无氧酵解过程。由于菌斑深层缺氧，细菌代谢糖主要通过无氧酵解过程，生成有机酸。菌斑和菌斑液中可以检测到甲酸、乙酸、乳酸、丙酸、琥珀酸、丙酮酸和丁酸等多种短链有机酸，但若干临床漱糖试验表明，糖代谢后增加最明显的是乳酸。菌斑中存在的其他有机酸很可能是乳酸进一步代谢的中间产物。乳酸的生成可以改变菌斑的 pH，增加菌斑液的脱矿能力。

（二）合成代谢

包括细菌利用糖合成细胞内和细胞外两类多糖。细胞内多糖的合成是将细胞外的糖转化为胞内多糖储存的过程。在外源性糖源缺乏时，胞内多糖可以作为细菌生存和获取能量的来源。细胞外多糖的合成是细菌通过糖基转移酶的作用合成多聚糖的过程。形成的多聚糖有葡聚糖、果聚糖和杂聚糖，是菌斑基质的主要成分。细菌合成多糖的能力靠其内在的酶系统，与致龋能力密切相关。

三、牙齿硬组织的脱矿机制

（一）脱矿与再矿化的基本化学条件

无论是在体内还是在体外，矿物溶解或沉积的基本物理化学条件是环境溶液中对于该种矿物的饱和状态。牙釉质、牙本质和牙骨质中的主要无机矿物成分为羟磷灰石，其基本分子成分是 $Ca_{10}(PO_4)_6(OH)_2$，在局部的环境溶液中必须满足下列条件才可以保持矿物稳定：

$$(Ca^{2+})_{10}(PO_4^{3-})_6(OH^-)_2 = K_{sp}$$

等式左侧表示溶液中的相关于羟磷灰石的离子总活度，右侧为达到溶液平衡状态时羟磷灰石的溶度积常数。当溶液的离子活度积小于羟磷灰石的溶度积常数时就可能发生矿物晶体的溶解。反之，则可能出现沉淀。

（二）脱矿和再矿化

牙硬组织在口腔环境中的脱矿实际上是固态物质在不饱和的液态递质中的溶解过程。牙菌斑中的液态环境即牙菌斑液，是决定牙齿硬组织溶解的递质。在菌斑的饥饿情况下，菌斑液对牙齿矿物来说，基本是过饱和的。而在糖代谢后，菌斑中出现大量有机酸，pH 降低，可以使菌斑的液态环境呈现对牙硬组织高度不饱和的状态，牙齿中的无机物溶解析出。这种状态是牙齿溶解脱矿、形成龋的基础。

由于口腔菌斑环境的不断变化，牙齿早期龋的过程不是一个连续的脱矿过程。当代谢糖生成有机酸时，可以出现脱矿，而当糖或酸的作用消失，在唾液和氟化物的作用下，脱矿的牙组织可以再矿化。不过一旦龋洞形成，细菌在窝洞内的产酸能力更强，而唾液的清除能力和氟化物都难以到达病变部位，脱矿就是占压倒优势的病理活动，无法逆转了。

第四节　龋病的病理表现

龋病的病理过程起源于细菌代谢糖产生的酸在牙表面聚集滞留。菌斑中的酸可以依据浓度梯度沿牙齿组织中结构薄弱、孔隙较多的部位向牙齿内部扩散，在牙组织内部的微环境形成对矿物不饱和的状态，使无机矿物盐溶解。牙齿内部溶解的矿物盐如钙和磷依浓度梯度向牙外扩散，到达表层时，可有矿物盐的再沉积，形成表层下脱矿的早期病理现象。之后，随着脱矿的加重，细菌或细菌产生的蛋白溶解酶可以侵入脱矿的组织中，导致牙组织中的有机支架破坏，组织崩解，形成龋洞。

龋病是一个缓慢的过程，在这个过程中，口腔微环境经历脱矿（局部矿物不饱和的情况下产生，如吃糖产酸时）和再矿化（局部矿物过饱和时，如使用氟化物）的多个动力学循环，形成脱矿－再矿化的动态学平衡过程，从而形成龋的特殊组织病理学特征。

一、釉质龋

（一）平滑面龋

龋到了成洞的阶段，由于组织完全溶解，局部空洞，组织学上能观察到的东西很少。临床上利用离体牙，通过组织病理学手段所能观察到的实际上是早期釉质龋的情况。

所谓早期釉质龋，临床表现为白垩斑，肉眼见釉质表面是完整的，呈白垩色，无光泽，略粗糙，较正常组织略软，但未形成实际意义上的龋洞或缺损。这时，如果得到有效控制，如去除了病原，并给予再矿化的条件，病变可能逆转变硬，而无须手术治疗。

临床上很难确定活动性的或再矿化了的早期龋。用于组织病理学观察的临床白垩斑，多数实际上是已经再矿化了的早期龋。利用病理学的手段观察釉质早期龋，要将离体龋坏的牙齿制作成均匀厚度的磨片，观察的厚度要小于80μm。投射光下，用普通光学显微镜观察，可见龋损区色暗，吸光度明显增加，如果用硝酸银染色可见龋坏组织有还原银沉淀。由于牙釉质具有各向异性的双折射特征，观察早期釉质龋的病理结构需借助偏光显微镜。在偏振光下，交替在空气递质、水递质和喹啉递质中观察，自牙的外表面向内可将病损分为4层。

1. 表层

将发生在牙平滑面釉质上的白垩斑纵向制成的牙磨片平铺在载玻片上，浸水观察，可以清楚地分辨出发生病损的部位，呈外大内小的倒锥形。位于最表面可见一层10 ~ 30μm的窄带，矿化程度高于其下的部分，形成表层下脱矿重于表层的龋病脱矿的独特现象，称为表层下脱矿。表层的存在，一方面可能是这一部分的釉质溶解度比较低，另一方面可能与深层溶解物质在此处的再沉积有关。一些学者习惯于说，早期龋的时候釉质表层是完好的，这是不准确的。近代的矿物学研究表明，表层本身是有矿物丧失的。即使从临床上看，早期龋的表面也有很多实质性的改变，如较正常组织粗糙，色泽暗淡。在自然龋过程所观察到的表层，矿物丧失量一般都大于5%。所以对早期龋表面的描述，用表面大体完整似乎较接近实际。

2. 病损体部

这是釉质早期脱矿的主体，矿物丧失量可多达50%。由于大量矿物的丧失，釉质的内在折射率发生变化，从而形成临床上可见的白垩状改变。

若用显微放射照相法观察早期龋病变，只能区别上述两层。

3. 暗层

这一层是只有在偏光显微镜下才可能观察到的一种病理现象。将磨片浸在喹啉中，由于喹啉折射率接近釉质，其分子大于暗层的微隙而不能进入，从而使此层的折射率区别于釉质及浸透喹啉的病损体部，得以显示。暗层的宽窄不一，并且不是在所有的病损中都能够观察到暗层的。

4. 透明层

之所以称为透明层，是因为这一区域在光镜下观察，其透光性甚至高于正常的釉质组织。但实际上，这一部分组织也是有矿物丧失的，可以看作是脱矿的最前沿。

对釉质早期龋的分层，是英国著名口腔病理学家 Darling 于 20 世纪 50 年代提出的，基于光学显微镜主要是偏振光显微镜的观察结果。但是至今对各层形成的机制还没有做出完整的解释，而且利用偏光显微镜对病损各层的矿物或孔积率进行定量是很粗糙的。因为偏振光定量研究需要利用不同折光指数的递质，其基本前提是所观察材料的晶体方向必须是垂直或平行光源。这种情况在釉质和牙本质都难以达到，因此使用偏光显微镜的结果做量化解释时，要慎重。偏振光下观察到的色泽改变，受牙齿晶体排列方向和偏振光的方向的影响，是变化的，不宜作为描述矿物含量的指标。

（二）点隙窝沟龋

有人将点隙窝沟龋的病理学变化等同于两个侧壁的平滑面龋。但实际上，窝沟的两壁无论从组织学上还是局部环境上都无法等同于两个平滑面。尤其在疾病的发展模式上，窝沟龋有其独特性。窝沟龋的进展常在侧壁尚未破坏的情况下，早期即可到达釉牙本质界，沿釉牙本质界潜行发展，形成临床上难以早期发现的隐匿龋。临床上在诊断窝沟龋的时候要充分了解窝沟龋的这一特征。

二、牙本质龋

牙本质的矿物含量与组织结构均有别于牙釉质，因此牙本质龋的临床病理过程和病理表现也有别于牙釉质龋。首先，牙本质中的有机物含量达 20%，无机矿物是围绕着或是包绕有机基质而沉积的。龋损过程中首先必须有无机矿物的溶解，然后可以有细菌侵入到脱矿的牙本质中，分解蛋白溶解酶，使胶原酶解。仅有矿物的溶解而无胶原酶解，常常还可通过再矿化恢复。另外，牙本质存在小管样结构和小管液，有利于有机酸和细菌毒素的渗透，有时在病变早期，当病变的前沿离牙髓还有相当距离的时候，就已经对牙髓产生了刺激。病理学上所观察到的龋损牙本质存在 4 个区域，反映了牙本质的龋损过程。

（一）坏死崩解层

位于窝洞底部病损的最外层。此处的牙本质结构完全崩解，镜下可见残留的组织和细菌等。其质地松软，品红染色阳性，用一般的手用器械即可去除。

（二）细菌侵入层

牙本质重度脱矿，细菌侵入牙本质小管并在其中繁殖。牙本质小管表现为扩张，胶原纤维变性、酶解，形成大的坏死灶。临床上这一层质地软，色泽暗，品红染色阳性，容易辨认。多数可以通过手用器械去除。

（三）脱矿层

小管结构完整，但有明显的脱矿表现，无细菌侵入，色泽较正常牙本质暗，品红染色阴性，一些学者认为此层应予保留。但临床医师主要根据对硬度的感觉和色泽的观察，判断去腐的标准，很难准确掌握这一层的去留。若执意保留这一层，常常造成去腐不足，无法阻止龋病的进展，易造成日后的继发龋病。

（四）透明层

透明层又称硬化层，多见于龋损发展比较缓慢时，为牙本质最深层的改变。光镜下观察，此层呈均质透明状，小管结构稍显模糊，是为矿物沉积所致。对于慢性龋损，这层的硬度有时较正常牙本质硬，故又称之为硬化层或小管硬化。形成硬化牙本质是机体的重要防御功能。这一层有时可以着色，临床上可根据其硬度的情况决定去留。如果较正常组织软，一般应去除；如果较正常组织硬，并且表面有光泽，则可予以保留。

龋损可以诱发相应髓腔一侧形成修复性牙本质，又称第三期牙本质，是机体的一种防御性反应。修复性牙本质一般小管结构较少，结构致密，有利于抵御病原因素对牙髓的直接侵害。

三、牙骨质龋

牙骨质龋是见于根面的龋。牙骨质龋脱矿模式也具有表层下脱矿的特征。镜下可见早期的牙骨质龋出现矿化较高的表层。但由于牙骨质很薄，临床上常见的牙骨质龋表现多为表面破损、凹陷，聚集较多细菌。病变会很快到达牙本质，形成位于根面的牙本质龋。

牙釉质、牙本质和牙骨质龋的共同特征是先有无机物的溶解，后有有机基质的破坏（酶解）。临床龋病过程是脱矿与再矿化的动态学发展过程。在有机基质破坏之前，去除病原，人为加强再矿化措施，有可能使脱矿病损修复。但一旦有机基质崩解破坏，则只能靠手术的办法予以修复了。

四、牙髓对龋的病理反应

可以引起牙髓反应的外界刺激包括物理的和化学的两个方面。所有刺激必须通过牙髓-牙本质复合体传至牙髓组织。首先引起反应的细胞是牙髓细胞。早期的釉质龋引起的牙髓反应可以不明显。随着病变的深入，如病变接近或到达釉牙本质界的部位，细菌毒素或细菌的代谢产物有可能接触并刺激进入釉质的牙本质纤维或通过渗透作用直接刺激牙本质小管。这种刺激经小管液的流动、神经纤维传导或其他途径，引起牙髓的防御性反应。牙髓防御性反应的直接结果是在相应龋病变的牙髓腔一侧形成第三期牙本质，也有称反应性牙本质或修复性牙本质。当龋的病变进入牙本质层时，细菌代谢产物和外界刺激（温度刺激和压力刺激）会直接通过牙本质小管，进入牙髓组织。当龋的病变进入牙本质深层时，细菌本身也可能进入牙髓组织，引起牙髓的不可逆性病变。除了细菌及其代谢产物对牙髓的刺激外，发育矿化过程中埋在牙本质中的一些细胞因子如多种多肽，由于牙本质矿物的溶解，也可能释放进入牙髓，产生刺激。牙髓应对各种抗原刺激最早期的反应是牙髓中的树突样细胞在病变部位牙髓腔一侧的聚集。随着修复性牙本质的不断形成，树突样细胞聚集程度会降低，说明了修复性牙本质对于外界抗原的阻击作用。然而，当龋的病变已经到达修复性牙本质层时，牙髓中的树突样细胞会再度在牙髓腔病变一侧聚集。这种现象说明，牙髓对龋的反应程度并不完全反映病变的深度，而主要与病变部位牙本质的渗透性和龋进展的速度有关。一般慢性龋时，有较多的修复性牙本质形成，而急性龋时，则缺少修复性牙本质的形成。龋病部位细菌的代谢产物尤其是病原菌直接进入牙髓组织，则可能很快导致牙髓组织的不可逆性病变。

第五节　龋病的诊断

诊断离不开标准，而同一个疾病常会有不同的标准。各种标准都有其优点和不足，各有其适用范围，龋病也是如此。下面介绍几类有代表性的龋病诊断标准。

一、临床标准

因看问题的角度不同，仅临床诊断标准就有多种。如按龋损与充填修复的关系可分为原发龋、继发龋、余留龋；按解剖部位可分为点隙裂沟（沟窝）龋、光滑面龋、根面龋；按龋坏累及的牙面数分为单面龋、复面龋和复杂龋；按照发展中的形态变化分为开放性龋和潜行龋，还有线性牙釉质龋等。目前普遍认为，按龋损深度和活跃性进行诊断的相关标准最为实用。

（一）按深度诊断

按深度可将龋病分为浅、中、深 3 类（表 1–1），这个标准之所以在临床上受欢迎，是因为该标准与症状、体征、危害以及治疗方案关系密切。我国的本科教材中重点介绍的也是这种分类。

表 1–1　龋病诊断的临床诊断标准（深度）

诊断	范围	症状	体征
浅龋	牙釉质和（或）牙骨质	无	色变（垩，黄，褐） 形变（粗糙）
中龋	牙釉质和（或）牙骨质 牙本质表 1/3 ～中 1/3	可有激发痛	色变（黄，褐，黑） 形变（洞） 质变（软）
深龋	牙釉质和（或）牙骨质 牙本质的髓 1/3	激发痛明显	同中龋，但更明显

1. 浅龋

浅龋是发生在牙齿硬组织浅层的龋损。浅龋发生在牙冠时局限在牙釉质；发生在牙根时局限在牙骨质。少数情况下，因牙齿的颈部既无牙釉质也无牙骨质，龋损一开始就发生在牙本质。浅龋患者一般没有症状，其体征主要是牙色的改变，如透光度下降，变成白垩色；形态和质地几乎没有变化，用探针或牙线仔细检查可有粗糙感。浅龋容易漏诊，也容易与牙釉质发育不全等疾病相混淆。

2. 中龋

中龋是发生在牙齿硬组织中层的龋损。范围在牙本质的表面 1/3 与中 1/3 之间。中龋患者常因酸、甜、冷、热等刺激敏感而就医，一般能指出患牙的位置；检查中能看到色、形、质的变化，如龋损处黄褐色，有龋洞，洞内有食物残渣等。对患牙给予刺激，如冷水、冷气时会出现一过性的激发痛，洞底探诊也会出现疼痛。除了后牙的远中邻面等不能直视的部位外，中龋的诊断是不困难的。

3. 深龋

当龋病发展到牙本质的髓 1/3 时，就是深龋。与中龋相比，深龋更容易被发现，但要注意与慢性牙髓炎等相鉴别。

按深度诊断龋病主要靠检查者的肉眼、简单的工具和经验，明显的龋损能够诊断，对于早期龋的诊断很难做到准确。

对于牙釉质龋细化临床检查标准（表 1–2），要求被查牙齿表面干净、干燥；光照强度适中，没有环境干扰色。

表 1–2　牙釉质龋诊断的临床标准

分值	内容
0	长时间吹干（长于 5s），牙釉质的半透明性无改变或仅有轻度改变
1	潮湿情况下不明显，但空气吹干后可见不透明或变色
2	不用空气吹干即可见不透明或变色
3	可见牙釉质局部有不透明或变色，还可能看见来自牙本质的灰色
4	在变色的牙釉质上出现缺损，牙本质暴露

（二）按活跃性诊断

按龋损的发展速度和状态可将龋病分为急性龋、慢性龋和静止龋等。这与近年来提出的“龋病的活跃性诊断”基本对应。

非创伤性修复治疗（ART）的理念正在被广泛接受，而ART治疗方案的选择与龋病是否活跃有关，龋病的活跃性诊断也因此受到关注。根据ART的原则，活跃性龋应在能够阻止龋病发展的前提下，采用破坏性最小的方法，如化学方法辅之以简单的手用器械去除龋坏组织，再用黏性的材料予以修复；对于发展很慢的非活跃性龋可用再矿化法改善局部的脱矿状态；而静止龋，可以采用暂不处理，密切观察。

静止龋和活跃龋两种典型状态的诊断标准见表1–3。

表1–3　龋病诊断的临床标准（活跃性）

诊断	两次检查比较	光泽	质地	光滑	干湿度	色	菌斑 / 龈炎
活跃性龋	变化大	无	软	否	湿	浅	有
非活跃性龋	变化小	有	硬	是	干	深	无

龋病的活跃性诊断是与以往检查的结果相比较得出的，故对于能够规律复诊的患者才能实现。检查中遇到的情况有时不典型，所以这个诊断标准是相对的，大部分符合时即可下结论，但仍然要密切关注病变的发展。目前，龋病活跃性的诊断在我国还没有普遍开展。

二、X线片诊断标准

因计算机等技术的迅速发展，X线片的清晰度不断提高，在龋病诊断中发挥的作用越来越大，从而也有了独立的诊断标准（表1–4）。表1–4中的标准针对的是窝沟龋，对其他部位也有参考作用。

表1-4　龋病的X线片诊断标准（窝沟龋）

分值	内容
0	无透光的证据（没有透射区）
1	牙釉质上可见透射区
2	牙本质上可见透射区，但局限在牙本质的表面1/3内
3	牙本质上的透射区，达到牙本质的中1/3
4	牙本质上的透射区，达到牙本质的髓2/3

第六节　龋病的早期预防

龋病是一种慢性、进行性牙齿硬组织疾病，一旦造成牙体实质性病损，牙齿自身即无法修复，必须通过人工方法进行缺损部位的修复，以恢复患牙的形态和功能。由于龋病是人类的常见病和多发病，因此，龋病的早期预防是龋病防治的关键环节。目前龋病预防中应用最为广泛的是氟化物防龋，研究比较集中的主要包括氟化物防龋、免疫防龋和天然药物防龋。

一、氟化物防龋

对氟化物防龋的研究可以追溯到20世纪初。1909年，美国牙科医师Frederick McKay注意到科罗拉多斯普林斯当地居民中有许多人牙齿上有明显的棕色斑块，这类牙齿具有很强的抗龋能力。之后他在美国的其他一些地区也观察到了同样的现象。这些发现使他怀疑饮用水中的某种物质可能是导致这种具有抗龋能力的斑釉出现的原因。经过许多学者20多年的潜心研究，在1930年代初，化学家H.V.Churchill通过对水样的分析，确认氟化物是导致这种斑釉的病因，并因此而将其更名为氟牙症。此后美国公共卫生服务学家H.Trendley Dean为了验证患龋率的降低与饮用水中氟化物浓度增加相关，进行了一系列流行病学调查。这两者的反比关系经过在科罗拉多州、伊利诺伊州、印第安纳州和俄亥俄州的调查得到了确认。此外他还观察到，饮水中氟化物含量不超过1ppm时，氟牙症的发生率较低（10% ~ 12%），并且多数为轻度氟牙症。而当氟化物含量超过这一浓度时，氟牙症的发生率和严重程度就有明显增加。这一研究结果为此后氟化物防龋的广泛应用起到了积极的推动作用。

（一）氟的全身应用

随着对氟化物防龋效果研究的逐步深入，氟化物的应用方式也有了较大的拓展，目前氟化物防龋应用方式主要分为全身应用和局部应用。全身应用包括饮水氟化、食盐氟化、牛奶氟化、氟片、氟滴剂等；局部应用有含氟牙膏、含氟漱口水、含氟凝胶、氟化泡沫和氟化物涂料等方法。

1. 饮水氟化

饮水氟化是指为达到预防龋病的目的而在公共供水系统加入严格控制的定量氟化物，使其既能预防龋病，又不会导致氟牙症。加入氟化物的浓度依据当地的气温和饮水量而有所不同，范围在 0.7 ～ 1.2ppm。1945 年 1 月 25 日，美国密歇根州大急流城成为世界上第一个将公共供水系统的氟化物含量调整至 1ppm 水平的城市。同年奥罗拉（饮用水中氟化物的天然含量为 1.4ppm）和马斯基根两城作为对照一同入选了一项有关饮水氟化防龋效果的临床研究。经过 6 年的观察，生活在大急流城的儿童在饮水氟化期间患龋率较马斯基根的儿童下降了近一半，而与奥罗拉相近。在观察 13 ～ 15 年后，发现饮水氟化地区的儿童患龋率下降了 50% ～ 70%。

饮水氟化已得到全球 150 多个科学和卫生组织如世界卫生组织（WHO）、国际牙科联盟（FDI）、国际牙科研究会（IADR）等的认可。美国疾病预防控制中心（CDC）还将饮水氟化列入 20 世纪公共卫生十大成就之一。饮水氟化是迄今世界上最公平、最有效、最经济、最易行的公共卫生措施之一。目前全球有 39 个国家的约 3 亿人口生活在饮水氟化地区。在美国超过 1.7 亿人（占人口的 67%）目前受益于人工饮水氟化，除美国外，采用公共饮水系统加氟防龋的还包括加拿大、巴西、阿根廷、哥伦比亚、智利、澳大利亚、新西兰、马来西亚、以色列、爱尔兰（覆盖了 71% 的人口）、英国和西班牙（仅覆盖了 10% 的人口）等国家以及新加坡和我国香港等城市。

我国香港地区于 1961 年开始实施饮水氟化，儿童乳牙患龋率从实施前的 97% 下降到 1987 年的 67%。1965 年我国在广州芳村试点实施饮水氟化，半年后全市推广应用，获得了较好的防龋效果，8 ～ 11 岁儿童恒牙和乳牙龋齿均减少了 40% ～ 60%。但由于当时的管理问题，出现氟牙症流行，1976—1979 年中断加氟，停止加氟后龋病的患病率出现回升，由此使饮水氟化成为我国预防医学界长期争论的一个焦点。

在过去的 60 年中，饮水氟化被认为是龋病预防的一个里程碑，20 世纪主要的公共卫生措施之一。但是目前认为氟化物防龋作用主要是发生在牙齿萌出之后，而且，由于自20世纪70年代开始，含氟牙膏等氟化物的局部应用不断普及，在过去的30多年中，龋齿量的减少直接由饮水氟化所贡献的比例已有所降低，而同时在饮水氟化地区氟斑牙也成了一个正在出现的问题。一些对饮水氟化和未氟化地区的研究结果显示，饮水氟化这一给氟方式或许是不必要的防龋方式，尤其是在工业化国家，这些国家居民的患龋率已经比较低，采用氟化物局部应用可能是最佳的防龋方式。尽管如此，饮水氟化对于那些口腔卫生条件差，由于生活习惯而导致高的龋病发生率，以及缺乏良好的口腔医疗保健系统的人群仍是一种可行的公共卫生措施。

伴随着饮水氟化的实施，反对这一措施的声音就一直没有停止过，反对的理由主要是基于氟化物对人体健康潜在的危害和个人的自由选择权。由于一些国家饮水氟化所使用的氟硅酸盐是未经许可的药用物质，并且氟硅酸盐的大范围使用没有经过大众的知情同意，也缺乏必要的医学监管，加之近些年饮水氟化地区氟牙症有逐渐增多的趋势，部分国家（尤其是在欧洲）已中断或不再采用饮水氟化措施。

2. 食盐氟化

食盐氟化是以食盐为载体，加入严格控制的定量氟化物以达到预防龋病的目的。应用食盐氟化预防龋病最早可以追溯到1946年。此后部分国家进行了食盐氟化防龋的应用研究，取得了与饮水氟化相似的防龋效果。先后有20多个国家采用了食盐氟化防龋。研究表明，食盐氟化是一项可供选择的社会性防龋措施。我国武汉大学口腔医学院曾在幼儿园进行了氟化食盐防龋的相关临床研究，实施3年后，乳牙新生龋均降低了52.40%，第一恒磨牙龋均也有明显下降，说明氟化食盐在低氟区是一种可行的防龋方法。尽管氟化食盐制备方法简单，生产成本较低，也便于大规模供应，可以覆盖大范围人群，但是由于不同地区、不同人群之间食盐摄取量差异很大，加之各地区饮水中含氟量不一致，无法精确控制个体的耗盐量。此外，由于食盐的销售范围很难严格控制，一旦氟化食盐流入高氟或适氟地区将会造成一定的危害。因此氟化食盐防龋方法的广泛应用尚存在许多目前难以解决的问题。

3. 牛奶氟化

牛奶氟化是将严格控制的定量氟化物添加到牛奶中，以达到预防龋病的目的。氟化牛奶可以是液体奶或奶粉的形式。牛奶氟化防龋最初由瑞士儿科专家

Ziegler 在 20 世纪 50 年代提出，美国学者 Russoff 于 1960 年首次报道了氟化牛奶的临床研究效果，1986 年 WHO 与牛奶加氟基金会共同开展了国际牛奶氟化防龋试验项目，并开展了一系列的研究。北京大学口腔医学院于 20 世纪 90 年代研究牛奶氟化，结果显示氟化牛奶可降低乳牙龋均约 30%。大量的研究表明，牛奶氟化是一种可行的防龋方式，但是，由于牛奶氟化在加工、销售、分发、使用等方面涉及食品安全的诸多因素，加之牛奶及其奶制品跨地区销售的范围越来越广，数量也越来越大，因此牛奶氟化的推广应用还有很多问题有待解决。

4. 氟片和氟滴

饮水低氟区还可以通过口服氟制剂的方法补充氟。常用的氟制剂为片剂或液体，主要活性成分为氟化钠，主要针对饮用水中含氟浓度低而又是龋病高危人群的儿童。为了使氟化物最大限度地发挥局部作用，通常要求在吞服之前咀嚼或吮吸 1 ~ 2min。氟片和氟滴兼有全身和局部用氟的双重作用。美国、奥地利、澳大利亚、日本等国都曾采用过此方法预防龋病。Kinder 等总结了 18 个氟片剂口服防龋效果的研究，发现氟片可使患龋减少 39% ~ 80%。四川大学华西口腔医学院于 20 世纪 90 年代的研究表明，幼儿园儿童使用氟滴剂 3 年，试验组较对照组患龋率降低 41.05%。7 ~ 8 岁儿童使用氟片剂 5 年，试验组较对照组患龋率、龋均、龋面均降低率分别为 41.76%、57.14%、54.12%。氟片、氟滴必须由医师指导下使用。对于年龄在 6 岁以下的儿童，用药前医师必须首先评估其不使用氟片或氟滴时患龋的风险、药物可能提供的防龋效果以及是否可能出现氟牙症，还要考虑其他可能的氟化物来源，特别是饮用水。我国目前除用于研究外，还未批准氟片和氟滴制剂上市，目前国际上也有减少使用的趋势。

（二）氟的局部应用

1. 含氟牙膏

使用含氟牙膏刷牙是有效预防龋病的自我口腔保健措施之一。含氟牙膏的防龋机制主要是增加牙釉质及牙本质的抗酸能力，抑制脱矿，增强再矿化，高浓度的氟还可以抑制致龋细菌。大量研究显示，含氟牙膏的广泛使用为全球龋病发病率的下降发挥了重要作用，并且含氟牙膏的防龋效果与氟离子浓度、刷牙次数及刷牙后的漱口习惯有关。低氟牙膏（＜ 600ppm）的防龋效果明显弱于常规含氟牙膏（1 000ppm）和高氟牙膏（1 500ppm），主要适应于龋病低危儿童。我国国家标准要求含氟牙膏总氟浓度为400 ~ 1 500mg/L。目前，我国市场上的含氟牙膏有单氟磷酸钠牙膏和氟化钠牙膏。只要含氟牙膏中的氟化物与摩擦剂相容性好，不同种类含氟牙膏的防龋效果基本相似。

根据成人的氟安全耐受剂量，无论低氟区、适氟区，还是高氟区，成人使用含氟牙膏刷牙都是安全的。刷牙次数通常建议每日2次，并且应避免刷牙后使用大量清水漱口。氟牙症主要是由于在牙齿发育过程中摄入过量氟化物所致，6岁及以下儿童牙齿正处于发育期，并且由于吞咽功能发育不完善，容易在刷牙过程中出现误吞现象，因此应在家长或监护人监管下刷牙，避免吞服牙膏，应尽可能使用少量牙膏（黄豆大小），刷牙后应清水漱口，吐净。经过半个多世纪的大量科学研究和数十亿人的长期日常使用，已经充分证明，使用含氟牙膏刷牙是预防龋病的一项安全、有效的措施。

2. 含氟漱口水

含氟漱口水是一种浓缩液体，主要成分为氟化钠，根据浓度不同可分为日用和周用含氟漱口水，通常浓度为0.05%（230ppm）的漱口液是为年龄在6岁以上的儿童每天漱口使用，而浓度为0.20%（920ppm）的漱口液主要是在校学生在老师监管下每周漱口使用，目前市场上也有其他浓度的多种含氟漱口水。含氟漱口水主要针对龋病高危人群和不常规使用含氟牙膏的人群，年龄小于6岁的儿童一般不建议使用。氟水漱口是一种有效的局部氟防龋方法，实践证明，该方法使用方便、安全，适合于低氟区及适氟区。研究表明，每天或每周使用氟化钠溶液漱口可以明显降低患龋率，一般认为应用时间越长，效果越好。

3. 含氟凝胶

含氟凝胶一般分为2类：含氟浓度较高的需在医院或牙科诊所由专业人员使用；含氟浓度较低的可以根据说明在家庭使用。由于此类产品使用频率较低，通常要间隔3 ~ 12个月，因此几乎不会导致氟牙症。含氟凝胶主要针对有活动龋的高危人群，经头颈部放射治疗的患者及老人的根面龋，也适合口干症患者预防龋病，但是常规使用对非龋病高危人群的防龋效果不明显，尤其是对饮用氟化水和使用含氟牙膏的人群。

4. 含氟涂料

含氟涂料的使用始于20世纪60年代，大量的研究证实，该方法具有良好的防龋效果。含氟涂料的氟化钠浓度通常为0.1%（1 000ppm）~ 2.26%（22

600ppm），由于浓度较高，一般由专业人员直接涂于牙面，含氟涂料在牙面上只能维持数小时，并不能永久性地粘在牙面上，因此一般每年至少要涂 2 次才能起效。虽然含氟涂料氟浓度高，由于涂料使用剂量小（涂布全口需 0.3 ～ 0.5ml），用后可快速凝固黏附于牙齿，减少了吞咽危险，儿童接受的氟离子总量低于中毒剂量，因此安全性较好，适合在幼儿园儿童中推广使用。研究显示其防龋效果与含氟凝胶相似。

二、天然药物防龋

随着对龋病认识的不断深入，口腔生态平衡与龋病发生的关系逐渐受到人们的重视，寻找既无毒性反应和副作用，又有防龋功能的天然物质进行生态防龋成为龋病预防的一个重要的研究方向。20 世纪 80 年代以来，国内外学者，尤其是国内学者在相关领域进行了大量研究，取得了一些可喜的成绩。

根据天然药物原药或粗提物对致龋菌生长、牙齿表面黏附、牙齿脱矿和再矿化及产酸产糖等的影响，人们对大量天然药物进行了防龋能力筛选，包括：茶多酚、川芎嗪、植酸、黄芪、黄芩、大黄、黄连、厚朴、连翘、金银花、五倍子、蜂房、鸡血藤、三七、丁香、桔梗、甘草、可可、罗汉果等。其中研究比较深入的有厚朴、五倍子、茶、蜂房等。

研究显示，蜂房、黄连和五倍子均有明显的抑菌作用，黄连和五倍子对变异链球菌有较强的抑菌作用，对远缘链球菌抑菌作用次之，而对乳杆菌无抑菌作用；大黄、槟榔、川芎、儿茶、茶多酚、五倍子、黄芩和三七等对变异链球菌在唾液获得性膜的黏附均有一定的抑制作用，而白芷对变异链球菌的黏附无明显影响。三七还可明显抑制黏性放线菌对唾液获得性膜的黏附；五倍子具有抑制牙釉质脱矿的作用，并且随着五倍子浓度的增加，抑制牙釉质脱矿作用相应加强。研究发现，500g/L 五倍子浸液对龋发生过程中的脱钙具有显著的抑制作用，可以减少钙、磷溶出量及总脱矿量，使脱矿量减少。

对致龋菌代谢作用的研究结果显示，五倍子、蜂房、三七均可以明显抑制多种口腔细菌代谢酸的产生；五倍子、蜂房、鸡血藤、川芎、大黄、儿茶和三七均能抑制变异链球菌胞外水不溶性多糖的生成；黄芩和蜂房能抑制血链球菌产糖；槟榔、白芷可减少细胞外水不溶性多糖的合成，增加细胞外水溶性多糖的合成；五倍子、黄芩对黏性放线菌的产糖也有一定的抑制作用；儿茶能促进细胞外水溶性多糖的产生；川芎能抑制细胞外水不溶性多糖的产生。

过去的20多年中，学者们对上百种天然药物进行了大量的筛选和深入研究，还有学者根据天然药物对口腔细菌、牙菌斑生物膜和牙齿矿化的影响，构建了综合评价天然药物防龋药效的数学模型，这些研究为候选防龋天然药物的确定和未来的临床应用奠定了良好的基础。

第二章 口腔疾病——龋病的治疗

第一节　牙体修复

一、生物学基础

牙这一主要由硬组织构成的器官，一旦遭到破坏，无自身修复的能力，必须借助人工的方法恢复其固有的形态和功能。牙具有感觉功能和代谢活动，充填治疗是在活的器官上实施的手术治疗，必须考虑到牙及其支持组织的特殊生物学特性。

（一）釉质

1. 理化特性

釉质是人体最硬的组织，其中含有大量的无机物。按重量比划分，成熟的釉质含 95% 的无机物，4% 的水和 1% 的有机物。按体积比划分，釉质的无机物、水和有机成分则分别占 86%、12% 和 2%。釉质的无机物几乎全部由含钙、磷离子的磷灰石晶体和少量的其他磷酸盐晶体等组成。切割釉质时产热多，必须用高速、锋利的器械钻磨，且用冷水冷却，否则产生的热会使牙体组织焦化并损伤牙髓。釉质的厚度在不同牙、不同部位均有差别。后牙釉质较前牙厚，面和切缘较厚，颈部最薄。对釉质厚度的了解有助于确定窝洞的深度和预计酸、蚀、黏结的效果。

2. 组织结构

釉质的基本结构是釉柱。釉柱起自釉牙本质界，贯穿釉质全层而到达牙表面，在较平坦的牙面，釉柱垂直于牙面；在𬌗面点隙窝沟处，釉柱从釉牙本质界向点隙裂沟底部聚合，呈人字形排列；在牙尖和轴角处，釉柱由釉牙本质界向表面呈放射状伸展。

（二）牙髓牙本质复合体

1. 理化特性

牙本质的羟基磷灰石晶体较釉质的小，有机物和水较釉质的多（占牙本质重量的 30%），硬度是釉质的 1/5，外周牙本质较内层牙本质质硬。牙本质有一定弹性，对硬而脆的釉质起到良好的缓冲作用，并有利于固位钉的固位。

2. 组织结构

牙髓和牙本质在胚胎发生上联系密切，对外界刺激的应答有互联效应，是一个生物整体，被称为牙髓牙本质复合体。牙本质主要由牙本质小管构成，小管内有成牙本质细胞突和体液循环。牙髓组织内有神经、血管和各种细胞，通过成牙本质细胞伸入牙本质小管的细胞突与牙本质连为一体。当釉质丧失，暴露的牙本质小管就成为牙髓与口腔环境间的通道。牙本质受到外界的任何刺激，无论是生理的还是病理的，都能产生感觉，并引起牙髓的相应反应。牙本质的敏感性与其通透性密切相关。在接近牙髓端的内层牙本质与外周牙本质的结构十分不同，这种差异决定了牙本质具有不同的通透性，内层牙本质的面积为外周牙本质面积的 8 倍。越接近髓腔，单位面积的小管数越多，对外界刺激的反应也越强。从窝洞底到髓腔的牙本质厚度是牙髓免于刺激的最重要因素。

3. 增龄性改变

牙萌出后，年龄的增长及外界因素刺激可引起牙的增龄性变化和牙髓修复性反应。在年轻人，牙本质小管粗大，通透性高，髓腔大，髓角高，神经和血管丰富，细胞多，牙髓活力强，修复能力强。随着年龄增长，牙本质小管钙化，通透性降低，髓腔变小，牙髓组织的纤维成分增多，牙髓活力降低，修复能力减弱。

4. 反应性改变

（1）原发性牙本质和继发性牙本质：牙发育过程中所形成的牙本质为原发性牙本质，构成牙本质的主体；牙根发育完成后，牙本质仍持续形成，此时形成的牙本质为继发性牙本质，继发性牙本质的形成使髓室体积缩小，但形成速度减慢。髓室的形态与牙的外形相似，在年轻恒牙的洞形预备时，应考虑到不同牙髓角的位置有所不同。由于对来自𬌗面的轻、中度刺激产生反应，继发性牙本质更多是沉积在髓角、髓室顶、髓室底，所以随着年龄的增长，髓室的顶底径度变得很小，临床应根据患者的具体情况，了解髓室的大小和位置，因为它们往往是洞形预备的决定因素。

另外一种生理性或增龄性变化是牙本质小管壁的继续矿化，这可能是由成牙本质细胞突所介导的。此种矿化造成牙本质小管壁增厚，牙本质小管变窄。继发性牙本质和管间牙本质的矿化是一种生理性过程。

（2）修复性牙本质：当牙表面因磨损、酸蚀、龋病或牙体手术等，使其深部成牙本质细胞突暴露、受损或受到刺激时，牙髓中的成纤维细胞或间充质细胞能转变为具有成牙本质细胞功能的细胞分泌基质，产生矿化作用，在受损伤处相对的髓腔壁上形成修复性牙本质。其形成的速度、厚度与外界刺激的强度和持续时间有关。修复性牙本质的小管数目减少，同时与原有的牙本质小管不连续相通，修复性牙本质对牙髓的保护十分有效，但如果损害没能停止或去除，可造成牙髓的严重炎症，最终导致牙髓坏死。

（3）硬化性牙本质：牙本质受到外界刺激后，相应部位的成牙本质细胞突起发生变性，变性后矿物盐沉积并封闭牙本质小管，这种矿化的牙本质在磨片上呈透明状，称为透明牙本质，又称为硬化性牙本质。它的形成是牙髓牙本质复合体对外界刺激的防御反应。

（4）死区：牙因磨损、酸蚀或龋病而使牙本质小管暴露，小管内的成牙本质细胞突起逐渐变性、分解，小管内充满空气，在透射光下观察，这部分牙本质呈黑色，称为死区。死区常见于狭窄的髓角，其近髓端常有修复性牙本质形成。

5. 临床意义

牙本质受到外界刺激，可引起小管内的液体快速流动，导致成牙本质细胞突和细胞移位，激惹神经末梢，引起疼痛。当受到长期弱的外界刺激时，在相应的牙髓端有修复性牙本质形成牙髓的保护屏障。若受到急性、强的刺激，则受刺激的成牙本质细胞可发生变性，小管内的细胞突退变，严重时可致成牙本质细胞死亡，甚至造成牙髓发炎、坏死。窝洞制备过程中切忌对牙髓牙本质复合体造成过大的刺激。

（三）牙骨质

1. 理化特性

牙骨质含有 50% ~ 55%（重量）的有机物和水，无机物为重量的 45% ~ 50%，其硬度较牙本质低。

2. 组织结构

釉质和牙骨质在牙颈部相连，形成釉质牙骨质界。10% 牙的颈部釉质与牙骨质不相接，为牙龈所覆盖，一旦牙龈萎缩，牙本质暴露在口腔环境中，对刺激很敏感。由于牙骨质的板层结构且矿化程度明显较釉质低，酸蚀黏结效果差。

（四）牙周组织

牙周组织是牙的支持组织，充填体的外形对牙周组织可产生严重的影响。正常的外形使食物有保护牙龈、按摩牙龈的作用，同时能防止牙菌斑的积聚。牙冠突度过小，食物可损伤牙龈；突度过大，牙的自洁作用差，易沉积菌斑。充填体出现悬突，压迫牙龈，引起牙周组织炎症或继发龋。

充填体正常咬合关系的恢复与牙周组织和颞下颌关节的健康密切相关。过高或过低的咬合都会破坏正常咬合关系，一方面造成创伤或使对颌牙移位，另一方面由于咬合关系紊乱可进一步引起颞下颌关节疾病。

患牙与邻牙正常接触关系的恢复也很重要。触点太紧可撕裂牙周膜，太松则造成食物嵌塞。其次，接触区的大小、位置不当也可引起食物嵌塞和牙移位。牙体手术时，手术器械对牙周组织的直接损伤也不可忽视。

二、修复与材料选择的原则

牙一旦产生实质性缺损便不能复原，只能借助人工方法修复其固有形态和功能，即牙体修复。其过程包括手术和修复 2 个部分，首先通过手术清除已经破坏、感染的牙体组织，将牙体制备成一定形状的窝洞，以便修复体能长期保持而不松动、脱落，并选用适当的材料，或充填治疗，或选择嵌体、冠修复的方式恢复牙的形态与功能。

（一）牙体修复的基本原则

1. 去净龋坏组织，消除感染源，终止龋病过程，避免产生继发龋。

2. 牙体修复是一种生物性治疗技术，必须充分考虑牙体修复的生物学基础，严格遵守保存原则，以保护牙髓牙本质复合体为前提，在最大限度保留健康牙体组织的情况下完成手术。

3. 采用生物力学和机械力学的基本原理制备窝洞，有适当的抗力形和固位形结构。

（二）充填材料选择的原则

1. 充填材料的性能要求

（1）物理和机械性能：充填材料应具有足够的机械强度，包括抗压强度、抗张力强度、抗弯强度和抗冲击强度，且耐磨。弹性模量大，受力后变形小；热膨胀系数与牙体组织相近；绝缘性好，不传导温度和电刺激；色泽与牙接近，抛光性好，X 线阻射。

（2）化学性能：充填材料必须有稳定的化学性能，在口腔内不溶解，不腐蚀，不变色，固化收缩小，对牙体组织有化学黏结性，充填后在适当的时间固化，固化前可塑性好，操作方便。

（3）生物学性能：充填材料必须有良好的生物相容性，对机体无毒、安全；对牙髓、黏膜和牙龈无刺激性。必要时易于去除。价格便宜。

2. 充填材料的选择

（1）牙的部位：前牙充填材料重点考虑美观，应选择与牙颜色一致的牙色材料；后牙注重有足够的机械强度和耐磨性能，可选用银汞合金或后牙复合树脂；对龋易感患者，可选用含氟化物的防龋充填材料。

（2）窝洞所在部位和承受的咬合力：后牙𬌗面洞和邻面洞承受咬合力大，可选用银汞合金；前牙Ⅳ类洞应选用复合树脂；颈部Ⅴ类洞、后牙颊舌面点隙Ⅰ类洞不直接承受咀嚼压力，可选用玻璃离子黏固剂或复合树脂。

（3）患者情况：根据患者健康状况、经济情况及对美观的要求，选用不同的充填材料。

（4）其他因素：考虑所充填的牙在口腔的存留时间以及对颌牙已采用的充填

材料的种类，保留时间短的牙选用暂时性充填材料；有金属嵌体或冠修复的对颌牙，原则上不选用银汞合金，以防止不同金属充填体接触时产生的电流刺激牙髓。

第二节　窝　洞

一、分类与结构

窝洞是指采用牙体外科手术的方法去除龋坏组织，并按要求备成的洞形。

1891 年，G.V.Black 对龋病病理学和临床治疗学做了系统的研究，根据龋洞的部位，提出了龋洞的分类标准，为现代牙体修复学奠定了基础。随着技术和材料性能的不断改进，牙体修复的适应范围日益扩大，具体应用也日益广泛和完善。

（一）窝洞的分类

1.Black 分类法

该分类法目前在临床上广泛应用且得到国际公认。其以龋病发生部位为基础，结合相应部位的牙结构、洞形的设计和制备特点进行分类，共分 5 类，以数字命名。

Ⅰ类洞：发生于发育点隙裂沟的龋损所制备的窝洞，包括磨牙和前磨牙的𬌗面洞、上前牙腭面洞、下磨牙颊面𬌗 2/3 的颊面洞和颊𬌗面洞，上磨牙腭面𬌗 2/3 的腭面洞和腭𬌗面洞。

Ⅱ类洞：发生于后牙邻面龋损所制备的窝洞，包括磨牙和前磨牙的邻面洞、邻𬌗面洞、邻颊面洞、邻舌面洞和邻𬌗邻洞。

Ⅲ类洞：为前牙邻面未累及切角的龋损所制备的窝洞，包括切牙和尖牙的邻面洞、邻舌面和邻唇面洞。

Ⅳ类洞：为前牙邻面累及切角的龋损所制备的窝洞，包括切牙和尖牙的邻切洞。

Ⅴ类洞：所有牙的颊（唇）或舌面颈 1/3 处的龋损所制备的窝洞。

Black 分类法还不能完全满足临床需要，有学者将前牙切嵴或后牙牙尖发生的龋损所制备的窝洞列为Ⅵ类洞。

2. 按窝洞涉及的牙面数分类

分为单面洞、双面洞和复杂洞。仅限于 1 个牙面的洞称单面洞；包括 2 个牙面的洞称双面洞；包括 2 个以上牙面的洞称复杂洞。

（二）窝洞的结构

各类窝洞均由洞壁、洞角和洞缘组成。

1. 洞壁

洞壁分为侧壁和髓壁，与牙长轴平行的髓壁又称轴壁。

2. 洞角

洞角分线角和点角。均以构成该角的洞壁联合命名。

3. 洞缘

窝洞侧壁与牙面相交构成洞缘。

4. 抗力形

抗力形是使修复体和余留牙体组织获得足够的抗力，在承受正常咬合力时不折裂的形状。抗力形涉及修复体和牙体组织两方面，与充填体承受咬合力后应力的分布有关，尤其是应力集中的部位。抗力形制备应使应力均匀分布于修复体和余留牙体组织。要考虑牙和修复体所承受力的大小而对抗力形提出不同的要求。主要抗力形结构如下：

（1）洞深：洞深要求是使修复体能承受正常咀嚼压力的最小厚度。一般洞深要求在釉牙本质界下 0.2 ～ 0.5mm，不同部位的窝洞所要求的深度不同。䶢面洞，洞深应为 1.5 ～ 2mm，邻面洞洞深为 1 ～ 1.5mm 即可。不同修复体要求的洞深也不一样，抗压强度小的材料要求洞的深度较抗压强度大的深。

（2）盒状洞形：盒状洞形是最基本的抗力形，基本特征是底平，侧壁平直与洞底垂直，点、线角圆钝。盒状洞形使咬合力均匀分布，避免产生应力集中。

（3）阶梯结构：双面洞的䶢面洞底与邻面洞的轴壁应形成阶梯。轴髓线角应圆钝。邻面的龈壁应与牙长轴垂直，并要有一定深度，不得小于 1mm。

（4）窝洞外形：窝洞外形呈圆缓曲线，避开承受咬合力的尖、嵴。

（5）去除无基釉和避免形成无基釉：无基釉缺乏牙本质支持，在承受咬合力时易折裂。除前牙外，一般情况下都应去除所有无基釉。同时，侧壁应与釉柱方向一致，防止形成无基釉。

（6）薄壁弱尖的处理：薄壁弱尖是牙的脆弱部分，应酌情减低高度，减少𬌗力负担。如外形扩展超过颊舌尖间距的1/2则需降低牙尖高度，并做牙尖覆盖。

5. 固位形

固位形是使修复体不致因受力而产生移位、脱落的洞形。窝洞的固位形必须具有三维的固位作用方能保持修复体的稳固。固位形与抗力形是相关联的，洞的深度、盒状洞形与抗力和固位均有关。抗力形和固位形的要求与窝洞类型、牙承受咬合力的大小及充填体的种类有关。临床上应综合多个因素，合理设计抗力形和固位形。主要固位形如下：

（1）侧壁固位：是各类窝洞最基本的固位形。它要求窝洞有足够深度，呈底平壁直的盒状洞形。相互平行、与洞底垂直，并且有一定深度的侧壁借助于洞壁与充填材料间的摩擦力而产生固位作用，防止充填体沿洞底向侧方移位。

（2）倒凹固位：这是一种机械固位。充填体突入倒凹或固位沟内，防止充填体与洞底呈垂直方向的脱位。倒凹和固位沟不宜做得太深，以避免切割过多的牙本质，一般以0.2mm深为宜。侧壁固位良好的窝洞，当深度大于宽度的洞可不做倒凹；𬌗面Ⅰ类洞，也不做倒凹。

（3）鸠尾固位：是一种机械固位，多用于双面洞。后牙邻𬌗面洞在𬌗面做鸠尾，前牙邻面洞在舌面做鸠尾。防止修复体从与洞底呈水平方向的脱位。

鸠尾制备原则：

①鸠尾大小与邻面缺损大小相匹配；

②鸠尾要有一定深度，特别在峡部，以获得足够抗力；

③预备鸠尾应顺𬌗面的窝洞扩展，避开牙尖、嵴和髓角；

④鸠尾峡的宽度一般在后牙为所在颊舌尖间距的1/4 ~ 1/3，前牙为邻面洞舌方宽度1/3 ~ 1/2；

⑤鸠尾峡的位置应在轴髓线角的内侧，𬌗面洞底的𬌗方。

（4）梯形固位：也用于双面洞，防止修复体垂直方向的脱位。

二、窝洞预备

（一）基本原则

窝洞预备直接关系到牙体修复治疗的成败，应遵循牙体组织的生物学特点，按照生物力学原理来进行，目前临床多采用 Black 提出的窝洞预备原则。

1. 去净龋坏组织

龋坏组织是指龋坏的牙体组织，其中含有大量的细菌及其代谢物，龋坏组织可引起牙体组织继续破坏或造成对牙髓的不良刺激。为了消除感染及刺激物，终止龋病发展，原则上必须去净龋坏组织，确保充填体与洞壁紧贴，防止继发龋的发生。

从龋病病理学角度来看，龋坏组织包括破坏层（又称坏死崩解层）和透入层（又称细菌侵入层），而脱矿层是无细菌侵入的。备洞时，只需去除感染牙本质，即坏死崩解层和细菌侵入层，不必将仅有脱矿而无细菌的脱矿层去除，临床上很难确定细菌的侵入范围，一般根据牙本质的硬度和着色 2 个标准来判断。

（1）硬度标准：通过术者的触觉来判断，即术者使用挖匙、探针及车针钻磨时的感觉，脱矿层仅开始脱矿，临床上其硬度与正常牙本质差异不大。而细菌侵入层的多数牙本质小管壁及管间牙本质存在无机物脱矿、蛋白质分解，用器械探查时质地明显变软。

（2）着色标准：对龋病过程中脱矿、着色和细菌入侵三者关系的研究表明，脱矿是最早的改变，其后是着色，细菌入侵在最后。因此，临床上不必去除所有着色的牙本质。慢性龋时，病变进行缓慢，修复反应强，已脱矿、着色的早期病变组织可重新矿化，此种再矿化牙本质的颜色较正常牙本质深，但质硬，应予保留。急性龋时，病变进展快、脱矿层较厚、着色浅，临床上很难判断龋坏组织是否去净，此时，可采取组织染色来识别，如用 1% 酸性品红丙醇溶液染色，龋坏组织被染成红色，正常牙本质不被染色。

2. 保护牙髓组织

窝洞预备时，切割牙体组织对牙髓牙本质复合体可产生机械、压力和温度等刺激，要尽量减少对牙髓的刺激，避免造成不可逆的牙髓损伤。因此，备洞时应做到以下几点：

（1）间断操作，使用锐利器械，并用水冷却；

（2）勿向髓腔方向加压，特别是制备深窝洞时；

（3）应清楚了解牙体组织结构、髓腔解剖形态及增龄变化，以防止意外穿髓。

3. 尽量保留健康牙体组织

保存健康牙体组织不仅对充填材料的固位很重要，而且使剩余牙体组织有足够强度，以承担咀嚼功能，现代牙体修复技术对窝洞预备的要求更趋保守，尽量多保留牙体组织。窝洞预备要求如下。

（1）窝洞做最低程度的扩展，特别是在颊舌径和髓腔方向。

（2）窝洞的龈缘只扩展到健康牙体组织，应尽量位于牙龈边缘的𬌗方。以往认为，洞缘位于龈下可防止继发龋。近年来的研究表明，龈沟中的充填体边缘对牙龈组织会造成不良刺激。同时，更重要的是减少牙龈的扩展使更多的牙体组织得以保存。

（3）尽量不做预防性扩展。Black 提出，平滑面龋的预备应扩展到自洁区，𬌗面预备应包括有发育缺损的点隙裂沟，以防止继发龋，随着龋病预防措施的加强和防龋充填材料的出现，越来越多的人认为，平滑面的扩展只限于龋损范围，而有发育缺损的𬌗面点隙裂沟可采用釉质成形术、窝沟封闭或预防性树脂充填等处理来代替预防性扩展以保存更多的牙体组织。

釉质形成术是指釉质表面的再形成。用火焰状金刚砂针磨去浅的沟裂（沟裂的深度小于釉质厚度的 1/4 ～ 1/3）或将未完全融合的釉质磨圆钝，形成一光滑、碟形的表面，以利于清洁，磨去部分应小于釉质厚度的 1/3。

4. 注意患者全身状况

患者的全身健康和神经状态也应注意。对某些慢性病患者（如结核病、心血管系统疾病、神经过敏者）或儿童等，手术时间不宜过长，动作更要敏捷轻柔。

（二）基本步骤

1. 窝洞预备

窝洞预备首先是在洞深范围内扩展洞形，提供进入龋损的通道，确定窝洞的外形，制备抗力形和固位形。

（1）开扩洞口探查病情：对于病变较为隐蔽的龋洞，为了使视野清楚，查清病变的范围和程度，正确设计洞的外形，便于操作。首先应开扩洞口，寻找进入龋损的通道。咬合面潜行性龋，龋洞洞口很小，内部破坏大，需先去除洞口的无基釉，开扩洞口。而临面隐匿龋损应视具体情况采取不同的方式进入。后牙邻面龋，在接触点已破坏时，应磨除㧊面相应边缘嵴，从㧊面进入龋洞。如龋损尚未累及接触点，仅局限于牙颈部，可从颊或舌侧进入，这样可保留健康牙体组织，保持原有的完整接触点，同时，由于未涉及㧊面，充填体不直接承受咀嚼压力。前牙邻面洞，一般从舌侧进入，以保留唇面的完整和美观。由于牙色修复材料的使用，如龋损靠近唇面，也可从唇面进入，保留较坚固的舌侧边缘嵴，以利于承受咀嚼压力。

（2）设计和预备洞的外形：窝洞的洞缘构成了洞的外形。洞的外形既要包括所有的病变部分、最大限度地减少洞缘继发龋的发生，又要尽量保留健康牙体组织。窝洞外形的设计必须遵循下列原则：

①以病变为基础；

②洞缘必须扩展到健康的牙体组织；

③外形线尽量避开牙尖和嵴等承受咬合力的部位；

④外形线呈圆缓曲线，以减少应力集中，利于材料的填充；

⑤为了便于清洁，防止继发龋，邻面的颊舌洞缘应位于接触区以外，分别进入楔状隙，龈缘与邻牙之间至少应有 0.5mm 宽的间隙，不必扩展到龈下。

洞形的扩展必须保持在规定的深度内，一般在釉牙本质界下 0.2 ~ 0.8mm，咬合面窝洞进入牙本质的深度不超过 0.2mm，平滑面 0.5mm，牙根面 0.8mm。

（3）制备抗力形和固位形：双面洞和复杂洞往往需要预备辅助的抗力形和固位形，使充填体和牙能够承受咬合力，并将因侧向力而折裂的可能性减小到最低程度，使充填体获得最好的固位。

（4）制备洞缘：洞缘制备包括洞缘釉质壁的修整和洞面角的设计，要保证在充填体与牙体组织之间形成边缘封闭，以防止两者界面间出现缝隙，产生微渗漏。充填体与牙面需形成平整的连接。洞缘处的充填体和牙体组织具有最大强度，以获得足够机械强度的界面。

在洞缘的制备中，要考虑洞缘所在部位釉柱的方向。根据不同牙面釉柱方向的差异，使釉质壁的釉柱止于健康牙本质。由于釉柱易于折裂，最强釉缘应由止于健康牙本质的全长釉柱组成，同时由止于健康牙本质的较短釉柱组成的洞壁支撑。

洞面角的设计取决于充填材料的种类。如银汞合金，由于其边缘韧性较差，脆性大，洞面角应为90%，这种情况下银汞合金充填体和牙体组织具有最大的强度。复合树脂材料的韧性好，可做短斜面，利于黏结修复。

洞形制备后需清理窝洞，除去窝洞内所有碎屑，检查有无残存感染牙本质、无基釉等不利于充填的结构。

2. 无痛制洞法

在预备窝洞时，切割牙本质常使患者产生难以忍受的酸痛。为了减轻备洞时的疼痛，可选用下列方法。

（1）使用锋利器械和正确手法：用锋利的器械高速、间断切割牙本质，轻柔而准确的操作可减少对牙髓的刺激，疼痛时间短，且程度轻。

（2）局部麻醉：用上述方法不能奏效和一些紧张的患者可行根尖区局部浸润麻醉或牙槽周围神经阻滞麻醉，必要时可做牙周膜内注射。局部麻醉的效果较好。

（3）化学机械去龋：用特殊的化学药剂，如单氯甘氨酸溶液，使软化牙本质中的胶原解体而容易被去除。常使用由压缩泵、手机和喷头组成的特殊给药装置，将药液喷入洞内，通过机械冲洗和化学作用选择性地去除软化牙本质。此法具有不产热、对牙髓刺激小、安全、无痛等优点，但操作时间长，对质地坚硬的慢性龋去龋效果较差。

3. 术区隔离

窝洞预备好后，应将准备充填的牙与口腔环境隔离开来，防止唾液进入窝洞，影响充填材料与洞壁的结合。条件允许的情况下，整个窝洞制备过程都应将术区隔离，这样视野更清楚，且不会受唾液等其他因素的干扰。常用的隔离方法有下列几种：

（1）棉卷隔离：用消毒棉卷隔离患牙。将棉卷置于患牙颊（唇）侧前庭处和舌侧口底，吸去术区附近的唾液，从而达到隔湿目的。如将棉卷置于唾液导管开口处，能有效地隔湿。下颌舌侧的棉卷不易固定，可加用棉卷压器。棉卷压器有前牙、右后牙和左后牙3种类型，根据患牙位置选择使用。

该方法简便易行，不需特殊设备，是常用的一种隔离方法。但隔湿维持时间短，需随时更换棉卷。

（2）吸唾器：利用水流和抽气产生的负压吸出口腔内的唾液。将吸唾管置于患者口底，注意切勿紧贴黏膜，以避免损伤黏膜和封闭唾液导管口。口腔综合治疗机都有吸唾器装置，吸唾器常与棉卷隔离配合使用。

（3）橡皮障隔离：橡皮障隔离是用一块橡皮膜，经打孔后套在牙上，利用橡皮的弹性紧箍牙颈部，使牙与口腔完全隔离开来。

器械包括橡皮障、橡皮障打孔器、橡皮障夹、橡皮障钳和橡皮障架。

橡皮障隔离一般需在四手操作下进行，操作较费时，但此法具有较多的优点。橡皮障将术区与口腔完全分隔开来，不仅使术区不被唾液污染，而且不受口腔湿气的影响。同时，可防止手术过程中对牙龈、口腔黏膜和舌的损伤，避免手术器械、切削的牙体组织碎屑及修复材料等吞入或吸入食管、气管，确保手术安全。此外，还能避免医师的手接触患者的唾液，减少医源性交叉感染，特别是防止乙型肝炎病毒和艾滋病病毒的传播。

（4）选择性辅助隔离法。

①排龈线：接近龈缘和深达龈下的牙颈部龋损，由于龈沟内有龈沟液的存在，会影响手术的操作。此时，可用探针或其他器械的薄而钝的边缘，将浸有非腐蚀性收敛剂的排龈线嵌入龈沟内。通过温和的物理和化学作用，数分钟内即可以迅速使龈缘向侧方和根方退缩、龈沟开放、龈沟液减少，从而使术区干燥、视野清楚、便于手术操作。根据龈沟的宽窄和手术范围选择排龈线的直径和长度。注意排龈线的直径以不使牙龈受压过度而缺血变白为度。如使用排龈线不能使术区充分暴露，应行小的翻瓣术。

②开口器：一些后牙的牙体修复较为费时，可用开口器维持恒定的张口度，减轻患者的疲劳，同时也方便了术者的操作。

③药物：必要时可用药物，如阿托品，使唾液分泌减少。此方法一般不常用。

4. 窝洞消毒

窝洞制备完毕充填前，可选用适宜的药物进行窝洞消毒。理想的窝洞消毒药物应具有消毒力强、对牙髓刺激小和不使牙变色等特性。常用的消毒药物有25% 麝香草酚乙醇溶液、樟脑酚及 75% 乙醇等。目前从临床使用的药物来看，尚没有一种理想的窝洞消毒药。

对于窝洞消毒一直存在争议。基于对细菌在龋病发展中重要作用的认识，传统的观点认为，窝洞预备好后，洞壁牙本质小管中还存在少量细菌，为了更好地消除残余感染，防止继发龋，充填前需做窝洞消毒；另一种看法则认为，窝洞内即使有少量残存细菌也会因为充填后环境的改变，经一定时间后逐渐失去生活能力或死亡，因此防止残余感染引起继发龋的关键是尽可能去净龋坏组织。对窝洞消毒必须考虑其有效性、持久性和对牙髓的损害。从目前使用的药物来看，任何一种不引起牙髓反应的短暂局部处理都不可能有效地消除牙本质小管内的感染。况且，窝洞无菌状态的维持有赖于充填材料对窝洞的完全密封。近期的研究也表明，较大比例未做窝洞消毒处理的牙体修复均未产生继发龋，因此主张只对窝洞进行彻底清洗，不使用消毒药物处理。也可通过黏结剂封闭窝洞，尽量减少微渗漏，使用衬洞剂、具有抑菌作用的垫底材料及含氟充填材料进一步防止继发龋的发生。

5. 窝洞封闭、衬洞及垫底

由于窝洞深浅不一，深洞的洞底往往不平，而且一些充填材料对牙髓有刺激，因此，在充填前应根据洞的深度和充填材料的性质对窝洞做适当处理。其目的是隔绝外界和充填材料刺激，保护牙髓，垫平洞底，形成易于充填的窝洞。

（1）窝洞封闭：是在窝洞洞壁涂一层封闭剂，以封闭牙本质小管，阻止细菌侵入，隔绝充填材料的化学刺激。虽然封闭剂很薄，不能隔绝温度刺激，但能增加充填材料与洞壁的密合性，减小微渗漏，也可减少银汞合金中的金属离子渗入牙本质小管从而防止牙变色。窝洞封闭剂如下：

①洞漆：是指溶于有机溶剂（乙醚、丙酮或乙醇）的天然树脂（松香或树脂）或合成树脂（硝酸纤维或聚苯乙烯），呈清漆状。有机溶剂挥发后可留下一层树脂薄膜，为 2 ~ 5μm 厚。研究表明，涂 1 次仅能封闭 55% 的表面，2 次封闭 80% ~ 85% 的表面，故临床操作时一般涂 2 次，以尽量达到完全封闭。洞漆中的有机溶剂可与复合树脂中的树脂成分反应而影响其聚合，且树脂中的游离单体可分解洞漆，所以复合树脂充填体下方及做黏结处理的洞壁均不能使用洞漆。目前，临床中多使用复合树脂材料配合黏结技术进行窝洞的充填，洞漆已不常用于临床中。

②树脂黏结剂：能有效封闭牙本质小管，且不易溶解，可有效减少微渗漏。

（2）衬洞：是在洞底上衬一层能隔绝化学和一定温度刺激且有治疗作用的洞衬剂，其厚度一般小于 0.5mm。常用的洞衬剂有氢氧化钙及其制剂、玻璃离子黏固剂和氧化锌丁香油酚黏固剂。氢氧化钙具有刺激修复性牙本质形成和抑菌作用，但其物理性能差，有一定溶解性，主要用于接近髓腔的深窝洞和可疑穿髓者。玻璃离子黏固剂对牙髓刺激小，可释放氟，有防龋作用。氧化锌丁香油酚黏固剂对牙髓有安抚作用。

（3）垫底：是在洞底（髓壁和轴壁）垫一层足够厚（> 0.5mm）的材料，以隔绝来自外界及充填材料的温度、化学、电流及机械刺激，同时有垫平洞底、成形窝洞、承受充填压力和咀嚼力的作用。

常用的垫底材料有氧化锌丁香油黏固剂、磷酸锌黏固剂、聚羧酸锌黏固剂及玻璃离子黏固剂。

洞衬剂和垫底材料不能完全分开来，有些材料兼有洞衬和垫底材料的作用，只是做衬洞时一般衬一薄层，而做垫底时则使用体积较大，从而有足够强度，以支撑上面的修复体。

临床上，往往根据余留牙本质的厚度和充填材料的种类选用不同的封闭剂、洞衬剂和（或）垫底材料。

浅的窝洞，洞底距髓腔的牙本质厚度为 1.5 ~ 2mm 或 2mm 以上，不需垫底。银汞合金充填时，在洞壁涂布洞漆或黏结后直接充填；复合树脂则只能用黏结剂处理后再充填。

中等深度的窝洞，洞底距髓腔的牙本质大于 1mm，一般只垫一层磷酸锌黏固剂、聚羧酸锌黏固粉或玻璃离子黏固剂。除磷酸锌黏固剂需先涂封闭剂以隔绝其对牙髓的化学刺激外，用后两种材料充填时可直接垫底，然后充填。由于材料性能和技术的不断发展和改善，磷酸锌已不常用于活髓牙的垫底。

深的窝洞，洞底距髓腔很近，为了保护牙髓需要做双层垫底处理，第一层用氧化锌丁香油酚黏固剂垫底，第二层可用聚羧酸锌黏固剂或玻璃离子黏固剂垫底。这些垫底材料对牙髓刺激小。当洞底接近髓腔或可疑穿髓时，首先选择氢氧化钙衬洞，以促进修复性牙本质形成，再使用玻璃离子黏固剂或其他垫底材料，在垫底后方可涂布洞漆或黏结剂于洞壁和基底上。

垫底部位只限于𬌗面髓壁和邻面轴壁，要求底平壁净，留出足够的深度（1.5 ~ 2mm），使充填体有足够的抗力和固位。

第三节　银汞合金充填术

银汞合金是一种特殊类型的合金，可由汞与一种或多种金属形成，其作为牙体修复材料已有较长的历史。银汞合金具有抗压强度好、耐磨性强、性能稳定、对牙髓无刺激、可塑性大、方便操作等特点，是后牙充填的主要材料。银汞合金呈金属颜色，一般不用于前牙修复。银汞合金与牙组织之间没有黏结性，主要通过窝洞的机械固位保证充填体的稳固性，因此，银汞合金充填体对窝洞的要求较高，窝洞必须具有良好的固位形和抗力形。

近年来，随着口腔修复新材料及设备的不断发展，银汞合金在牙体修复中的地位已发生了变化，但由于树脂类及玻璃离子类牙色材料在理化性能上的不足，目前尚无法完全代替银汞合金在后牙充填修复中的地位。

一、窝洞预备要求

银汞合金的材料特性要求窝洞必须符合窝洞预备总原则外，还应具有以下特点：

窝洞预备除了总原则外，还应具有以下特点：

①窝洞必须有一定的深度和宽度，方可使充填体获得足够的固位强度；

②银汞合金没有黏结性，窝洞要制备成典型的盒状洞形，且增加辅助固位形，以使充填体具有良好的固位。各类银汞合金充填窝洞的预备要点如下。

（一）Ⅰ类洞

1. 殆面窝沟单面洞制备

要求窝洞的外形呈圆缓曲线，避开牙尖，如殆面近、远中点隙均发生龋损，且龋损范围小、两洞缘间的距离大于 0.5mm 时，可制成 2 个单独的窝洞，尽量保留斜嵴或横嵴。洞深 1.5 ~ 2mm，洞缘角成直角，点、线角圆钝，洞底平坦（深的窝洞应垫平洞底），确保抗力结构。银汞充填体主要靠侧壁固位，故要求窝洞预备为典型的盒状洞形，侧壁略向洞口聚合，必要时可增加倒凹固位。洞底（髓壁）应与殆面外形一致，以防止穿髓，如下颌第一前磨牙，颊尖高，舌尖低，洞底应呈斜平面。

2. 磨牙颊（腭）面单面洞制备

磨牙颊（腭）面点隙沟龋范围小时可制成单面洞。由于此部位不承受咀嚼压力，且位于自洁区，可制成洞口略小于洞底的洞形，不做预防性扩展。

3. 磨牙双面洞制备

当殆面窝沟龋与颊（腭）面的沟裂龋相连，或颊（腭）面龋损范围较大，使胎面边缘嵴脆弱时，应备成颊（腭）殆洞。颊（腭）面部分：沿颊（腭）沟制成长条形，近远中宽度不得小于 1.5mm，龈壁与牙长轴垂直，近、远中壁相互平行或略向殆方聚合，由于其位于自洁区，不需向近、远中扩展，龈壁止于沟的末端即可。殆面部分：殆面制备成鸠尾固位形。上颌磨牙沿殆面远中沟、下颌磨牙沿殆面中央沟扩展，形成鸠尾，鸠尾峡的宽度大于等于 1.5mm。轴壁与牙面平行，与洞底（髓壁）相交形成阶梯，梯的轴髓线角应圆钝。

4. 上前牙腭面洞制备

上前牙腭面洞的外形呈三角形或圆形。洞深 1 ～ 1.5mm，洞底与舌面平行，洞侧壁垂直于洞底。

（二）Ⅱ类洞

根据龋损范围可预备成单面洞或双面洞。如病变已累及接触区，应备成邻面洞，而病变未累及接触区者，可制备成单面洞或双面洞。

Ⅱ类洞以邻殆面洞最典型，也最常见。它由邻面洞和殆面洞两部分组成。邻殆面洞的预备一般先制备邻面部分，殆面部分的大小由邻面龋损范围来定。

1. 邻面洞的制备要求

颊、舌壁应越过接触区，达自洁区，扩展程度与邻面突度有关，突度大，接触区小，颊、舌楔状隙大、扩展少；反之，邻面突度小，则扩展多。龈壁位置：位于接触点根方的健康牙体组织，与相邻牙面至少有 0.5mm 宽的间隙，以便于清洁。在颊、舌和（或）龈壁与轴壁相交的线角处做固位沟，防止邻面部分在水平分力作用下向邻方移位；颊、舌壁略向殆方聚合，形成龈方大于殆方的梯形，防止邻面在垂直分力作用下向殆力移位。邻面洞深应为 1 ～ 1.5mm，颊、舌和龈壁的釉质壁部分应顺釉柱走行方向，避免形成无基釉；邻面固位沟的预备使邻面有独立的固位形，可减少邻面充填体受力而折裂的趋势；为了增加邻面与颌面连接处的抗力，除了轴髓线角应圆钝外，可将轴壁略向髓壁倾斜，这样使轴壁髓线角处的充填体厚度增加，以抗衡此处所受的剪切力。

2. 𬌗面洞的制备要求

应具有连接和固定邻面充填体的作用。在一般𬌗面洞的设计原则基础上，应预备鸠尾固位形，防止充填体受水平分力作用向邻方移位。

邻面龋坏范围小，且所涉及的边缘嵴承受的咀嚼压力不大者，为了保存更多的健康牙体组织，近年来主张不向𬌗面扩展做鸠尾固位形，不做阶梯，只需从边缘嵴进入邻面病变区，预备邻面洞，在颊轴线角和舌轴线角做 2 个相互对抗的固位沟，以加强固位。

如牙的近、远中邻面都发生龋损，且累及接触区，在前磨牙一般应预备成邻𬌗邻复杂洞，两个邻面洞与𬌗面洞连为一体，起到相互固位的作用。在磨牙，如龋损范围大，可预备成邻𬌗邻洞；但如龋损范围小，特别是上颌磨牙，可分别预备 2 个邻𬌗洞，以保留斜嵴。

后牙邻面牙颈部龋损，未累及接触区，做单面洞有困难时，可从颊或舌方进入，预备成邻颊洞或邻舌洞，在颊或舌面做鸠尾，预备原则与邻𬌗洞相同。如龋损范围小，则不必向颊面或舌面扩展做鸠尾，只需在𬌗轴线和龈轴线角做固位沟即可。此部分的窝洞不承受咀嚼压力，主要考虑固位形，防止充填体向颊（舌）侧向和近（远）中方向移位。

后牙邻面龋损在相邻牙缺失或龋接近牙颈部且牙龈退缩、器械容易进入者，可只在邻面做单面洞。此类窝洞不承受咀嚼压力，主要预备固位形，应预备成盒状洞形，洞底与邻面弧度一致，略呈突面，这样既保护了牙髓，又使洞深一致。在𬌗轴线角和（或）龈轴线角做固位沟或倒凹，以加强固位。此类单面洞的预备在近中面较容易，而远中面较困难。

（三）Ⅲ类

洞根据病变部位、范围和邻牙情况可预备成单面洞或邻舌洞。

1. 单面洞制备

邻面病变范围小，舌壁有一定厚度，且邻牙缺失或牙间隙大者可在邻面做单面洞。此类洞骀力负荷不大，主要预备固位形。一般多制备成与前牙邻面相似的底向根方的三角形盒状洞。唇、龈、舌三侧壁与相应的牙面平行，龈壁的釉质略敞开，洞底与邻面弧度一致，洞深 1 ～ 1.5mm。在 3 个点角做倒凹或在龈轴线角做固位沟可获得更好的固位。

2. 邻舌洞制备

邻面龋缺损范围大，舌侧壁较薄者，一般应制备成邻舌洞。邻舌洞的预备一般先预备邻面洞形。从舌面边缘嵴处开扩洞口，进入邻面龋损。邻面洞外形为唇方大于舌方的梯形，龈壁和切壁略向舌方聚合，在边缘嵴处与舌面相连，龈壁长于切壁，唇壁与唇面平行，洞深 1 ～ 1.5mm。必要时，在唇轴切点角做倒凹并在龈轴线角做固位沟，以达到更好固位。

舌面窝洞需在舌面预备鸠尾，以防止充填体向邻方移位。鸠尾位于舌隆突的切方，一般不超过中线，尖牙的鸠尾尽量不累及舌轴嵴。切牙唇舌径小，特别是牙冠的切 1/3 部位，故应避开切 1/3 区。鸠尾峡宽度为邻面洞舌方宽度的 1/3 ～ 1/2。必要时，可在鸠尾的尾部龈方和切方转角处做倒凹，以增强固位。

邻面龋损范围小，预备单面洞有困难者，可以从舌面边缘嵴处进入病变区，制备邻面洞形，不向舌面扩展做鸠尾固位形。为加强固位，应在唇轴切点角处做倒凹和龈轴线角处做固位沟。

（四）Ⅳ类洞

Ⅳ类洞不直接承受咬合力，一般为单面洞，备洞时以固位形和外形为重点。

1. 外形制备

Ⅳ类洞的龈壁与龈缘平行，呈与颈线相应的圆弧形。近、远中侧壁的位置依龋损范围而定，尽量在轴角以内，如超过轴角，则难以形成。骀壁一般呈水平线，使洞的整体外形呈半圆形，为不损伤冠中份的坚实牙体组织，骀壁尽量不超过颈 1/3 线。

2. 抗力形和固位形制备

Ⅳ类洞抗力形和固位形制备应按盒状洞形要求，龈壁和骀壁与洞底（轴壁）垂直，近、远中壁的釉质壁略向外敞开。洞深 1 ～ 1.5mm。因颈部的牙面呈弧面，特别是前磨牙的突度较大，为使洞深一致，又不损伤牙髓，洞底应呈与牙面弧度一致的弧面，否则容易将洞底磨平，造成意外穿髓，同时使近、远中壁很浅，甚至被磨除，难以形成盒状洞形，不利于固位。Ⅳ类洞虽不直接承受咀嚼压力，但在咬合运动中，侧方㓗运动使牙受到颊、舌方向的力，在此力的反复作用下，会产生以牙颈部为中心的往返弯曲，使Ⅳ类洞充填体出现与洞壁分离的趋势。为了与颈部所受的弯曲力抗衡，应在㓗轴线角和龈轴线角做倒凹或固位沟，以防止充填体与洞壁分离。也可在4个点角处做倒凹，以保存更多的牙体组织，减少穿髓的可能性。

二、银汞合金的调制

银汞合金的调制对其性能有较大的影响，合理的调制可获得最佳性能。

（一）汞与银合金粉的比例

汞与银合金粉品比例对银汞合金的性能有较大影响。汞量过多，会使其强度和硬度下降，流动性和蠕变增加；汞量过少，则汞合作用不完全，呈粉状，使其机械性能大大降低。

不同银合金粉与汞的调制比例不同，传统银合金粉与汞合金凤的重量比略大于1，球形银汞合金和高铜银合金粉与汞的重量比略大于1（体积比为3：1）。为减少汞污染和准确掌握银合金粉与汞合金粉的配比，现已有银汞合金胶囊问世。汞与银合金粉按合适的比例装入同一胶囊内，中间借一层薄膜隔开，使用时，将胶囊放入调拌器内振荡，使汞与银合金粉充分混合。银汞合金胶囊使用方便，但价格较贵。

（二）研磨方法

将银合金粉与汞合金粉混合成一均质团块的过程称研磨。其目的是使银合金颗粒表面被汞润湿，而后弥散进去，发生汞合反应。同时，研磨有助于银汞合金中基质晶粒的均匀分布和各相的彼此结合。银汞合金的研磨方法如下。

1. 手工研磨

按一定比例将汞合金粉与银合金粉放入清洁干燥的磨砂玻璃制的臼内，一手握杵，一手握舀，旋转研磨。研磨速度每分钟150 ~ 220r，压力1 ~ 1.5kg，时间1min。随着研磨进行，汞与银合金粉逐渐互溶，成为具有金属光泽的柔软团块。将其倾于薄的涤棉布上，包好，用手指揉搓，调制合适的则有捻发音或握雪声。充填前，挤出多余的汞。挤出的汞应收集于密闭器皿中。

手工研磨时必须戴手套，避免汞合金污染，减少皮肤对汞的吸收。

2. 自动研磨

用银汞合金调拌机调制。有全自动封闭式和半自动两种调拌机，前者将汞合金与银合金粉分别装入调拌机内盛汞及银合金粉的瓶中，按不同合金粉调节汞与银合金粉的量、研磨时间、速度，然后开动机器，即可自动调制。后者将配好的汞与银合金粉装入调拌机的有盖小杯内，小杯置于固定夹上，调节其调拌时间，开机即振动调拌。如用银汞合金胶囊，将胶囊放入调拌机内振荡即可。

自动调拌时间不宜过长，最长时间不得长于4s，调拌时间过长，温度升高，增加了汞升华为蒸气的机会，从而加重了汞污染，而且会使汞合金的蠕变值增加。

自动研磨使用方便，调拌出的银汞合金质量好，且能节约时间，减少汞污染。

三、银汞合金的充填

（一）保护牙髓

银汞合金是电和热的良导体，热导系数大于牙体组织。为了保护牙髓，中等深度以上的窝洞在银汞合金充填时，需要封闭、衬洞或垫底。

（二）放置成形片和楔子

双面洞在充填前应放成形片。成形片作为人工假壁，代替失去的侧壁，以便加压充填材料、形成邻面生理外形及恢复与邻牙的接触关系。

充填银汞合金用的成形片为不锈钢薄片，分前磨牙面洞、磨牙双面洞和后牙三面洞 3 种规格，成形片必须上于成形片夹上使用。成形片夹有 2 种，邻殆洞成形片夹和邻殆邻洞成形片夹。

成形片借成形片夹安放、固定在牙上。成形片突的一边向龈方，且边缘应置于洞的龈壁的根方，使龈壁位于成形片内。成形片的殆方边缘应稍高于殆面，以便充填体边缘嵴处的成形。

为了使成形片紧贴牙颈部，尚需在成形片颈部外侧的牙间隙中安放楔子。楔子的作用是使成形片紧贴龈壁洞缘的牙颈部，有助于充填体邻面颈部的成形；防止充填时将材料压入龈沟，形成悬突，损伤牙周组织；稳固成形片；分开相邻牙，以补偿成形片的厚度，使拆除成形片后能与邻面恢复正常接触关系。楔子的大小、形状应适宜。楔子多为木质或塑料制成，横切面有三角形或梯形。楔子底部的宽度应比修复牙与邻牙间的牙间隙稍宽，使其能略分开相邻牙，但不能太宽，过宽则造成充填体与邻牙无接触。楔子的𬌗向端也不能太粗或太低，以免影响充填体的邻面外形。一般多从舌侧插入楔子，因通常舌侧间隙较大。楔子插入时注意其底部应位于窝洞龈壁的根方，切勿将楔子底部置于窝洞龈缘的𬌗方，使成形片陷入洞内而影响充填，同时注意勿损伤牙龈。

如果没有邻𬌗邻调成形片夹，可用不锈钢薄片自制T形成形片。同时将T形成形片头的两翼向内弯曲，然后将其尾部插入，套在牙上拉紧，最后将尾端反折过去压紧。

（三）填充银汞合金材料

采用银汞合金输送器将调制好的银汞合金少量、分次送入窝洞内。每次送入窝洞的汞合金量，在铺平后最好不超过1mm厚。先选用小的汞合金充填器将点、线角及倒凹、固位沟处压紧，再换较大的充填器向洞底和侧壁层层加压，使银汞合金与洞壁密合，并同时剔除余银汞合金，使充填的银汞合金略高于洞缘，最后用较大的充填器与洞缘的轴质表面平行，做最后加压，确保洞缘银汞合金的强度。

双面洞一般先填充邻面洞部分，后填𬌗面洞。邻面洞多窄而深，应选用细而长的充填器将龈壁压紧，同时向邻牙方向加压，以恢复与邻牙的接触。

银汞合金从调制到填充完毕，应在6 ~ 7min完成。如搁置时间太长，调制的银汞合金变硬，可塑性降低，影响材料与洞壁的密合。

（四）雕刻成形

银汞合金调制后2min以内可塑性大，以后逐渐减弱，24h后完全固化。临床上在银汞合金填充完毕后的2min内进行充填体的雕刻成形。采用雕刻器去除𬌗面及边缘嵴多余银汞合金，然后取出楔子，松开成形片夹，先取下成形片夹，而后用镊子或手将成形片紧贴邻牙，从一侧邻间隙向颊𬌗或舌𬌗方向慢慢移动，拉出成形片。

取下成形片后，即行外形雕刻，恢复其功能外形。雕刻𬌗面时，雕刻器尖端置于裂沟处，刀刃部分放在牙面上，部分放在充填体上，紧贴牙面，沿牙尖斜度，从牙面向充填体雕刻，这样可避免造成充填体过高或过低。在邻𬌗洞，则应从边缘嵴向𬌗面中份雕刻，以防止邻面充填体的松脱。双面洞还需用探针检查邻面有无悬突，如有悬突，应及时除去，注意勿破坏接触区。

雕刻成形后的充填体外形应与窝洞的外形线一致。超出窝洞范围的多余的银汞合金因太薄而易破损，会留下不整齐的边缘，而雕刻过多可造成充填不足而留下裸露的部分洞壁。

此外，雕刻要恢复牙的功能外形、边缘嵴、邻面接触关系、楔状间隙及牙颈部的正常突度。

（五）调整咬合

银汞合金充填体的外形初步雕刻完成后，𬌗面承受咬合力的部位应进行咬合调整，使充填体与对颌牙恢复正常的咬合关系。如对颌牙有高陡的牙尖或边缘嵴，应先调磨，然后让患者轻轻咬合，做正中及侧方𬌗运动，检查有无高点。如有高点，则银汞合金充填物上出现亮点，用雕刻器除去。如此反复，直至合适为止。值得注意的是，此时银汞合金尚未达到初凝，强度很低，切勿重咬，特别是邻𬌗洞，重咬会使充填体破裂。

（六）打磨抛光

银汞合金充填体尚未完全硬固时，不能承受咀嚼压力，不能打磨抛光，24h后待完全硬固后方可打磨抛光。用细石尖或磨光钻从牙面向修复体方向打磨，邻面用磨光砂条磨光，最后用橡皮尖抛光。调整银汞合金充填体边缘防止超过洞缘，去除充填体表面不平整的缺陷，使表面变得光滑，从而不易被腐蚀和沉积菌斑，减少继发龋发生。磨光后的银汞合金充填体表面细腻、有光泽。

在唾液的影响下，银汞合金充填体会出现金属腐蚀性，因此对银汞合金充填体应该定期检查、抛光处理。

归结起来，窝洞充填术的基本步骤包括：

（1）开扩洞口探查病情；

（2）去净龋坏组织；

（3）设计洞形；

（4）建立固位形和抗力形；

（5）修整洞缘；

（6）清理窝洞；

（7）术区隔湿；

（8）保护牙髓；

（9）填充材料、雕刻外形、调𬌗、打磨抛光。

将选择好的充填材料，按规定的调制方法调制，选用合适的充填器械将调制好的充填材料填入窝洞，按不同材料的要求进行操作，使材料与洞壁密合，恢复牙的外形。

在规定时间内雕刻外形、调𬌗、打磨、抛光。外形雕刻应恢复患牙牙面的解剖形态，注意恢复𬌗面窝沟、边缘嵴、接触点、楔状隙和牙颈部突度，去除龈缘悬突。塑形过程中，要注意手法，正确使用器械，掌握雕刻的方向。

正常咬合关系的恢复对维持患牙的生理功能是很重要的。在初步塑形后，应对承受咬合力的牙面进行咬合调整。如对颌牙有高陡牙尖，应先调磨。

充填完毕后，应对充填体进行打磨、抛光，以减少牙菌斑附着和食物滞留，防止继发龋发生。

第四节　牙体缺损的黏结修复

一、牙体黏结技术原理

黏结是指 2 个同种或异种固体物质，与介于两者表面间的第 3 种物质作用而产生牢固结合的现象。黏结剂是介导两种固体表面结合的媒介物。黏结技术是利用黏结剂的黏结力使固体表面连接的方法。

物理性黏结涉及两种物质间的范德华力或其他静电作用，作用力相对较弱。化学性黏结涉及 2 个物质之间形成的化学结合。机械性黏结是由于界面的倒凹或不规则而对材料产生的锁扣作用。如果机械性锁扣作用的黏结界面小于 10μm，则称为微机械黏结。

1979 年，Fusayama 等提出全酸蚀理论，一种酸蚀剂可同时处理釉质和牙本质。1992 年，Kanca 等提出牙本质湿黏结概念，认为黏结过程中牙本质表面须保持湿润状态。1982 年，Nakabayaki 等提出混合层的概念。1984 年，Brannstrom 等探讨了窝洞制备后形成的玷污层和污染栓对黏结效果的影响。

（一）牙体黏结的发展过程

第一代至第七代黏结系统见表 2-1。

表 2-1　第一代至第七代黏结系统

黏结系统	时间	主要成分	黏结强度（MPa）	特点
第一代	20 世纪 50—60 年代	二甲基丙烯酸磷酸甘油酯（MMA）	1 ~ 3	黏结效果差，分 2 步完成
第二代	20 世纪 70 年代	双酚 A 甲基丙烯酸缩水甘油酯（Bis-GMA）	4 ~ 6	黏结效果较差，分 2 步完成
第三代	20 世纪 80 年代	釉质酸蚀剂、牙本质处理剂、预处理剂、黏结剂	8 ~ 15	操作繁复，去除玷污层，分 4 步完成
第四代	20 世纪 90 年代初期	酸蚀剂、预处理剂、黏结剂	17 ~ 25	黏结效果好，形成混合层，全酸蚀黏结牙本质湿黏结分 3 步完成
第五代	20 世纪 90 年代中期	预处理剂、黏结剂合为 1 瓶	20 ~ 24	黏结效果好，形成混合层，全酸蚀黏结分 2 步完成
第六代	20 世纪 90 年代末期	自酸蚀预处理剂、黏结树脂	18 ~ 23	黏结效果好，改性玷污层自酸蚀黏结分 2 步完成
第七代	2002 年	酸蚀剂预处理剂、黏结剂合为 1 瓶	18 ~ 25	黏结效果好，改性玷污层一步完成

（二）釉质黏结

1. 釉质黏结系统

釉质黏结系统由釉质酸蚀剂和釉质黏结剂构成。

2. 酸蚀机制酸蚀的作用

（1）溶解釉质表面羟磷灰石，增大表面自由能和可湿性，以利黏结剂渗入。

（2）活化釉质表层，使釉质表面极性增强，进而易与黏结树脂结合。

（3）增加釉质表面的粗糙度及黏结面积。

低黏度的黏结树脂通过毛细作用渗入酸蚀后的微孔，聚合后形成树脂突。树脂突有两种形式：形成于釉柱间的称为大树脂突；形成于釉柱末端羟基磷灰石晶体溶解后的微空隙的称为微树脂突。微树脂突相互交联形成的网状结构是产生微机械固位的主要因素。另外，黏结剂中的黏结性单体能与釉质中的 Ca^{2+} 形成较强的分子间作用力。

（三）牙本质黏结

牙本质黏结系统。

1. 酸蚀 – 冲洗黏结系统

由酸蚀剂、预处理剂和黏结树脂 3 部分组成。酸蚀剂多为 10% ~ 37% 的磷酸凝胶。预处理剂的主要成分为含有亲水、疏水基团的酯类功能单体。溶剂通常为丙酮、乙醇或水。黏结树脂多为不含或含少量填料的低黏度树脂。

2. 自酸蚀黏结系统

由预处理剂和黏结树脂 2 部分组成。预处理剂的主要成分为酸性功能单体、双性功能单体和溶剂。根据酸蚀剂酸度的不同，可将自酸蚀黏结系统分为强酸型（pH ≤ 1）、中酸型（PH=1 ~ 2）和弱酸型（PH ≥ 2）3 种类型。

3. 酸蚀 – 冲洗技术和自酸蚀技术的特点

酸蚀 – 冲洗技术和自酸蚀技术的特点见表 2–2。

表 2–2　酸蚀 – 冲洗技术和自酸蚀技术的特点比较

黏结技术	酸蚀 – 冲洗技术	自酸蚀技术
酸蚀剂强度	较强的无机酸	较弱的有机酸
酸蚀终止方式	冲洗终止酸蚀过程	自行终止酸蚀过程
玷污层的处理	清除玷污层	溶解或改性玷污层

酸蚀 – 冲洗类的酸蚀效果强，但操作步骤多，技术敏感性高，且偶发牙本质敏感症状。自酸蚀类操作步骤少，较易掌握，但酸蚀作用弱。在临床上，对于

涉及釉质较多的窝洞，应首选酸蚀 – 冲洗类黏结系统。对于涉及牙本质较多的窝洞，则两种类型黏结剂均可使用。

二、牙色修复材料

复合树脂由有机树脂基质、经过表面处理的无机填料及引发体系组合而成，是目前应用最广泛的牙色修复材料。

玻璃离子黏固剂（GIC）由 Wilson 和 Kent 于 1972 年在聚羧酸锌黏固剂的基础上研发而成，可用于修复体的黏结固位、衬洞垫底和直接充填修复。目前，用于直接修复材料的玻璃离子黏固剂被简称为玻璃离子体。

复合体是 20 世纪 90 年代早期研发的一种新型复合材料，正式名称应为聚酸改性复合树脂。复合体兼具复合树脂的美观与玻璃离子体的释氟性质。

（一）复合树脂

1. 组成

（1）树脂基质：复合树脂的主要聚合成分。最常用的树脂基质是丙烯酸酯类。

（2）无机填料：决定复合树脂物理性能的关键成分。常用填料包括石英、无定形二氧化硅、含钡、锶、锆的玻璃粉粒和陶瓷粉粒等。

（3）硅偶联剂：包被于无机填料表面，使无机填料和有机基质能够形成强共价结合。

（4）引发体系：分为光敏引发体系和氧化还原引发体系。

2. 固化

（1）机制：复合树脂在被光照时，光敏剂被特定波长光激活，随之叔胺被激活并将其转化为自由基。每个自由基激活 50 个单体，进而引发链式反应形成长链，链与链间发生交联反应，最终形成三维结构。

（2）影响因素：影响复合树脂固化的因素很多，包括光源、临床操作和修复因素等。

3. 性能特点

（1）影响因素：理想的复合树脂应具备以下性能。

①黏结性好；

②颜色还原良好；

③生物相容性好；

④易于操作；

⑤可长期维持牙体的形态与功能。复合树脂材料的性能与填料 / 基质的比例密切相关，填料比例越高，性能表现越好，但流动性越低。

（2）聚合收缩：聚合收缩指复合树脂在聚合过程中，由于单体分子互相移动形成长链导致的材料体积缩小。聚合收缩是导致复合树脂修复失败的主要原因。影响复合树脂聚合收缩的因素主要包括复合树脂的成分、窝洞形态和临床操作等。

（3）洞形因素：洞形因素即 C 因素，是指充填窝洞的树脂产生黏结的面与未黏结的面之比。比例越高，聚合收缩应力越大。临床上常采用分层充填和分层固化的方法减少聚合收缩应力。

4. 材料种类

（1）根据填料的粒度不同划分：可分为传统型复合树脂、超微填料型复合树脂、混合型复合树脂及纳米填料型复合树脂。

纳米填料型复合树脂是 2000 年后出现的新型复合树脂，纳米填料一般由单分散纳米粒子和纳米粒子团簇构成，前者为 5 ～ 75nm，后者为 0.6 ～ 1.4μm。纳米填料型复合树脂具有很高的填料比例，物理机械性能优秀，有逐渐取代混合型复合树脂的趋势。

（2）根据填料 / 基质比例和操作性能划分：可分为通用型树脂、流动型树脂及可压型树脂。

（3）根据固化方式划分：可分为光固化复合树脂、化学固化复合树脂及双重固化复合树脂。

（二）玻璃离子体

1. 适应证

（1）根面龋的修复。

（2）后牙邻面洞等不承担咀嚼力的缺损。

（3）无须考虑美观因素的Ⅲ类洞、Ⅳ类洞及乳牙的缺损修复。

2. 组成

通常由粉剂和液剂构成，20 世纪 90 年代中期出现树脂改良型玻璃离子体，后又出现金属加强型玻璃离子体。

3. 固化反应

玻璃离子体主要通过酸碱反应固化。在酸碱反应中，多种金属离子从硅酸铝玻璃中释放出来，在玻璃颗粒周围形成硅凝胶层。氟离子则通过离子交换，从固化的玻璃离子体中缓慢释放入口腔环境中。

4. 性能

玻璃离子体具有较好的黏结性、生物相容性、释氟性和耐溶解性，但其物理机械性能较差、弹性模量较低、脆性大、抗张和抗压强度均小于复合树脂，美观性亦不及复合树脂。

5. 分类和应用

玻璃离子体按组成成分不同分为传统型和改良型；按固化机制不同分为化学固化型和光固化型。尽管玻璃离子体能够与牙体硬组织形成化学黏结力，但其黏结强度低于树脂修复系统。因此，玻璃离子体一般只有在树脂修复系统难以发挥作用的情况下才具有优势。

（三）复合体

1. 适应证

（1）牙颈部缺损，包括根面龋和非龋性颈部缺损，如楔状缺损。

（2）Ⅲ类洞。

（3）乳牙修复。

（4）暂时性Ⅰ类和Ⅱ类洞修复。

（5）与复合树脂联合应用于“三明治”修复技术。

2. 组成

复合体在组成上与复合树脂相似，主要由树脂基质、无机填料和引发体系等组成。另外，复合体中还加入了带有 2 个羧基基团的二甲基丙烯酸酯单体，这是一种酸性亲水性功能性单体，其羧基可被多价金属阳离子所交联。因此，复合体又被称为聚酸改性复合树脂。

3. 固化

复合体的固化过程分 2 个阶段。初期，材料首先通过自由基引发二甲基丙烯酸酯上的双键交联。随后，材料在口腔环境中缓慢吸收水分，引发功能单体酸性基团与玻璃填料之间的酸碱反应。交联分子上的羧基与水反应解离出羧酸根，同时玻璃粉释放出 Ca^{2+}，Al^{3+}、F^- 等离子，Ca^{2+}、Al^{3+} 与羧酸根通过离子键、配位键结合使交联分子交联固化，而 F^- 从材料中缓慢释放出来。

4. 性能

复合体的黏结性低于玻璃离子体，不能与牙体组织直接黏结，需与黏结剂联合应用。另外，复合体的释氟量较玻璃离子体少。

复合体的力学性能介于复合树脂与玻璃离子体之间。由于复合体填料粒度较大，其抛光后的光洁度不如混合型复合树脂。另外，由于复合体吸水性较大，吸水后的体积膨胀可部分抵消材料聚合引起的体积收缩，这使得复合体的边缘密合性优于复合树脂。复合体的颜色稳定性和抗边缘着色能力较复合树脂差。

三、复合树脂直接修复术

（一）适应证

复合树脂修复适用于临床上大部分牙体缺损，其广义适应证包括：

（1）Ⅰ－Ⅳ类窝洞的修复；

（2）冠底部、核的构建；

（3）窝沟封闭或预防性扩展修复；

（4）美容性修复，如树脂贴面、牙体外形修整、关闭牙间隙等；

（5）间接修复体的黏结；

（6）暂时性修复体；

（7）牙周夹板。

（二）禁忌证

应用复合树脂修复的禁忌证与隔离、咬合等因素有关，包括：

（1）无法进行有效隔离患牙；

（2）当修复体须承担全部咬合时；

（3）重度磨损或夜磨牙症患者；

（4）缺损延伸至根面；

（三）准备过程

1. 局部麻醉和手术区的清洁。

2. 色度选择

（1）色彩：色彩包括色相、明度和彩度 3 个要素。色相是颜色的基本样貌，是颜色彼此间区别的最基本特征；明度是各种颜色由明到暗的变化程度，决定于物体表面对光的反射率；彩度指颜色的鲜艳程度。

（2）比色方法：包括视觉直观比色法、分光光度计法、色度测量以及数字图像分析法等。临床上一般采用视觉直观比色法，医师或助手利用比色板直接进行比色。

（3）临床操作：比色要在自然光下进行，手术灯保持关闭并减少各种环境因素对比色造成的影响。比色前须清洁患牙及邻牙表面以减少色素对比色的影响。比色须在橡皮障隔离前进行，牙体应保持自然湿润状态。患者选择合适的体位平躺于椅位，医师位于患者头部 12 时方向，目光与牙面成 45°，比色时应快速进行，切忌长时间观察牙或比色板，避免产生视觉疲劳。比色时，先确定色系，再确定彩度和明度。

3. 手术区的隔离

（1）橡皮障隔离的优点：

①保持手术区清洁及干燥，防止唾液污染；

②保持口腔呈开口状，隔离牙龈、舌、唇和颊等组织，以利临床操作；

③防止操作过程对患者口腔可能造成的伤害。

当进行牙体修复时，橡皮障至少应隔离、暴露 3 个以上的牙。手术区为前牙舌面时，隔离范围为第一前磨牙到第二前磨牙；手术区为尖牙时，隔离范围为第一磨牙到对侧侧切牙；手术区为前磨牙时，隔离范围应由同侧远中 2 个邻牙，至对侧侧切牙；手术区为磨牙时，隔离范围应由同侧尽可能远，至对侧侧切牙。

（1）棉卷隔湿：下列情况不宜使用橡皮障时方可使用棉卷隔湿。

①未完全萌出的年轻恒牙；

②某些第三磨牙；

③某些严重错位牙；

④哮喘患者常有鼻呼吸困难，无法耐受橡皮障。

此种情况下，棉卷是替代橡皮障隔离的有效办法。

（3）楔子：橡皮障隔离后，对于邻面窝洞累及邻面接触区或向龈方延伸的患牙，须在牙体预备前在龈外展隙插入楔子。其作用包括：

①推开与邻牙间的牙龈组织；

②避免牙体预备时损伤橡皮障或牙龈组织；

③将牙轻微分开，以避免充填后的牙间隙；

④排龈线，适用于缺损延伸至龈缘或龈下的情况。

（四）牙体预备与牙髓保护

1. 预备要求

（1）去尽龋坏组织、有缺陷组织或材料以及脆弱的牙体结构。

（2）根面窝洞的洞缘角为10°，其他部位的釉质洞缘角应大于90°。

与银汞合金相比，采用复合树脂修复时的牙体预备外形较保守、轴壁和髓壁的深度根据病损深度而定，需要预备釉质斜面。另外，可使用金刚砂钻预备，增加洞壁的粗糙程度。

2. 窝洞类型

（1）传统型预备：适用于位于根面的缺损及中到大范围的Ⅰ类和Ⅱ类洞。

（2）斜面型预备：适用于替换原有传统型银汞合金修复体的病例。斜面型与传统型相比具有以下优点：

①增加了酸蚀和黏结面积；

②减少微渗漏；

③洞缘斜面使树脂牙体交界区域更加美观。

（3）改良型预备：改良型窝洞无须特殊的洞壁构型或特定的窝洞深度，窝洞范围及深度由病损范围及深度决定。改良型窝洞的适应证包括较小的龋损或釉质缺陷。当用于较大龋损时，须预备辅助固位结构，如较宽的斜面、固位沟等。

3. 牙髓保护

如若腐质去净且牙体预备后近髓（剩余牙本质厚度＜1mm），则需要使用氢氧化钙衬洞，以玻璃离子体垫底。

（五）放置成形片

1. 作用

（1）利于材料填充。

（2）利于恢复邻面接触。

（3）减少材料用量从而减少修整时间。

（4）利于隔离窝洞，强化黏结效果。

2. 种类

（1）透明聚酯成形片适用于前牙邻面修复。

（2）片段式金属成形片适用于后牙邻面修复。

（3）圈形成形片系统适用于多牙面修复。

3. 楔子的用途

（1）固定成形片。

（2）将患牙与邻牙稍微分离，以补偿成形片厚度。

（3）避免充填物在龈缘形成悬突。

（六）黏结

1. 酸蚀 – 冲洗黏结技术

（1）酸蚀：针对不同部位可选用一次酸蚀或二次酸蚀法。一次酸蚀法适用于只涉及釉质或釉质缺损面积较大的修复，如前牙Ⅳ类洞、树脂贴面修复酸蚀30s。二次酸蚀法适用于同时涉及釉质和牙质的窝洞，先酸蚀釉质洞缘 15s，再酸蚀牙本质 15s。

（2）涂布预处理剂及黏结树脂。

2. 自酸蚀黏结技术

（1）二步自酸蚀技术：先涂布自酸蚀预处理剂，后涂布黏结树脂，轻吹，光固化。

（2）一步自酸蚀技术：直接在窝洞内涂布自酸蚀黏结剂，轻吹，光固化。

（3）预酸蚀加自酸蚀黏结技术：先用磷酸酸蚀洞缘釉质部分 20s，冲洗、吹干，再涂自酸蚀黏结剂，轻吹，固化。

（七）复合树脂的充填

1. 充填原则

控制厚度、分层充填、分层固化。

2. 输送方法

手用器械法、注射法。

3. 充填技术

（1）整块填充：又称一次性填充，适用于深度小于 2mm 的窝洞。

（2）逐层填充：包括水平逐层填充和斜向逐层填充。前者适用于前牙唇面充填和后牙窝洞髓壁的首层充填，后者适用于后牙的窝洞充填。

4. 复合树脂的厚度对光照固化有明显影响

第 1 层树脂的厚度应小于 1mm，以后每层树脂的厚度不宜超过 2mm。

（八）复合树脂的固化

1. 光固化灯

利用发光二极管阵列芯片的光源进行固化的 LED 灯，是目前主流的光固化装置。另外，还有石英钨卤素灯。

2. 固化方法

固化时，引导头应尽可能接近材料表面，每次光照 20s。

（九）修复体的修形和抛光

1. 目的

（1）获得较理想的修复体外形和光滑表面。

（2）达到牙和修复体边缘的自然过渡。

（3）避免菌斑聚集、减少边缘区域和表面的着色。

（4）改善口腔咀嚼功能，减少修复体对对殆牙、邻牙的磨损。

2. 影响因素

（1）修复材料的结构与机械性能。

（2）修形、抛光器械与修复材料间硬度的差异。

（3）器械摩擦颗粒的硬度、大小、形状及物理性能。

（4）操作时的速度和压力。

（5）润滑剂。

3. 器械

（1）摩擦材料：包括氧化铝、碳化硅、金刚砂等。

（2）修形器械：包括手用器械、金刚砂钻、修形抛光碟、修形抛光条等。

（3）抛光器械：包括抛光杯、抛光碟、抛光刷等。

4. 注意事项

充填后应选择适宜的修行和抛光器械，由粗到细进行，避免损伤牙体及龈缘。

四、前牙复合树脂直接修复

（一）适应证

（1）Ⅲ、Ⅳ类缺损。

（2）前牙的Ⅴ类缺损。

（3）前牙区的着色牙。

（4）形状异常的前牙。

（5）关闭牙间隙。

（二）禁忌证

（1）患牙无法进行有效隔湿。

（2）缺损延伸至根面。

（三）Ⅲ类洞直接修复的临床技术

1. 准备过程

（1）咬合检查。

（2）比色。

（3）上橡皮障。

（4）如缺损累及全部邻面接触区，可预先放置楔子。

2. Ⅲ类洞的预备

Ⅲ类洞属前牙邻面窝洞，优先选择由舌侧进入。

（1）传统型预备：仅适合于累及前牙邻面、根面的修复，特别是病损局限于根面时。

（2）斜面型预备，适用于：

①替换前牙邻面已有银汞合金修复体或其他修复体；

②邻面龋损较大须增加固位形及抗力形时。

（3）改良型预备：适用于邻面中小范围的病损。预备尽量保守，无须预备特殊外形、深度、洞壁或辅助固位。

3. Ⅲ类洞的修复

（1）上成形片：使用易弯曲的透明聚酯成形片。

（2）黏结：可选用酸蚀－冲洗或自酸蚀黏结系统，也可联合使用。

（3）复合树脂充填、固化。

4. 修形和抛光

应消除悬突及多余材料，修整唇面，抛光唇、舌外展隙、唇舌面及邻面。

5. 咬合检查

牙周患者的咬合关系检查主要包括：①正中咬合及正中关系咬合、咬合类型、上下前牙中线的一致、覆骀及覆盖、反咬合、对刃咬合及锁；②牙齿拥挤、倾斜、移位及局部咬合紊乱；③早接触及咬合干扰（occlusal interference）包括前伸时后牙有接触和侧方咬合时非工作侧有接触等；④医生将示指放在患者上颌牙的颊面，令患者做咬合动作时，牙齿有震颤，又称功能性牙齿动度。

（四）Ⅳ类洞直接修复的临床技术

1. 准备过程

同Ⅲ类洞。

2. Ⅳ类洞的预备

（1）斜面型预备：适用于较大的前牙邻面Ⅳ类洞。

（2）改良型预备：适用于小的或中等大小的Ⅳ类洞。

3. Ⅳ类洞的修复

（1）直接导板修复技术：在不涂布黏结剂的预备牙体上先堆塑树脂，获得满意外形后光照固化，然后在腭侧取硅橡胶印模作为导板。

（2）间接导板修复技术：牙体预备后取模、灌模，在石膏模上用蜡修复缺损，获得满意外形后取硅橡胶阴模作为腭侧导板。

（3）复合树脂分层修复技术：以牙本质色复合树脂修复牙本质部位缺损，以釉质色复合树脂修复釉质部位缺损，以透明复合树脂修复前牙切缘部位，适用于对前牙美观要求高的患者。

4. 修形和抛光。

5. 咬合检查。

（五）Ⅴ类洞直接修复的临床技术

1. 准备过程

注意预备之前需要进行比色和患牙隔湿。

2. 材料的选择

由于前牙、前磨牙的颊面修复对美观要求较高，医师可用复合树脂作为修复材料。对龋活跃性强的患者，尤其是累及根面龋损，可使用玻璃离子体进行修复。老年人由于增龄性改变出现口腔唾液分泌减少、牙龈萎缩、牙根暴露、根面龋和非龋性颈部缺损等，应首选玻璃离子体材料。

3. 牙体预备

（1）改良型预备：适用于小到中等的、完全位于釉质内的Ⅴ类洞缺损。

（2）斜面型预备：适用于替换已有Ⅴ类洞银汞合金修复体或面积较大的根面龋损，在传统型预备的基础上须于釉质洞缘预备斜面。

（3）传统型预备：仅适用于当龋损或缺损完全位于根面而未累及釉质的Ⅴ类洞，洞缘应成直角，轴壁深度约 0.75mm 且呈一定弧度。

4. Ⅴ类洞的复合树脂修复

（1）黏结，可采用酸蚀 – 冲洗黏结系统或自酸蚀黏结系统。

（2）充填和固化，应用分层充填及固化。

（3）修形和抛光。

5. Ⅴ类洞的玻璃离子体修复

由于良好的临床操作性和释氟性，适用于老年患者和龋活跃性较强的根面龋。

五、后牙复合树脂直接修复

（一）适应证

（1）小到中等大小的缺损。
（2）绝大部分的前磨牙和第一磨牙。
（3）咬合接触区域不全位于缺损处。
（4）咬合接触不紧。
（5）患牙能被有效隔湿。
（6）可作为冠修复的基础部分。
（7）意向性修复。

（二）禁忌证

（1）术区不能被有效隔离。
（2）全口咬合过紧。
（3）全部咬合接触区域位于缺损处。
（4）延伸到根面的修复体。
（5）对树脂材料过敏者。

（三）Ⅰ类洞直接修复的临床技术

1. 准备过程

注意检查患牙咬合情况。

2. 牙体预备

对于小到中等的缺损，可采用改良型预备，无须预备典型的抗力形；当缺损较大或修复体须承受较大咬合力时，预备时需要采用传统型或斜面型以增加抗折性。

3. 黏结

可采用酸蚀－冲洗或自酸蚀技术，使用时应参照说明。

4. 树脂填充和固化

采用分层充填和分层固化的方法，减少材料的聚合收缩。第 1 层的充填厚度应控制在 1mm，光照固化 20 ~ 40s，以后每层充填厚度为 1 ~ 2mm。

5. 其他

修形和抛光。

（四）Ⅱ类洞直接修复的临床技术

1. 牙体预备

预备前同样须注意患牙的咬合情况。与传统银汞合金修复的牙体预备比较，Ⅱ类洞黏结修复有以下不同：

（1）窝洞较浅；

（2）窝洞外形较窄；

（3）窝洞线角圆滑；

（4）无须预防性扩展。

2. 成形片放置

应首选片段式金属成形片系统。如果Ⅱ类洞为近远中邻面洞，也可使用 Tofflemire 圈形金属成形片系统。

3. 黏结

应按照所选用黏结剂的使用指南使用。

4. 树脂填充和固化

采用分层斜向填充、分层光照固化以控制复合树脂的聚合收缩。

5. 修形和抛光

（五）Ⅱ类洞玻璃离子体加复合树脂三明治修复技术

1. 适应证

位于根面部分的Ⅱ类洞。

2. 利用玻璃离子体封闭龈壁的优点

包括：

（1）玻璃离子体能直接与牙本质和复合树脂黏结，可更好地贴合无釉质结构的龈壁，有效封闭颈部边缘；

（2）能够释放氟离子以预防继发龋的产生；

（3）具有与牙本质接近的弹性模量进而缓冲由复合树脂聚合产生的收缩

应力。

（六）后牙接修复失败的原因

依据 Ryge 提出的评价标准（解剖外形、边缘完整性、边缘着色、继发龋、颜色匹配、表面光滑以及牙髓活力等），后牙复合树脂修复失败最常见的原因包括：

（1）继发龋；

（2）修复体折裂；

（3）边缘缺陷；

（4）磨损；

（5）术后敏感。

其中，继发龋的形成在于修复体与洞壁之间的微渗漏，渗漏形成的原因包括未有效隔湿，充填时聚合收缩过大导致黏结界面形成间隙等。修复体折裂的主要原因包括适应证选择不当、修形时未能有效地消除咬合力集中点等。因此，在治疗前与充填后，应仔细检查患者咬合情况，尤其是患牙与对𬌗牙的咬合关系。

第五节　深龋与根面龋处理

一、深龋处理

（一）治疗原则

1. 停止龋病发展，促进牙髓的防御性反应

去净龋坏组织，消除感染源是终止龋病发展的关键步骤。原则上应去净龋坏组织，尽量不穿通牙髓。

2. 保护牙髓

术中必须保护牙髓，减少对牙髓的刺激。

3. 正确判断牙髓状况

正确判断牙髓状况是深龋治疗成功的基础。要对牙髓状况做出正确判断，才能制订出正确的治疗方案。

影响牙髓反应的因素有很多，不仅与牙本质厚度和病变进程有关，还与细菌种类和数量及致病性、牙本质钙化程度、牙髓细胞和微循环状况、患者年龄等因素有关。临床上可通过询问病史，了解患牙有无自发痛、激发痛、刺激去除后有无延缓痛。结合临床检查，包括视诊、探诊、叩诊等，必要时做牙髓温度测试、电活力测试及 X 线检查。

（二）治疗方法

1. 垫底充填

（1）适应证：适用于无自发痛、激发痛不严重、刺激去除后无延缓痛、能去净龋坏牙本质的牙髓基本正常的患牙。

（2）窝洞预备要点：

①开扩洞口，去除洞缘的无基釉和龋坏组织，暴露龋损；

②用挖器或球钻仔细去除深层龋坏组织；

③侧壁磨平直，不平的洞底可用垫底材料垫平；如需做倒凹固位形，应在垫底后做；

④若患牙承受较大咬合力，适当降低咬合，磨低脆弱的牙尖和嵴。

（3）充填治疗：

①垫底：第一层垫氧化锌丁香油酚黏固剂或氢氧化钙，如用复合树脂修复则不能使用氧化锌丁香油酚黏固剂垫底；第二层垫磷酸锌黏固剂。若用聚羧酸锌黏固剂或玻璃离子黏固剂垫底则可只垫一层。如需做倒凹，垫底后做。

②充填：用适宜的充填材料充填，恢复牙的外形和功能。

2. 安抚治疗

（1）适应证：对于无自发痛，但有明显的激发痛的深龋患者，备洞过程中极其敏感。应先做安抚治疗，待症状消除后再做进一步处理。

（2）治疗方法：

①安抚观察：清洁窝洞，放置丁香油酚棉球或抗生素小棉球，用氧化锌丁香油酚黏固剂封洞，观察 1 ～ 2 周。

②充填：复诊时，如无症状，牙髓活力正常，无叩痛，则取出棉球，做双层垫底永久充填，或做间接盖髓术。如有症状，则应进一步行牙髓治疗。

如果软化牙本质可去净，可直接用氧化锌丁香油酚黏固剂封洞观察。第二次复诊时，如无症状，牙髓活力正常。可在隔湿情况下去除部分黏固剂，留一薄层做垫底用，上面用磷酸锌黏固剂垫底，做永久充填。

3. 间接盖髓术

（1）概念：间接盖髓术（IPC）是指用具有抗炎和促进牙髓牙本质修复反应的盖髓制剂覆盖于洞底，促进软化牙本质再矿化和修复性牙本质形成，保存全部健康牙髓的方法。常用的盖髓剂有氢氧化钙制剂。

（2）适应证：用于软化牙本质不能一次去净，牙髓－牙本质反应能力下降，无明显主观症状的深龋患牙。

（3）治疗方法：因慢性龋和急性龋细菌侵入深度不同，故在治疗方法上不尽相同。

二、根面龋处理

根面龋是指因牙龈退缩导致牙根表面暴露而引起牙根发生的龋病。一旦牙周组织萎缩、牙根面暴露，则为患根面龋提供了可能性。

（一）临床特点

1. 好发部位

常发生在牙龈退缩的牙骨质面，也可由楔状缺损继发而来。

2. 临床特征

早期，牙骨质表层下无机物脱矿，有机物分解，牙骨质结构和完整性遭到破坏，龋病进展缓慢、病变较浅，呈浅棕色或褐色边界不清晰的浅碟状。龋损进一步发展，沿颈缘根面呈环形扩散；病变发展时，向根尖方向发展，一般不向冠方发展侵入釉质；严重者破坏牙本质深层，在咬合压力下可使牙折断。

根面龋多为浅而广的龋损，早期深度为 0.5 ～ 1mm 时不影响牙髓，疼痛反应轻，患者可无自觉症状。病变加深，接近牙髓时，患者对酸、甜、冷、热刺激产生激发痛。

（二）治疗原则

可采用非手术治疗和充填治疗两种方法。

1. 非手术治疗

（1）适应证：

①根龋的深度限于牙骨质或牙本质浅层，呈平坦而浅的龋洞；

②龋坏部位易于清洁或自洁；

③龋洞洞壁质地较硬，颜色较深，呈慢性或静止状态时。

（2）治疗方法：先用器械去除菌斑及软垢，再用砂石尖磨光后用药物处理患处。

注意不要选择硝酸银药物，因为该药对口腔软组织有较强的腐蚀性并使牙变黑。

2. 充填治疗

根面龋治疗原则与龋病治疗原则相同，但应注意以下几点。

（1）去除龋坏组织，消除细菌感染：根部牙骨质和牙本质均较薄，去净龋坏组织消除细菌感染，保护牙髓更为重要。使用慢速球钻沿洞壁轻轻地、间断地钻磨，并用冷水装置，避免产热，避免对牙髓造成激惹；也可使用挖器去除软化牙本质。

（2）制备洞形：重点在制备固位形。

当龋病沿根面环形发展形成环状龋时，去除龋坏组织充填修复后，应做全冠修复。如果根面组织破坏较多，此时虽无明显的牙髓炎症状，也应做根管治疗，利用根管桩、钉插入根管，充填修复后增加牙体的抗力。

根面龋发展至龈下，牙龈组织会有不同程度的炎症。为改善牙龈组织的炎症，可先用器械或刮匙做根面洁治和刮治，并去除龋坏区软化牙本质，清洗干燥根面后用氧化锌丁香油黏固粉封闭，1 周后再进行下一步的治疗。

（3）窝洞消毒和垫底：

①消毒药物：75% 乙醇，木馏油，25% 麝香草酚液。选用牙色材料充填时应用 75% 乙醇消毒。

②垫底：若选用对牙髓无刺激的充填材料如玻璃离子体黏固剂，可不垫底。用复合树脂充填时，垫底材料可选择氢氧化钙。

（4）窝洞充填：

①严密隔湿；

②使用银汞合金充填材料时，要注意层层压紧，以免造成微渗漏。双面洞时应使用成形片或楔子，以保证材料与根部贴合，避免悬突。

第三章

儿童口腔牙髓病的诊断与治疗

虽然口腔学界对口腔预防非常重视，乳牙和年轻恒牙的早失仍不断发生。由于尚无法消除龋病和牙外伤，保存乳牙和年轻恒牙的技术仍是口腔科学中不可或缺的内容。本章主要讨论保存牙髓受损的乳牙和年轻恒牙的内容。

儿童牙科学的主要目的之一是保持牙弓间隙，乳牙早失会造成牙弓长度异常，导致恒牙近中移位并最终发生错
殆，故应尽可能地将牙髓受损的牙齿保存在牙弓中，并使之健康地行使功能。

保存乳牙的其他目的是增进美观和咀嚼功能，防止不正常舌习惯，增进语音功能，预防因缺牙引起的心理问题等。3 岁前的上切牙早失能够造成持续多年的发音缺陷。

年轻恒牙丧失活力能够造成特别的后果。由于牙髓对牙本质的形成不可或缺，如果在牙根未达到应有的长度之前发生牙髓坏死，患牙的冠 / 根比就会不正常。若根内牙本质生长发育完成之前发生牙髓坏死，患牙的牙根就会比较薄弱，创伤时容易出现根折。这种牙齿还会给根管治疗造成特别大的困难，现有的根管治疗技术难以完全封闭这种粗短的根管，为保存这种未发育完全的牙髓坏死的年轻恒牙，常须另外实施根尖诱导成形术或根尖切除术，这类牙齿的长期预后比发育完成牙差。

第一节　乳牙的牙髓－牙本质复合体

一、组织学

乳牙牙髓在组织学上与恒牙相似。成牙本质细胞传统上指那些排列在髓腔外周、胞质突伸入牙本质小管中的细胞，这类细胞有数个交界面，有利于细胞间的信息传导及维持细胞间的相对位置。无细胞区紧靠成牙本质细胞层，为富含无髓鞘神经和毛细血管的血管神经丛组织。牙髓的核心含有较大的血管和神经，周围是疏松结缔组织。在成牙本质活跃的情况下，这种描述是正确的，但现在认为，成牙本质细胞的大小和胞质中细胞器内含髓细胞周期的不同阶段有所变化，并与其功能活动紧密相关。成牙本质细胞的大小和分泌活动之间的关系可通过冠部和根部成牙本质细胞大小的差异得以显示，另外，这两个部位的成牙本质率可能有所不同。

成牙本质细胞是高度分化的细胞，能够形成牙本质，由于其胞质突伸入到牙本质小管中，因而成为牙髓－牙本质复合体的主要成分。在复合体因病变或磨损受到损伤，或受到牙体预备的影响时，复合体就会做出防御性反应。

有关牙齿发育中分子及细胞水平变化的认识进展及其在组织修复时的类似改变有助于我们对各种牙髓治疗方法的生物学效能做出合理的评价。为此我们将简明介绍在牙齿发育期、一生的不同阶段、受到损伤等不同情况下牙本质的生成状况。

二、健康状况下牙本质的生成

内釉上皮及与之相关的基膜对引导造牙本质细胞的细胞分化起重要作用。它们合成的包括生长因子在内的生物活性分子固着在基膜上，将信号传导给牙乳头细胞，诱导其分化。

在有丝分裂期后状态下，成牙本质细胞沿成长基质面排列并开始分泌初级牙本质。在牙本质生成的初始阶段，外层牙本质形成过程中通过基质小泡的介导发生矿化。在外层牙本质形成且牙本质细胞构成一排列紧密的细胞层的情况下，由成牙本质细胞单独产生牙本质基质。牙髓中的其他细胞虽然也支持牙本质的生成，但不直接参与分泌初级牙本质。随着基质的分泌，成牙本质细胞向牙髓内退移，只留下单一的胞质突被包埋在基质中的牙本质小管内。这些小管使牙本质具有可渗透性的特质，其密度在靠近牙髓的部位增大，这种特点具有重要的临床意义。

原发牙本质主体分泌形成后，牙齿还会以非常缓慢的速率终身分泌生理性继发牙本质，使髓腔不断缩小。参与原发牙本质生成的原始有丝分裂期后成牙本质细胞在未受损伤的情况下能够存活终身。这些细胞在原发牙本质生成后处于休眠状态，生理性继发牙本质的形成代表了休眠期细胞活动的基础水平。

三、损伤后的成牙本质反应

牙齿受损伤后，牙髓－牙本质复合体的反应是形成新的硬组织，主要为三期牙本质，以增加牙髓与损伤部位之间的距离；有时反应为降低牙本质的渗透性（硬化牙本质）。

三期牙本质的性状和质量取决于其管状结构，并影响到该区域内牙本质的渗透性。因此，在受到中等程度的损伤时，那些产生原发性牙本质的成牙本质细胞通常能够得以存活，并对刺激做出反应，在受损部位的下方分泌反应性牙本质。由于分泌基质的细胞是原始成牙本质细胞，因而反应性牙本质中的小管与原发牙本质小管是连续的，与原发牙本质基质之间的交通仍存。反应性牙本质可以视作生理性成牙本质的延续。然而，由于它是一种对损伤的病理性反应，应把它与原发的和继发的牙本质生成区别开来。

当损伤严重时，虽然损伤部位下的成牙本质细胞可能坏死，但如果牙髓状况适宜，牙髓细胞可能会分化形成新一代的类成牙本质细胞，分泌修复性牙本质基质。

由于这种牙本质是由新一代的细胞形成，其牙本质小管是不连续的，相应的牙本质渗透性也将降低。

由此引发的一个重要问题是：“哪些因素启动了成牙本质活性？”虽然在分子水平上调控细胞活性的一般机制和控制成牙本质细胞活性的特殊机制尚不明确，

但有报道显示生长因子家族中的转化生长因子超族（TGF-β）对很多结缔组织中的间叶细胞产生很大的影响。

在牙齿发育过程中，成牙本质细胞分泌 TGF-β，部分 TGF-β 被封闭在牙本质基质中。这些 TGF-β 可能在诸如龋坏、酸蚀等导致组织分解的过程中被释放出来。因此不应将牙本质基质视作没有活性的牙体硬组织，而是储存了诸多生物活性分子（特别是生长因子）的组织，只要组织状况适宜，这些因子就会被释放出来。

相比反应性牙本质，修复性牙本质生成是更为复杂的生物学过程。在基质形成前，一定要有牙髓前体细胞的分化和迁移，形成新一代的类成牙本质细胞。牙髓结缔组织中将会发生一系列典型的创伤－愈合反应，包括血管和细胞的炎性反应。

有关修复性牙本质生成的体内体外研究表明，无炎症牙髓能够为潜能牙髓细胞（潜能前成牙本质细胞）分化成类成牙本质细胞、进而形成修复性牙本质提供适宜的环境。

四、对龋损的反应

当龋损从牙釉质发展至牙本质时，牙本质小管内和小管间等同地发生矿化（小管内和小管间牙本质），形成硬化牙本质，同时分泌反应性三期牙本质。由于硬化牙本质的矿化程度较高，其 X 线阻射性增大，可在 X 线片上辨别出来。

三期牙本质的质和量取决于龋损的深度及进展速度。龋损进展越快，反应性牙本质的质量越差，结构越不规则。另外，如果有害刺激过于强烈，成牙本质细胞的胞质突会发生变性，形成“死管”。

当龋损的进展速度快于反应性牙本质的生成速度时，就会发生牙髓血管扩张和炎细胞浸润，在受损牙本质小管下方尤其严重（过渡期）。如果此时龋损未得到治疗，牙髓将最终完全暴露，出现急性炎性细胞浸润，且慢性牙髓炎转为急性。暴露区下方可形成小脓肿，各种慢性炎性细胞会出现在远离受损中心区的部位。部分牙髓可能保持正常（慢性局部牙髓炎急性发作），随着暴露的扩大，牙髓可能发生部分坏死，有时会发展成全部坏死。

引流是否通畅是决定发生部分或全部坏死的因素。如果牙髓开放，引流就会比较通畅，根部牙髓组织可保持不受感染或处于慢性炎症状态。如果引流通道被食物或修复体阻塞，整个牙髓就可能坏死。

五、对牙体预备的反应

在牙体预备的操作过程中（备洞和冠预备），影响牙体牙髓复合体的主要因素包括磨切牙本质本身、磨切产热和组织干燥。在磨切未发生病变的牙本质时，如备洞时的预防性延展及冠预备等情况，未受反应性牙本质保护的牙本质小管被切削。此时的组织反应与发生龋坏时类似：管内及管间发生矿化，形成硬化牙本质，然后是三期牙本质形成。三期牙本质的形成量及规整度与窝洞预备的深度相关。随着窝洞的加深，当余留的牙本质厚度不足 0.5mm 时，反应性牙本质的规整度和质量都受到损害，成牙本质细胞突受损可致“死管”。从组织学上看，磨切牙本质造成的影响是形成了一条钙化创伤带，阻断了继发性牙本质与三期牙本质的并列关系。

牙髓对预备操作的反应或弱或强，与采用的技术相关。当操作轻柔时，牙髓反应也较温和，只产生一些液体聚集导致的成牙本质细胞层的轻微改变。当反应强烈时，成牙本质细胞核可被吸入牙本质小管内，还会发生出血和感染，有时导致细胞坏死。轻柔的技术是指使用适宜的冷却手段和尽可能小的压力。若制备窝洞时不用水冷却，钻头产生的热量能够造成不可逆的牙髓病变。施压也会加重牙髓损伤。长时间对牙面喷气也会损伤牙髓。因此，为了防止产热和对牙髓造成损害，须采取以下措施：

①在不违反窝洞制备原则的情况下，制备的窝洞应尽量浅些；

②使用小的锋利钻头；

③适宜冷却的同时减小压力；

④尽量避免用气枪过度干燥牙本质。

第二节　乳牙和恒牙的形态学差异

只有彻底掌握乳牙的牙髓形态、牙根的形成过程及与乳牙根吸收相关的专门知识，才能对乳牙列实施成功的治疗。在本章节的后一部分将讨论乳恒牙牙髓的形态差异，牙根形成，乳牙根吸等内容。

一、根据 Finn 和 Ash 的学说，乳恒牙之间存在 12 项基本区别

（1）乳牙在所有的径向上都小于相对应的恒牙。

（2）乳牙冠的近远中径宽度与牙冠长度之比大于恒牙冠。

（3）与牙冠的长度和宽度相比，乳牙根较恒牙根更窄更长。

（4）乳前牙唇舌侧颈 1/3 较恒牙更突出。

（5）乳牙较恒牙在釉牙本质界（DEJ）处显著收缩。

（6）乳磨牙颊舌面的咬合聚合度大，使其咬合面的颊舌向宽度较颈部明显缩窄。

（7）乳磨牙牙根比恒磨牙牙根相对更细长。

（8）乳磨牙牙根在颈部外展，根尖部外展度更大，其程度大于恒磨牙。

（9）乳牙的牙釉质层比恒牙薄 1mm 左右，其厚度较一致。

（10）乳牙髓室和釉质之间的牙本质厚度比恒牙薄。

（11）乳牙的髓腔较恒牙相对大一些。

（12）乳磨牙的髓角，特别是近中髓角较恒磨牙高。

二、牙根形成

根据 Orban 的学说，釉质和牙本质生长到未来的釉牙骨质界后，牙根开始发育。上皮型牙器官形成（赫特维希）上皮根鞘，上皮根鞘启动牙根的形成并决定牙根的形态。上皮根鞘形成一个或多个上皮管（依赖牙根的数目，一个牙根一个

上皮管）。在形成牙根的过程中，所有牙根的根尖孔都有以上皮隔为界的宽大开口。牙本质壁朝根尖方向分叉，牙髓管道呈宽大开放的管状结构。此时一个牙根包含一个管腔，管腔的数目与牙根的数目相同。牙根长度确定后，上皮根鞘消失，但牙本质继续在牙根内部沉积。

随着牙本质不断地生成沉积，出现了像下颌磨牙近中根那样的一个牙根分化出多个根管的现象。牙本质沉积使得根管壁之间的管峡不断缩窄，逐渐在根管内形成牙本质岛，最终在牙根内隔离出多个根管。在此过程中，根管之间通过管峡及后来的鳍片状间隔等相互连接交通。

随着生长的延续，根管腔由于牙本质的不断沉积而缩窄，牙髓得以压缩。其后，更多的牙本质牙骨质沉积封闭了牙齿的根尖部，根管腔汇聚在根尖部，成为发育完成的牙齿。

牙根长度在牙齿萌出 1 ～ 4 年后才能完全形成。由于乳牙根的长度较短，其牙根发育完成的时间短于恒牙根。

乳牙根 / 冠长度比大于相应恒牙。乳牙牙根较恒牙根窄。乳磨牙分叉角度大于恒牙，这一结构特点为乳牙下方的恒前磨牙冠部发育提供了较大的空间。

乳牙具有一种独特的性质，即在牙根长度刚刚发育完成后不久就开始发生牙根吸收。此时的根管形态与牙根解剖外形大致相似。不过，牙根吸收及根管系统内部的额外牙本质沉积过程会显著影响乳牙根管的数目、大小和形状。

值得关注的是，乳牙和恒牙根管内的大多数改变发生在颊舌向平面上，而牙片通常只能显示近远中向而无法显示颊舌向的状况，所以，当观察牙片时，往往发现不了这些变化。

三、乳前牙

乳前牙根管的形态与牙根的形态相似。恒牙胚位于乳前牙根下舌侧。由于恒牙胚的位置，乳切牙和尖牙的根吸收起始于舌侧根尖 1/3 处。

（一）上颌切牙

上颌乳中切牙、侧切牙的根管呈圆形，有时为扁圆形，通常只有一个根管而无分歧。根尖区分叉或侧副根管罕见，但确有报道。

（二）下颌切牙

下颌乳中切牙、侧切牙的牙根呈近远中扁平状，有时牙根中有凹槽，将髓腔均分成两个根管。两个根管的发生率低于 10%。有时可见侧副根管存在。

（三）上下颌尖牙

上下颌尖牙的根管形态与牙根外形相似，为一底部朝向颊侧的圆三角形。有时根管腔在近远中向上缩窄。在所有乳牙根管中尖牙的根管系统最简单，一般根管治疗过程中不会发生问题。通常无根管分歧。鲜见侧副根管。

四、乳磨牙

通常乳磨牙和相应恒牙牙根的数目和位置相同。上颌磨牙有 3 个牙根：颊侧 2 个，舌侧 1 个。下颌磨牙有 2 个牙根：近中和远中根。与牙冠的长度相比，乳磨牙牙根显得细长，其分叉有利于恒压胚的发育生长。

在乳磨牙牙根长度发育完成时，每个牙根内只有一个根管。根管内部牙本质的不断沉积将牙根分隔成两个或多个根管。在此过程中，根管之间通过管峡及鳍片状间隔等相互连接交通，并一直保持至乳牙发育完全。

有报道称乳牙中存在继发性牙本质的沉积。在牙根形成后，根管的基本形态可发生改变。继发性牙本质的沉积能够改变根管的数目和大小。这种沉积大约发生在根吸收开始之际。在发生了牙根吸收的牙齿中，形态变化更加明显。

最大的乳牙根管形态变化发生于上下颌乳磨牙的近中根。随着根尖段根管中颊舌根管间峡岛的不断变细，这种变化开始出现在根尖区。随后继发性牙本质的不断沉积，可将根管彻底分成两个或多个独立的根管。同时，许多相连的交通支和细小的侧支形成连接颊舌侧根管的联络网。

发生在近中根管的这些变化也可在远中或舌侧根管中见到，但发生率较低。侧副根管及根尖分叉在乳磨牙中较常见，发生率为 10% ~ 20%。

在乳磨牙中，根吸收起始于靠近根间隔的牙根内侧面。吸收对乳牙牙根形态及牙根充填的影响将在本章的后一部分进行讨论。

（一）上颌第一乳磨牙

上颌第一乳磨牙有 2 ～ 4 个根管，根管的形态与牙根的外形大致相似但有多种变化。腭根通常是圆形的；一般比两个颊根长。约 75% 的近颊根分隔成 2 个根管。

上颌第一乳磨牙腭根与远颊根融合的发生率约为 1/3。在多数牙中，存在 2 个独立的根管，根管之间通过很窄的鳍峡样结构相连。根管间可能存在牙本质岛，有很多交通支相连。

（二）上颌第二乳磨牙

上颌第二乳磨牙通常有 2 ～ 5 个根管，形态与牙根的外形相似。近颊根通常发生分叉或有两个独立的根管。其发生率为 85% ～ 95%。

腭根和远颊根可能发生融合。融合的牙根可能有一共同的根管，或 2 个独立的根管，或 2 根管间被细峡状牙本质岛间隔，通过细小的交通侧支相互联络。

（三）下颌第一乳磨牙

下颌第一乳磨牙通常有 3 个根管，根管的形态大体与牙根的外形相似，但也可有 2 ～ 4 个根管。有报道 75% 的近中根有 2 个根管，而只有约 25% 的远中牙根有 1 个以上的根管。

（四）下颌第二乳磨牙

下颌第二乳磨牙可有 2 ～ 5 个根管，但多为 3 个根管。约 85% 的近中根有 2 个根管，只有 25% 的远中根有 1 个以上的根管。

第三节　牙髓状态的临床诊断

在开始牙齿的保存治疗前，必须先进行彻底的临床和放射检查。另外，还必须全面了解现病史及相关疾病史。

拍摄根尖片和咬翼片对诊断至关重要。同时应对软硬组织进行常规检查以发现明显的病变。

目前尚无可靠的能够准确判断炎性牙髓状态的临床诊疗工具。离开组织学检查尚不能对牙髓感染的程度做出准确的判断。诊断已暴露的儿童牙髓的健康状况比较困难，临床症状与组织病理状况之间的关联甚少。

尽管用来评估乳牙和年轻恒牙牙髓感染程度的诊断测试尚不完善，但开始治疗前仍必须进行这些测试以获得尽可能多的信息（推荐的测试方法将在本章的后一节讨论）。

一、牙齿疼痛史及其特点

了解疼痛史及其特点对于判断牙髓是否处于仍可治疗的状态非常重要。虽然有自发痛史通常意味着乳牙牙髓组织发生了广泛的变性，然而，不能根据有无疼痛来判断牙髓的状态，因为各种程度的牙髓变性（甚至完全坏死）都可以不出现疼痛。因而患儿可能患有广泛的龋损，且常常伴有破溃的龈脓肿，但无明显疼痛史。或牙齿很早就出现问题（如患奶瓶龋）等，患儿也可能没有感觉到牙齿不舒服。知道了这些局限性，医师必须能够鉴别两种主要的疼痛，即刺激痛和自发痛，因此建议阅读本书中有关刺激痛和自发痛的内容。

主诉及疼痛史是进行诊断时应重点考虑的要素，同时还须对患儿的系统性疾病病史有全面准确的了解。另外，对患系统性疾病患儿的治疗应有别于健康儿童。

二、临床检查

细致的口内外检查对发现患牙髓病的牙齿至关重要。有些症状如前庭区红肿或牙齿龋损严重并伴有破溃的脓肿等能够明确指示牙髓已发生病变，另外还须留意那些修复体缺失断裂或边缘被龋损破坏的牙齿，这些情况也意味着牙髓出现了问题。

触诊评估牙齿动度及观察对叩诊的敏感性是重要的诊断手段，尽管有时由于心理因素等影响对患儿的检测结果并不可靠。

触诊肿胀的前庭沟有波动感提示可能存在尚未破溃的急性牙槽脓肿。慢性牙槽脓肿造成的骨破坏也可通过触诊发现。

三、叩诊及动度

乳牙松动不能作为判断牙髓病变的可靠依据，因为在牙根生理性吸收的活动期，有正常牙髓的乳牙也会发生不同程度的松动。相反，存在不同程度牙髓感染的牙齿可能只有轻微的松动。

对比可疑牙对侧牙齿的动度非常有意义。如发现两者存在显著差别，则可疑牙的牙髓可能已发生感染。注意不要将乳牙自然脱落过程中出现的松动误认为病理性松动。

疼痛患牙对叩诊敏感表示牙髓感染已发展到牙周膜，是一种不可逆的病变（急性根尖周炎）。然而应注意鉴别的是，这种叩诊敏感也可能由食物嵌塞引发，而其牙髓仍处于可治疗的状态。有学者曾建议用手指而非口镜末端进行叩诊，以免对患儿造成不必要的不适刺激。

四、牙髓测试

电活力测试仪对于乳牙和年轻恒牙的意义不大，因为这类牙齿的根尖尚未发育。尽管有时电测试能够指示牙髓的活力，但无法可靠地显示牙髓感染的程度。许多儿童的健康牙齿对高阈值的电测试也无反应。另外，儿童的焦虑、恐惧、难以控制等问题也会影响测试的可靠性。

热测试检测乳牙列牙髓状态的结果一般也不可靠。

五、露髓和出血

有报道称，对于龋损造成牙髓暴露的患牙，牙髓暴露的程度、牙髓的外观及出血量是判断牙髓感染状态的重要因素。真正因龋损导致的露髓肯定伴发牙髓感染。针孔大小的龋损露髓造成的牙髓感染可从轻微到中度直至牙髓全部坏死不等。而大面积露髓会造成广泛的牙髓感染或坏死，除了牙根尚未发育完全的年轻恒牙，一般不适宜进行任何活髓治疗。露髓处或牙髓切断术中大量提示牙髓存在严重的感染。对此类牙齿应实施去髓术或拔除。

第四节　活髓乳牙的治疗

一、护髓

美国儿童牙医协会（AAPD）建议在洞形的洞底和轴壁上置放保护性基底或洞衬材料，作为修复体和牙齿之间的保护层。牙本质的可渗透性能使物质由口腔进入牙髓，反之亦然。数年以来人们曾认为牙科材料的毒性可造成牙髓炎症。目前，有足够的证据显示牙科材料导致的牙髓炎症是一种温和短暂的反应，而病理性炎症反应是由侵入的细菌及其毒素造成的。持续的边缘渗漏发龋是造成修复体下方牙髓发生变性的主要因素，这种牙髓刺激通常与牙本质的渗透性有关。在深龋中，覆盖牙髓的牙本质层很薄，牙本质小管较粗，数目密集，此类牙本质的渗透性极高，需用牙本质封闭性强的材料覆盖，通常使用玻璃离子水门汀。

以往常用柯巴树脂护洞漆封闭银汞与牙齿的界面，形成的锈蚀层能够封闭空隙并阻隔刺激物侵入。目前常用的窝洞封闭材料都具有多底物黏结能力，可将修复体与牙齿黏结在一起。这类材料包括树脂水门汀、玻璃离子、牙本质黏结剂等。用这种材料使复合树脂和牙体结构发生黏结的技术已很成熟并已广泛使用。然而将这类材料用于银汞充填还存在争议，由于非可溶性黏结层能够阻止银汞材料的锈蚀物完全封闭间隙，因而银汞材料下方的黏结剂增大了远期发生渗漏和继发齿龋的可能性。Mahler 等研究发现，银汞补料修复 1 年后是否使用黏结剂并无显著差异，并建议使用传统银汞材料充填时无须使用黏结剂，只有深齿龋近髓时才使用保护性垫底材料或洞衬剂。

二、间接牙髓治疗

对于深龋近髓但无牙髓变性症状和体征的状况，可进行间接牙髓治疗。在操作过程中，保存最深层的残留龋损牙本质层，并覆盖生物相容性材料以防止露髓和进一步损伤牙齿。这会促进三期牙本质不断沉积，加大受损牙本质与牙髓之间的距离，同时管周牙本质（硬化性）的沉积也降低了牙本质的渗透性。间接牙髓治疗的最终目标为通过加速牙本质硬化，刺激产生反应性牙本质，再矿化龋损牙本质等过程阻止龋坏进展并保存活髓。这种疗法可使牙齿通过自然的牙髓防护机制抵御龋坏。其理论基础是，当一区域受到影响时，感染牙本质与牙髓之间有一层脱矿牙本质。除去感染牙本质后，脱矿牙本质能够发生再矿化，成牙本质细胞生成反应性牙本质，从而避免了露髓。

为防止微渗漏，必须将釉牙本质界及龋洞侧壁的龋坏牙本质完全去除，以获得牙齿与修复体界面间最佳的封闭效果。

医师面临的困难是判断髓腔顶和轴壁上要余留龋坏组织的多少。在窝洞制备完毕时，龋坏组织的保留量以不明显暴露牙髓组织为标准。判断一个区域是感染的龋损组织还是无菌脱矿层很困难。最好的临床指标为牙本质的质量：软的，糊状的牙本质应被去除，硬的变色牙本质可进行间接覆盖。

（一）间接牙髓治疗的最终目标为通过以下几个因素保存活髓

（1）阻止龋坏进展。

（2）促进牙本质硬化（降低渗透性）。

（3）刺激三期牙本质的形成。

（4）再矿化龋坏牙本质。

有研究表明，只有当内层龋性牙本质中含有健康的胶原纤维和有活力的成牙本质细胞突起时，才会发生生理性再矿化。坚实的胶原纤维可作为磷灰石晶体附着的基础，有活性的成牙本质细胞突起在牙髓中为生理性再矿化提供磷酸钙。

有研究者制作了一个人造脱矿牙本质模型，其外层可被龋损指示剂染色，内层为不能染色的透明层。牙齿经 40% 磷酸酸蚀后用黏结性复合树脂修复。4 个月后，经硬度检测发现牙齿已完全再矿化，其钙含量与正常牙本质相同。

对于深层龋坏牙本质是否已被感染仍存争议：一些研究显示深部的龋损组织已受到感染；而另一研究证明在急性龋中的软化及脱色牙本质很久之后才被细菌污染；还有的研究发现，尽管乳牙中细菌感染的概率高于恒牙，大部分细菌可随软化牙本质的去除而被清除，只有一些牙本质小管依然存在少量细菌。

（二）在活动性龋损中可能存在 3 种不同的牙本质层

有研究者总结了有关龋坏进程的研究后指出

（1）坏死的软化牙本质，对刺激无疼痛反应，细菌感染严重；

（2）坚实的软化牙本质，对刺激有痛感，含菌量较少；

（3）轻度变色，坚硬，坚实的牙本质，几乎不含细菌，对刺激有疼痛反应。

在间接牙髓治疗过程中，外层龋坏牙本质被去除，因而大量的细菌被从龋损中去除。当龋损被封闭后，提供细菌产酸的物质被清除。当龋坏的进展速度快于反应性牙本质的形成时就会发生露髓。牙髓的反应性机制通过更多的生成牙本质阻止龋坏进展，避免牙髓暴露。

尽管残留在牙齿中的龋坏牙本质含有一些细菌，在其上覆盖氧化锌（ZOE）或氢氧化钙后，大部分的细菌可被消灭。

在过去的 20 年中，玻璃离子水门汀因其抗菌及组织再矿化性能被成功地用来进行间接牙髓治疗。

尽管氢氧化钙 [$Ca(OH)_2$] 和 ZOE 是覆盖龋损残留牙本质的传统材料，不少报道称使用酸蚀和黏结复合树脂可获得相同的良好疗效。这些研究提示，不是材料本身，而是这些材料提供的良好的封闭性阻止了细菌的微渗漏，使牙齿重新恢复健康。

如果选择病例适当，间接牙髓治疗被证实是一种非常成功的技术，报道的成功率为 74% ~ 99%。成功率的差异可能源于病例选择的不同、研究时间的长短、研究手段的不同等因素。Frankel 在有关儿童牙髓治疗的报道中对早期间接牙髓治疗术进行了全面的回顾。

三、间接牙髓治疗方法

在牙髓感染的可能性很小及完全去除龋坏组织可能造成露髓的情况下可进行间接牙髓治疗，治疗开始前需仔细全面地诊断牙髓的状态，任何已断定发生广泛感染或有根尖周病变迹象的牙齿均不是间接牙髓治疗的适应证。

牙齿被麻醉后用橡皮障隔离。注意需完全去除釉牙本质界处的龋坏组织。因为釉牙本质界距离牙表面很近，其上如残留龋坏组织很容易导致治疗失败。如果残留的龋坏组织与口腔相通，龋坏将继续发展，导致治疗失败。

临床经验和对龋坏发展过程良好的理解可帮助医师掌握“部分龋坏去除步骤”，用大球钻（6# 或 8#）比用挖匙的效果好。需注意去除龋坏过程中勿使牙髓暴露。使用龋损检知剂可帮助判断龋坏外层感染层的范围，所有被染色的牙本质均应被去除，而未被染色的透明层应被完整保留。在近髓处使用挖匙去除大块龋坏组织可能导致牙髓暴露。然而如使用得当，可用挖匙去除釉牙本质界处的龋坏组织。不要完全去除所有的无基釉，可用其帮助固位临时修复物。

所有龋坏组织（除近髓处）被去除后，在余留的龋性牙本质和窝洞深处用有安抚作用的 ZOE 或 $Ca(OH)_2$ 垫底。研究显示这两种材料均有效，且疗效相近。有研究者称玻璃离子可为再矿化提供良好的条件，并建议可使用玻璃离子作为间接盖髓剂。其后用硬化 ZOE 或银汞合金在外面封闭牙齿。也可用酸蚀 – 黏结复合树脂进行外部封闭（见后面的讨论）。

近 10 年来，推出一种名为 Carisolv 的化学机械去龋法。这种方法将含 3 种氨基酸的胶质与低浓度次氯酸钠（NaClO）混合，用特制的手动工具将混合液涂搽在龋坏牙本质上。Carisolv 可使健康牙本质和龋坏牙本质发生临床分离，且只有龋坏牙本质被去除，是一种更具保存性的治疗手段，而使用球钻备洞时，常会去除一些健康组织。由于间接牙髓治疗基于这样的认识：深层牙本质中存在少量活菌，当龋洞被妥善封闭后细菌将被灭活。其最大的缺陷在于需要时间来完善这一理论。这些情况可能与两步法相违，两步法中牙齿被重新钻开，去除原有的龋坏牙本质，确认有反应性牙本质生成。这种操作有造成穿髓和再度损伤牙髓的风险。

无创伤修复治疗是一种只使用手用器械在不实施局麻的情况下治疗牙本质龋的方法，也已被认为是一种间接牙髓治疗的方法。

另一种存在争议的替代方法为：使用酸蚀黏结树脂直接覆盖在被保留的感染性牙本质和深挖部位的表面以封闭牙齿，防止细菌微渗漏。目前对于使用此类材料进行间接盖髓是否得当尚存在争议。有些研究者发现人龋坏牙本质的黏结强度远逊于健康牙本质。这一结论揭示出更深层次的问题，即黏结体的完整性及防止细菌侵入龋性基底的能力是否合格。

若残存的牙齿结构不足以固位临时充填物，应该在患牙上设置不锈钢带环或临时冠以保障髓腔封料存留在牙内。如果封料脱失使保留的龋坏组织暴露于唾液中，则无法取得理想的效果而最后失败。

如早期去龋治疗成功，炎症会消除，龋坏组织下方生成反应性牙本质，可保将来清除残留的龋坏组织而不造成露髓。

残留牙本质厚度（RDT）是决定反应性牙本质分泌的关键因素。有研究表明，当洞内 RDT 为 0.25 ~ 0.5mm 时，反应性牙本质的生成量最大。当 RDT 小于 0.25mm 时，反应性牙本质的生成量减少，并与存活的成牙本质细胞量减少相关。在这些深龋中，残留的存活成牙本质细胞不足 50%，而在浅龋中，存活成牙本质细胞量多于 85%，即使挖切掉部分成牙本质细胞突起，细胞依旧分泌反应性牙本质。作者同时证明修复材料的不同对反应性牙本质生成的影响小于 RDT。在所有的受检材料中，$Ca(OH)_2$ 的影响力最强，其后依次为复合树脂，树脂增强玻璃离子和 ZOE。

如最初的治疗是成功的，则重新打开窝洞时龋坏看上去已静止，颜色也从深玫瑰红色变为浅灰色或浅棕色，质地从湿海绵状变得比较坚硬，残留的龋坏组织看上去呈脱水状。尤其是 ZOE 和 $Ca(OH)_2$ 盖髓剂下的细菌全部被消灭。去除存留龋组织后，可对牙齿进行永久性修复。

Camp 认为间接盖髓技术在乳牙和恒牙中的操作相同，只是在恒牙中一定需要日后重新打开窝洞去除硬化的残留龋坏组织。作者认为，希望修复物能够一劳永逸地封闭牙齿是不现实的，再感染会很快影响到牙髓组织。目前已有充分的临床和影像学证据显示，如果修复体保持不发生微渗漏，则可获得治疗成功而无须再次打开窝洞进行处理。因此，如果残存的牙体结构较脆弱，应考虑进行全冠修复。

采集包括临床和影像学检查结果在内的详细病史对做出准确的诊断极端重要。不过，有时难以做到这一点，预后也会受到相应的影响。

对于治疗患深龋的乳磨牙，间接盖髓术的总体成功率高于直接盖髓术和切髓术等其他牙髓治疗方法。

在实验室中，已尝试使用生物活性分子如釉基质蛋白或TGF-β 刺激三期牙本质的形成，降低牙本质的渗透性，但尚未用于临床中。

第五节　直接盖髓和切髓术

进行直接盖髓和切髓术时，要使用药物、盖髓剂和牙科材料处理暴露的牙髓，以图维持牙髓的活力。

一、传统盖髓剂

许多材料和药物可用作盖髓剂，如牙科材料、药剂、抗生素、杀菌剂、酶、消炎药等都曾被用作盖髓剂，但氢氧化钙是其他物质的标杆，是公认的首选盖髓剂。

Hermann 在 1930 年前后首先次用氢氧化钙成功进行盖髓之前，牙髓治疗基本上是用砷剂或其他固定剂进行牙髓失活。Hermann 证实在氢氧化钙覆盖的牙髓切断端形成了继发牙本质。

Teuscher 和 Zander 在 1938 年将氢氧化钙疗法引入美国，他们在组织学上证实氢氧化钙覆盖的根髓中形成了完整的牙本质桥。其后更多的研究结果确立氢氧化钙为首选盖髓剂。后来许多研究报道了不同剂型氢氧化钙的应用效果，成功率介于 30% ~ 90%。造成这种差异的因素包括患牙的选择、成功和失败的标准、不同动物对治疗的反应、研究周期的长短、敷药的部位（例如冠部或颈部）、所用氢氧化钙的剂型等。

氢氧化钙直接覆盖在牙髓组织上时，接触的牙髓组织发生坏死，周围出现炎症。在坏死组织和炎性牙髓的交界处逐渐形成牙本质桥。虽然氢氧化钙有这种疗效，但其精确机制尚不明了。用碱性强度类似的化合物（如 pH 为 11）盖髓时会发生液化坏死。氢氧化钙维持一种局部的碱性环境，这是骨和牙本质生成所必需的。在坏死凝固层下方，牙髓细胞分化成类成牙本质细胞并合成牙本质基质。

有时（即便已形成牙本质桥）牙髓组织会处于慢性炎症状态并最终发生坏死。露髓经氢氧化钙覆盖后还可能发生牙内吸收。在一些病例中，盖髓术后残留的牙髓组织会完全钙化，以至于闭锁管腔，根管治疗时难以疏通。基于这种原因，有学者提倡氢氧化钙盖髓后牙根发育一经完成就应进行去髓根术。但这种状况出现的机会较低，不应作为常规处置，只有在修复需要时才进行。

有学者推测盖髓剂中的钙会弥散到牙髓组织中，参与修复性牙本质的形成，但对放射性钙元素的研究显示，盖髓剂中的钙并不存在于新形成的牙本质中。但经静脉注射的放射性钙元素却会出现在牙本质桥中。这就证实牙本质桥中的钙离子来自血流。氢氧化钙对牙本质桥形成的作用可能是其对牙髓组织的低度刺激效应。有学者实验用氢氧化钙盖髓，不久牙本质桥开始形成后再将其去除，最后得出的结果支持这一理论。

不同剂型氢氧化钙的盖髓结果大不相同。商品化的改良氢氧化钙制剂的碱性较弱，对牙髓组织的腐蚀性较小。牙髓对 Dycal、Prisma VLC Dycal、Life、Nu-Cap 等制剂反应相似。被这些制剂化学改性的组织先是被吸收，然后在与盖髓剂的接触面上形成钙化桥。在使用氢氧化钙粉剂（如 Pulpdent）的情况下，牙本质桥在与化学改性组织的交界处及下方的活髓组织中形成。变性组织降解后消失，在盖髓剂和牙本质桥之间形成空隙。基于这一原因，用氢氧化钙粉剂盖髓形成的牙本质桥在 X 线片上比其他制剂更清晰可辨，但各自形成的牙本质桥的质量都很好。

二、直接黏结盖髓

虽然对直接黏结盖髓的做法尚存争论，但仍有不少学者推荐使用这一技术。有研究显示，露髓的修复不完全依赖于某种药剂的刺激作用：与愈合直接相关的因素是盖髓剂的性能及某一确定的修复材料在牙体结构之间形成能够抵御细菌长期渗漏的生物学封闭。有实验将树脂、硅酸盐水门汀、磷酸锌水门汀、银汞等材料直接盖髓以明确它们的生物学效能。在一半的病例中，窝洞完全由受检材料充填，另一半则由 ZOE 在外部封闭窝洞。氢氧化钙用作对照。在未经 ZOE 封闭的病例中观察到细菌侵入、组织分解和严重的炎症反应，而外部封闭的病例则发生了与氢氧化钙盖髓类似的愈合反应。由于封闭良好未发生细菌微渗漏，酸性水门汀和树脂下方的牙髓细胞得以重组并形成牙本质桥。虽然在封闭良好的情况下银汞充填物下方的牙髓也会愈合，但未发现牙本质桥形成。这些资料提示，虽然在排除细菌渗漏的情况下牙髓自身具有修复能力，但硬组织修复需要有低强度刺激的存在。据此得出的结论是，无论氢氧化钙还是其他任何特定材料或 pH 环境都不是刺激牙髓愈合或形成牙本质桥的特定因素，而是源自对低强度刺激的内在遗传学应答。这些发现与无菌动物实验的结果一致，实验结果显示，牙髓能够在无菌的情况下愈合，而引进细菌则能妨害愈合的发生。

据报道有相当多的黏结材料和复合树脂系统作为直接盖髓剂能够使牙髓愈合并在穿髓部位发生钙化。其一致之处在于愈合不取决于材料本身而取决于其生物学封闭的能力。

在另外的研究中，创造了“混合层”这一名词，描述形态学上活牙本质浸渗到树脂中，在牙本质 – 树脂界面上形成生物学封闭的现象。亲水树脂渗透进牙本质表面被酸蚀脱钙暴露的胶原纤维中，使牙本质和黏结剂之间形成强力混合连接。就是这种由树脂包绕成牙本质细胞突起形成的混合层增加了黏结强度，并起到能够长期抵御细菌微渗漏的生物学封闭作用。

有研究在可固化氢氧化钙盖髓剂下方的牙本质桥中发现，95% 的病例中含有多通道性缺陷。这些牙本质桥的形态学缺损使其长期屏蔽能力受损，抵御细菌微渗漏的封闭性降低。本实验还证实，经过较长的时间后，氢氧化钙发生软化并发生微渗漏，1 ～ 2 年后牙髓炎症复发并坏死。

虽然直接黏结盖髓的应用日渐增多，目前尚无长期的组织学观察报道，反而见有直接黏结盖髓不良作用的报道。在一项研究中，对酸蚀 – 黏结复合树脂直接盖髓的疗效与 Dycal、Pameijer、Stanley 等氢氧化钙制剂进行了对比，发现牙髓坏死率为 45%，只有 25% 的病例存在牙本质桥（对照组为 7% 坏死，82% 形成牙本质桥）。另有研究对比了黏结树脂 ALL Bond 2 与氢氧化钙（如 Dycal）的盖髓效果，结果在黏结组牙髓中出现持续性炎症，细胞外基质发生玻璃样变，阻碍了牙髓的完全愈合和牙本质桥的形成。与之相反，氢氧化钙组形成了完整的牙本质桥。由此作者认为，由于自酸蚀系统黏结树脂盖髓后导致炎症反应、延误牙髓愈合、不能形成牙本质桥，因而不推荐在人牙上使用直接黏结盖髓。他们指出，在活髓治疗时，不能用酸蚀剂和黏结树脂，即使形成了硬组织屏障，临床上也无不适，组织学检查仍能发现严重的炎症或坏死。由于组织屏障常常不完整，存在通道缺陷，充填物下方的渗漏会使细菌直接侵入牙髓组织。

三、三氧化矿物凝聚体（MTA）盖髓剂

最近不少报道指出，使用新型生物相容性盖髓剂 MTA 可取得良好的治疗效果。与氢氧化钙相比，MTA 能够在短期内形成更多的牙本质桥，炎症也非常轻微，牙本质生成也较早启动。

MTA 具有生物相容性，并有与氢氧化钙相似的抗菌作用，还能产生细胞附着所需的生物活性底物。这一特性使其能够有效防止微渗漏，增进治疗的预后。在猴子的露髓牙齿中，MTA 能够刺激形成牙本质桥且炎症反应轻微。在以狗为对象的实验中，MTA 直接盖髓后牙髓组织保持正常，直到后期才在髓核区域有局部出血。2 周后硬组织屏障开始形成，3 周后开始出现修复性牙本质生成，并伴随产生致密的纤维牙本质基质。MTA 有望成为一种理想的直接盖髓剂，在人牙中的初步应用结果显示，MTA 的临床疗效优于氢氧化钙。

关于 MTA 对成牙骨质细胞生长和骨钙素生成的作用，组织培养研究显示，成牙骨质细胞能够在 MTA 上附着生长，矿化基质基因表达并合成相关蛋白质。这些研究显示 MTA 具有牙骨质诱导性。

有研究者将充填有 MTA 的预备牙与合成组织液一起培养 2 个月后，发现 MTA 与牙本质壁的界面上形成了一沉降附着带，其结构和化学成分都与羟基磷灰石相同。这一结果说明由 MTA 释放的主要离子成分钙离子，与组织液中的磷酸盐反应后生成了羟基磷灰石。由于这种理化反应，使 MTA 具有优良的封闭性、生物相容性和成牙本质活性。

在盖髓术和切髓术中，将 MTA 直接覆盖在露髓部位。由于 MTA 需要 3 ~ 4h 才能硬化，在进行最终充填修复前必须用一层可固化材料对其进行覆盖。其程序为：用 MTA 盖髓，然后用一薄层（0.5 ~ 1.0mm）流体光敏树脂盖在其上，光固硬化后酸蚀黏结修复。

虽然流体树脂直接盖在 MTA 上未发生黏结，如果充入材料时小心细致，可留下足够面积的牙釉质和牙本质，能够满足黏结和封闭的需要。

不适于直接盖髓的状况有，龋损露髓的乳牙，有自发痛史的恒牙，X 线片显示牙髓或根尖周病变的牙齿、髓室或根管钙化牙、露髓点出血过多或化脓及渗出

严重的牙齿等。

四、乳牙直接盖髓术

由于儿童在12岁之前乳牙会全部脱落，在相对较短的时间内会发生剧烈的生理和物理变化。医师必须牢记所面对的牙髓组织本质上不是静止不变的，同一疗法的转归会因患者年龄的不同而不同。另外，随着牙髓的增龄改变，直接盖髓的成功率会随年龄增长而下降。这是因为牙髓中的纤维成分和钙化不断增加，牙髓体积不断缩小的缘故。年轻动物牙髓中活跃的成纤维细胞增生在老化牙中不复存在。

对乳牙的龋损露髓不能进行直接盖髓治疗。美国儿童牙科学会（AAPD）制定的治疗原则是，乳牙直接盖髓术只适用于较小的机械或创伤性露髓的治疗。只有在这种情况下，牙髓才可能处于良好的应答状态。

五、乳牙切髓术

乳牙切髓术是指切除受损或感染的冠髓部分，保存全部或部分残留根髓的活力和功能。治疗成功的指标为：

（1）大部分根髓有活力；

（2）无持续性的不良临床症状和体征，如持续的敏感、疼痛、肿胀等；

（3）X线检查未发现到达牙槽骨的内吸收；

（4）根尖周组织无破坏；

（5）对恒牙胚无损害；

（6）髓腔堵塞（正常钙化），不算失败。

为了达到前面提到的标准，要用到许多种药剂，其中甲醛甲酚最为常用。其用法简单，临床效果优良。虽然如此，由于担心其全身分布作用、潜在的毒性、过敏原性、致癌性和诱变性等，使用上受到严格审查。其他药剂（如戊二醛、氢氧化钙、胶原、硫酸铁、MTA等）被建议用作替代品。但由于顾虑成功率和安全性等因素，尚需对这些药剂进行更多的相关研究。

有人建议用电烧灼或激光等非药物性止血方法，但相关的研究尚少，不过，目前不少牙学院已开始教授电烧切髓术的内容。1994年发表的一项研究对切髓术药剂和新理疗方法的可能作用进行了详细的综述。

第六节 死髓乳牙的治疗

一、乳牙去髓术

（一）吸收对根管解剖和根尖孔的影响

在刚发育完全的乳牙根中，根尖孔大致位于牙根的解剖尖端处。额外生成的牙本质和牙骨质沉积后，牙髓在穿出牙根的部位形成多个根尖分叉，和成熟的恒牙一样。

由于恒牙胚位置的缘故，乳切牙和尖牙的生理性吸收最初发生在牙根尖端 1/3 的舌侧表面。在乳磨牙中，吸收发生在牙根靠近根间隔的内表面。

随着吸收的进展，根尖孔的位置可能与牙根解剖尖端的位置不一致，总是位于其冠方。因此，靠 X 线片确定根管的长度会出现误差。吸收可能穿透牙根进入根管内，形成除根尖孔和侧副根管之外的与根尖周组织之间的额外交通通道。这种情形可发生在牙根的任何水平上。因此，用根尖定位仪确定乳牙根管的长度不甚可靠。

（二）恒牙胚

乳牙根管治疗对恒牙胚造成的影响应该是医师最关注的问题。操作时不能超出乳牙的根尖，因为恒牙胚就紧靠在乳牙根尖的下方。根管器械和根充材料都不能穿出根管。如果在 X 线片上能够观察到吸收的迹象，最好将器械的工作长度设定在短于 X 线根尖 2 ~ 3mm 的程度。最好使用平行投照技术增加 X 线片的准确性，这样就可通过测量牙片影像得到根管长度。去髓后出血提示器械超出到根尖周组织中。

去髓和扩根时可能需要进行麻醉，但复诊根充阶段则无须麻醉，此时常需要利用患者的反应作为到达根尖的指示及检查根管的长度。当然，这些只能用于合作的患儿，不然，上橡皮障及器械到达根尖孔时的刺激会导致患儿躁动。

根充材料必须是可吸收性的，这样，在换牙时能够被完全吸收，不然会阻碍恒牙萌出的进程或使萌出改向。

（三）去髓术

在乳牙中实施去髓术及根管充填是一个存有争议的话题。由于担心损伤恒牙胚，以及认为乳牙根管复杂弯曲难以进行充分的疏通、清理、成形和充填，已经无谓地损失了很多患牙髓病的乳牙。有很多关于根管充填损伤恒牙胚的报道，在夸大这些危害的同时，提倡拔除患牙髓病的乳牙，用间隙保持器维持缺牙区。但没有任何间隙保持器好过乳牙本身，也没有人研究过使用间隙保持器对口腔现存牙齿的损害。在很多情况下，由于患者和医师都不甚重视，使用间隙保持器后的随访不足。

长期松动的保持器带环常会造成脱钙和龋齿，保持器周围的菌斑滞留是造成龋病和牙龈炎症的主要原因。保持器使用时间过长导致恒牙萌出错位的现象时有发生。间隙保持器脱失后患者若不及时复诊会造成间隙丧失。如果牙髓病变牙能够得以保存，这些问题就不会发生。

有学者报道在根管治疗乳牙的替换恒牙中，虽然严重的牙根发育不全和紊乱并不广泛，但轻度的发育不全却有所增加。有人在未经治疗的对侧恒牙中也发现了同样程度的缺陷，从而认为乳牙去髓术并不会影响到替换牙。另外，釉质缺陷随去髓术前牙根吸收程度的增加而增加，恒牙缺陷源自乳牙去髓术前已存在的感染，而非去髓术本身。值得注意的是，这些研究都是回顾性的，观察的都是萌出的恒牙等，无法明确造成缺陷的原因。

费用昂贵是反对实施乳牙根管治疗的原因之一，与制作间隙保持器及随后复诊的费用相比，这一理由并不适当。实际上，从整个治疗过程来看，根管治疗可能是最便宜的疗法。

乳牙根管治疗成功的标准与恒牙的一致：治疗后的乳牙必须坚固稳定，功能完好，无痛无感染；根分歧和根尖周的影像学病变应消失，恢复为正常的牙周附着；乳牙应正常吸收，不对恒牙的发育和萌出有任何干扰。

报道的根管治疗成功率为 75% ~ 96%。研究乳牙根管充填的常用手段是临床和影像学观察，非常缺乏组织学资料。

早期报道的乳牙根管治疗包括，用砷剂失活活髓牙及用木馏油，甲醛甲酚或多聚甲醛等糊剂处置死髓牙。根充材料多种多样，主要由氧化锌和多种填加物组成。

（四）乳牙根充的禁忌证

除以下 7 种情况外，所有牙髓病损扩散到根髓的乳牙，无论活髓还是死髓都可进行根管治疗。

（1）不可修复的牙齿。

（2）X 线片能够发现的牙根内吸收。

（3）机械或龋损导致的髓底穿孔。

（4）重度病理性牙根吸收涉及超过 1/3 根长。

（5）导致牙周附着丧失的重度病理性支持骨组织吸收。

（6）存在含牙或滤泡囊肿。

（7）根尖或根间病损涉及发育中的恒牙胚。

内吸收常发生在根管内紧靠根分歧的部位。由于乳牙根很细，一旦出现 X 线片可辨认的内吸收，就一定存在吸收性穿孔。由于乳牙根分歧的表面积不足，很容易使炎症部位与口腔穿过牙周附着相连通。最后吸收加重，牙齿丧失。出于相同的原因，机械或龋损造成髓底穿孔的乳牙也会有同样预后。一般认为，只有根长才是确定牙根完整性的最可靠标准，乳牙根长度维持在 4mm 以上时才有治疗的可能。

二、髓术的窝洞入口制备

（一）乳前牙

乳恒前牙的根管治疗窝洞入口传统上都制备在舌面，现在仍是如此（除了变色的上颌乳切牙）；也有人建议在唇侧制备根管入路，最后用光固化复合树脂修复以增进美观。对恒牙漂白很有效的方法多不适用于乳牙。

很多需做去髓术的上颌乳切牙都已发生变色，这是因为原来牙齿受伤时含铁血黄素渗入到牙本质小管中所致。去髓及根充后，大多数乳切牙会变色。

上颌乳切牙的解剖特点使在唇侧制备窝洞入口比较容易，唯一的不同是为了取得直线根管通路，洞口延展得比舌侧窝洞更偏向切缘。

用 ZOE 充填根管，然后小心去除颈线以上的 ZOE，将 Dycal 或 Life 等洞衬剂材料覆盖在 ZOE 之上，把复合树脂修复材料和根充材料隔离开来。还可将洞衬剂覆盖在变色的舌侧牙本质上充当遮色层，然后酸蚀整个窝洞入口和唇面，用复合树脂修复。

与乳磨牙不同，乳前牙只有一个根管，无根分歧和侧副根管，因而在保证根管干燥的情况下，乳前牙清理完成后可马上根充。

（二）乳磨牙

乳磨牙根管治疗的窝洞入口制备基本上与恒牙相同。乳牙和恒牙之间的重要区别在于其冠的长度、球茎状牙冠以及髓底和根管牙本质壁薄弱等。进入髓腔须磨切牙体的深度远比恒牙表浅。同样，从咬合面到髓底的距离也明显比恒牙短。在乳磨牙中，一定小心不要磨切到髓底，不然很容易发生底穿。

显露出髓室后应将髓顶完全揭开。由于乳牙冠呈球茎状，预备冠部通路以显露根管口时，外向延展应比恒牙少。

和恒牙一样，清理成形是乳牙根管治疗中的关键环节之一。化学和机械预备乳牙的主要目的就是清理消毒根管。虽然最好将根管预备成锥形，但无须十分完美，因为根充材料是可吸收的糊剂而不是牙胶尖。和其他根管治疗程序一样，必须使用橡皮障。

先在平行投照的 X 线片上量取初始工作长度，然后通过插针照相确定工作长度。在乳牙中使用电子测长仪并不可靠，因为根吸收可在牙根的任何水平形成与牙周膜相通的侧方穿孔。为了防止超出根尖孔，最好使工作长度短于 X 线长度 2 ~ 3mm，对于根尖区有吸收迹象的牙齿更是如此。

确定工作长度后，对根管进行清理成形。由于乳牙的根管壁很薄，不能使用声波或超声器械预备根管。同样也不能在乳牙中使用 G-G 钻和 PEESO 钻，以防发生穿孔或条形侧穿。

由于镍钛锉有良好的柔韧性，较之不锈钢锉更适用于乳牙。手用或旋转器械都可用于乳牙预备，如果使用不锈钢锉，轻缓预弯锉针有助于根管疏通。成形乳牙根管与成形牙胶尖充填根管大致相似，只是注意清理成形过程中不要造成牙根穿孔。预备时应将根管扩大到比第一根锉针大几号的程度，至少应为 30—35 号锉针的水平。

由于许多根髓分叉不能被机械预备到，清理成形过程中一定要进行充分的清洗。清理乳牙根管时更多倚重化学消毒手段而不是机械清除，但这样说并不意味着彻底地清理消毒不重要。次氯酸钠的溶解有机残屑作用和 RC-Prep 的泡腾作用对于清除根管系统难以到达部位中的组织非常重要。

根管清理消毒完成后，再次将根管中注满次氯酸钠，然后用消毒纸捻吸干。如果根管干燥，没有渗出，即可进行根管充填。如果在第一次诊疗中无法进行充填，则应在根管中封入氢氧化钙浆糊，用暂封材料封闭髓腔。

在接下来的复诊中，上橡皮障后重新打开根管，只要患者无任何感染的症状和体征，就可用次氯酸钠再次灌洗管腔，吸干后完成根管充填。若有感染的迹象，则应再次清理髓腔，重新髓腔封药，待下次完成根充。

第七节　年轻恒牙的牙髓治疗

一、年轻恒牙牙髓病和根尖周病的特点

刚萌出的年轻恒牙表面釉质和牙本质矿化度低，髓腔大且髓角高，龋病进展迅速而易波及牙髓。年轻恒牙牙髓组织体积大，牙髓组织中细胞成分多、血运丰富，这样既能使牙髓内的炎症产物被很快运送出去，又使牙髓具有较强的修复能力。所以，相对而言年轻恒牙牙髓感染时不易出现牙髓坏死，感染在局限范围内持续时间长，为保持活髓治疗赢得时间。

由于年轻恒牙根尖孔呈开放的大喇叭口状，在牙髓出现慢性弥漫性炎症时，感染容易波及根尖周组织，但此时牙髓还是活髓，这个特点与乳牙慢性根尖周炎有些相似。

年轻恒牙根尖部呈大喇叭口状，牙髓组织在根尖部呈乳头状与下方牙周组织移行，存在丰富的局部血液微循环系统，所以年轻恒牙牙髓对炎症有较强的防御能力，这为年轻恒牙尽量保存活髓提供了生理基础。年轻恒牙在萌出后 3 ~ 5 年

牙根才能发育完成，在此之前，保存活髓，尤其是活的牙乳头是使牙根继续发育的关键。

二、年轻恒牙的牙髓治疗

年轻恒牙牙髓治疗的原则是：尽量多的保存活髓，尤其是保存活的根尖牙乳头使牙根继续发育完成。

广义的年轻恒牙牙髓治疗常包括：间接牙髓治疗术、直接盖髓术、牙髓切断术、根尖诱导成形术。狭义的牙髓治疗内容即露髓或牙髓感染后的牙髓治疗方法，包括直接盖髓术、牙髓切断术和根尖诱导成形术。直接盖髓术在前节乳牙牙髓治疗中有较为详细的介绍，本节中不再赘述。

（一）牙髓切断术

1. 适应证与禁忌证

早期牙髓炎感染局限于冠髓而根髓尚未受到侵犯时，可用牙髓切断术的方法去除感染的冠髓部分，保留未感染的根髓，使年轻恒牙的牙根能够继续发育。

由于年轻恒牙牙髓抗感染能力和修复能力强，特别在牙根尚处于发育中的大喇叭口状态时，牙髓炎早期感染仅限于局部冠髓，其余冠髓组织基本正常。此时，可采取去除部分冠髓的方法，保留未感染的冠髓和全部根髓，使牙齿在更接近生理状态下继续发育，此方法被称为部分牙髓切断术。在无牙髓炎症状、去腐后出现小的龋源性露髓孔和外伤性露髓时可采用此方法。

各种牙髓的弥漫性感染是牙髓切断术的禁忌证。

2. 盖髓剂

当牙髓受到创伤时，与骨折断端的新骨组织形成相似，未分化细胞可分化为骨样牙本质细胞，形成修复性牙本质和牙本质桥。盖髓剂的主要作用是隔离外界刺激，保护健康牙髓，提供牙髓修复的环境，激发诱导牙髓细胞的分化，促进形成牙本质桥。

在人类探索保存活髓的研究中相继尝试应用的材料有：氧化锌丁香油水门汀、氢氧化钙制剂、牙本质粉、聚羟酸水门汀、磷酸三钙、经基磷灰石、复合生物陶瓷和骨形成蛋白（BMP）、MTA 等。目前临床上常用的盖髓剂是氢氧化钙制剂和 MTA。

（1）氢氧化钙制剂：在氢氧化钙对牙髓作用的早期研究中，人们认为牙本质桥中的钙来源于氢氧化钙制剂，氢氧化钙中 Ca^{2+} 对牙本质桥的形成起促进作用，并提供钙的来源。直到 1960 年 Sciaky 和 Pisanti 用两条狗的 42 颗牙做试验，用同位素标定法，把含有 ^{14}Ca 的氢氧化钙活髓保存剂覆盖于牙髓断面，观察所形成的牙本质桥，但以后在牙本质桥中没有发现 ^{14}Ca，说明牙本质桥中的钙不是来自氢氧化钙活髓保存剂，而是来源于血钙。1960 年 Noujaim 用含 ^{14}Ca 的氢氧化钙做间接盖髓试验，其下方形成的牙本质桥（修复性牙本质）中没有 ^{14}Ca 存在，再次证明牙本质桥中的钙来源于血循环，而不是来自氢氧化钙盖髓剂。

氢氧化钙对牙髓的作用主要是 OH^- 对牙髓组织的影响，通过影响与硬组织代谢有关的碱性磷酸酶的活性，来影响牙髓组织形成修复性牙本质桥的能力。1985 年 Gordon 用牛磨牙做试验，测定碱性磷酸酶活性与 pH 值之间的关系，结果表明：碱性磷酸酶活性在 pH 小于 7.2 或在 11.9 ~ 12.3 时处于抑制状态，当 pH 值为 10.2 时活性达到最高值；改变 Ca^{2+} 浓度与酶活性无关，推测 Ca^{2+} 是起间接作用，可调节 OH^- 的溶解性和毒性。

氢氧化钙抑制细菌生长的作用来源于其强碱性。脂多糖（LPS）是革兰阴性细菌细胞壁的组成成分，LPS 在根尖部的骨吸收中起重要作用。体外试验中，LPS 可刺激组织分泌前列腺素 E2（PGE2），而 PGE2 可以激活破骨细胞和破牙本质细胞，造成根内、外吸收。LPS 可在细菌代谢中产生，也可为细菌降解的产物。氢氧化钙可作用于细菌产生 LPS 的过程，破坏细菌的细胞壁，抑制和杀灭细菌；也可抑制组织分泌 PGE2，从而具有预防和控制根内、外吸收的作用。

在临床应用中，液、粉混合的缓硬型氢氧化钙制剂可作为活髓保存剂使用，除此之外，还有可固化的速硬氢氧化钙制剂，其又可分为光固化类和化学固化类。

速硬氢氧化钙制剂还可分为亲水性氢氧化钙和疏水性氢氧化钙。亲水性氢氧化钙的典型代表是 Dycal®。氢氧化钙的水溶性越高，抗菌性越高，能释放出的 Ca^{2+} 和 OH^- 越多，护髓作用越好，适合直接盖髓，也可作为间接盖髓剂。但速硬亲水性氢氧化钙制剂不耐酸蚀，易产生微漏，上方需加盖垫底材料（如 GIC）。疏水性氢氧化钙制剂溶解性差，抗菌作用弱，不宜用作直接盖髓剂，但耐酸蚀，适合做洞衬剂，可保护牙本质隔绝外界刺激，如一些光固化氢氧化钙制剂。

（2）MTA 盖髓剂：1993 年 Lee 等首次报道将 MTA 用于根尖切除术中根尖

倒充填材料。MTA是由多种亲水氧化矿物质混合而成的一种灰色粉制剂，与水按一定比例混合后，初期呈凝胶状，约3h后完全凝固，24h时的抗压强度为40MPa，21d后上升至67.3MPa，其抗压能力高于增强型玻璃离子水门汀（57.4MPa）。MTA与水混合后pH约为10.2，凝固过程中pH值逐渐上升，最终可达到12.5。MTA完全凝固后几乎不溶于水。

与以往的盖髓剂相比，MTA具有良好的封闭性能。有研究表明5mm厚的完全固化后的MTA即可抵抗细菌的微渗漏。MTA作为盖髓剂的最大优势还在于其具有良好的生物相容性以及良好的诱导硬组织形成的能力。有研究表明，与氢氧化钙盖髓剂相比，MTA盖髓后引起的局部牙髓炎症反应轻，诱导牙髓形成修复性牙本质（牙本质桥）的能力强。基于MTA的这些性质，其被越来越广泛地用于牙髓切断术、牙根形成术和牙髓再血管化治疗的盖髓剂和根管封闭剂。

3. 操作要点

牙髓切断术与乳牙牙髓切断术操作要点基本相同。术前要对患牙牙髓状态进行准确判断的同时，必须拍摄术前X线片，特别注意观察牙根发育状态，为以后的术后观察提供参照。

对牙髓感染很局限的年轻恒牙还可使用部分牙髓切断术。部分牙髓切除术时可用无菌大球钻去除露髓孔附近的牙髓，一般切除的范围和深度是露髓孔周围2mm。具体范围可结合术中牙髓出血量和颜色，判断牙髓感染范围来确定。术中不使用止血药，应该可以很快自然止血。否则，应扩大切除范围，甚至切除整个冠髓。部分冠髓切除术的优点是对牙髓损伤小，将来为改做根管治疗而打通钙化桥时操作相对容易且安全。

4. 术后复查

年轻恒牙牙髓切断术后应对患者进行追踪观察，直至牙根完全形成。治疗后的牙齿，应保持活髓状态，X线片检查牙根继续发育、无根内外吸收、根尖无病变、切髓断面的下方有牙本质桥形成。一般来说，术后3个月左右在X线片上可观察到牙本质桥的形成，牙本质桥的厚度在1年内随时间不断增加，1年以后其厚度无明显变化。

年轻恒牙牙髓切断术治疗后的牙齿待牙根完全形成后，结合牙体修复的需要等因素，考虑是否改做根管治疗。理论上说，成功的年轻恒牙牙髓切断术后残留牙髓应该是健康的，可不做根管治疗。但有文献报道在牙根发育完成后经牙髓切断术治疗的牙齿存在根髓变性和弥漫性根管钙化的危险，所以，有学者主张待牙根完全形成后应该进行根管治疗。

（二）牙根形成术

牙根形成术是牙髓切断术的延伸，当年轻恒牙部分根髓受到感染，根尖牙髓和牙乳头组织基本正常时，清除感染部分牙髓，保留根尖基本正常的牙髓和牙乳头组织，使牙根继续发育形成的方法称为牙根形成术，有时也被称为部分根髓切断术。主要充填材料为氢氧化钙制剂（如：Vitapex® 等）和 MTA。临床操作要点与牙髓切断术有很多相似之处，只是比前者切除牙髓的水平要深些。

根尖形成术后的年轻恒牙，由于保存了基本健康的牙乳头，与牙根正常发育有密切关系的（赫特维希）上皮根鞘也基本正常，术后牙根可正常发育，形成基本类似生理性的牙根尖形态。

（三）根尖诱导成形术

当年轻恒牙出现牙髓感染、坏死分解或根尖周病变时，用根管内治疗的方法诱导牙根继续发育，根尖孔缩小或闭锁，称为根尖诱导成形术，或根尖封闭术。

1. 充填材料

年轻恒牙根管内充填材料应具备以下特点：有一定抗菌能力；能促进硬组织形成；有良好的组织相容性。主要为氢氧化钙制剂（如：Vitapex® 等）和 MTA，也有磷酸钙根管充填剂和碘仿制剂等。

2. 操作要点

（1）确定根管工作长度：拍摄术前 X 线片，观察牙根发育状况和根尖病变情况，帮助确定牙根工作长度。由于年轻恒牙牙根尚未发育完成，无明显的根尖狭窄处，常用的根管长度测量仪不适用于年轻恒牙的牙根，不易准确判定根管工作长度。在临床上可以 X 线片根尖孔上方 2 ~ 3mm 处为标志，并结合残留牙髓量确定工作长度。

（2）去除根管内感染物质：去除感染牙髓时，只能在局部麻醉下摘除牙髓，不能用化学失活的方法。按牙髓切断术的常规要求进行清洁消毒并用橡皮障隔湿，避免对残存活牙髓和根尖周组织的刺激和损伤，避免将牙本质碎片嵌入牙髓中而引起二次感染。

年轻恒牙的根管壁薄，不要反复扩大根管，避免造成侧穿，清洁根管主要用洗涤的方法。常用的根管冲洗药物有2% ~ 5%氯胺T钠、2.5% ~ 5.25%次氯酸钠、5% ~ 10%依地酸钙钠、3%双氧水和生理盐水等。

年轻恒牙根管消毒时应避免使用刺激性药物，如：甲醛甲酚（FC）、戊二醛等。氢氧化钙制剂、三联抗生素糊剂和碘仿制剂是消毒效果较好的药物，但后两者可能使牙齿变色。

（3）根管充填与修复：根管充填常用的药物为氢氧化钙制剂（Vitapex® 等），充填时应尽量做到恰填，切忌超填，因为超填可能造成根尖牙乳头的损伤，使牙根停止发育，也可能引起继续形成的牙根发育畸形。于根管充填药物后，应严密充填和修复牙体组织，避免微渗漏造成的继发感染。

因为氢氧化钙制剂可被吸收，与炎症组织接触后会失效，所以需要定期更换根管内充填药物。由于氢氧化钙是强碱性药物，可使根管壁牙本质脆性增加，有继发根折的风险。

（4）MTA根尖封闭术操作要点：为减少氢氧化钙根尖诱导成形术需定期换药的烦琐性，降低继发根折的风险，越来越多的学者倾向于使用MTA封闭根尖，形成根尖屏障，上方根管可较早完成永久充填。

在使用MTA封闭根尖之前，一定要确保彻底消毒根管，在根尖周组织没有急性炎症后才能封闭根尖区。放置MTA前，要求准确地判断根管工作长度，把MTA放在残留活根髓或残留根尖牙乳头的断面上，放置后应拍摄X线片确定位置，切忌超填。把2 ~ 3mm厚MTA放置于根尖合适位置后，根管内封以蒸馏水浸湿的棉捻4h以上，待MTA完全固化后，上方根管可用冷牙胶等材料充填，根据临床情况，选择合适的方法完成牙体修复。

3. 根尖形成后的根管充填

传统的根尖诱导成形术（MTA除外）后，在根尖病变完全愈合、根尖孔形成或形成根尖硬组织屏障后，应取出根管内的药物，改做永久性根管充填。因治疗后根管壁硬组织结构薄弱、强度差，操作中应避免粗暴性动作对新形成的根尖硬组织和根管壁结构的损伤。另外，选择根管充填方法时应充分注意到根管过于粗大的特点，最好采用注射牙胶法充填根管。

4. 根尖诱导成形术的术中观察和预后

在年轻恒牙根尖诱导治疗过程中，应保持密切追踪观察。首次复查的时间一般在第一次根管放药后的 1 ～ 3 个月。复查时除做常规临床检查外，应拍摄 X 线片，观察根尖病变的变化、根内充填药物是否被吸收、牙根是否继续发育。

一般来说，术前牙髓感染越重，首次复查间隔的时间应越短。首次复查时一般要更换根管内充填的药物。因为在第一次根管放药时，根内可能存留少许活的根髓或根尖牙乳头组织，这些组织常有一定的炎症，而非完全健康的正常状态，当根管充入的药物与这些组织接触时，接触面的药物与组织炎性渗出物和细菌产物发生作用，使药物变性，降低效价，复查时需取出这些根管内的药物，洗涤根管后重新进行根管内药物充填。以后每 3 ～ 6 个月拍摄 X 线片复查，根据根尖病变恢复情况和牙根继续发育情况，更换根管内充填的药物。

根尖诱导成形术后牙根发育的情况，在很大程度上取决于是否有残留的根髓和根尖牙乳头 [或称有无（赫特维希）上皮根鞘的存留]，以及这些残存组织的活性。根尖诱导成形术后 3 ～ 6 个月，在根尖活髓与根管内药物接触处可有硬组织屏障形成，这种硬组织可以是类似于牙本质桥的结构，也可以是牙骨质样结构。硬组织屏障形成情况与残留根髓组织的质和量有关。

Frank（1966 年）根据根尖诱导成形术治疗过程中，在 X 线片检查时常有的表现，把牙根发育转归分为 4 型，BP：Frank 分型。

牙根的正常发育与（赫特维希）上皮根鞘有密切联系，牙根外形及牙根牙本质的形成都是由（赫特维希）上皮根鞘及其周围的外胚间充质细胞所决定的。临床上，如果根尖部有部分牙髓能保持活力，通过根尖形成术能成功地使牙根继续形成。患弥漫性牙髓炎和根尖周感染的年轻恒牙，大多数病例在治疗后封闭根尖的组织是由来源于牙周膜和牙槽骨中的细胞而形成的类牙骨质和类骨质，这些钙化的硬组织可部分或完全封闭根尖孔，有时这种情况在 X 线片上的表现仿佛是牙根在继续发育形成，但实际上在上皮根鞘消失时所形成的根尖部，与正常情况下由造牙本质细胞和成牙骨质细胞形成的由牙本质和有细胞牙骨质构成的根尖部存在明显差别，其结构排列混乱，没有排列规则的牙本质小管和有细胞牙骨质。

由于年轻恒牙的根尖孔大，该处牙髓 – 牙周组织之间有广泛的联系，有时临床上很难就牙髓病变波及的范围和病变是否为可逆性得出明确的结论，所以当病变波及大部分的根髓时，治疗操作过程中一定不要对根尖周组织造成额外的损伤，尽可能多地保存根尖周组织的活力是治疗成功的关键。

根尖诱导成形术的缺点是：由于根管内没有了牙髓，不可能形成继发牙本质，根管壁厚度不可能再增加，在患者成年后仍有发生根折的远期风险。

（四）牙髓再血管化治疗

干细胞研究迅猛发展，已成为促进人类医学乃至生命科学发展的新动力。在此基础上，牙髓病学专家们提出了利用残留牙髓组织中的牙髓干细胞、根尖牙乳头干细胞，诱导分化成具有成牙本质功能的牙髓细胞，并形成牙髓－牙本质复合体，最终使失去牙髓的年轻恒牙通过牙髓组织再生，完成牙齿正常发育的牙髓治疗新理念。

1. 牙髓再血管化治疗的理论基础

组织工程牙髓组织再生需要种子细胞、支架材料和生长因子的共同作用。2000 年 Gronthos 等从人健康第三磨牙牙髓中分离获得牙髓干细胞（DPSC），2006 年 Sonoyama 等从人年轻第三磨牙根尖牙乳头中分离出了根尖牙乳头干细胞（SCAP），这两种细胞均属于成体间充质干细胞（MSC），表达干细胞相关表面标记物，具有高度增殖能力、自我更新能力和多向分化能力，动物体内研究显示 DPSC 和 SCAP 与羟基磷灰石（HA/TCP）支架混合植入裸鼠皮下 8 周后可以形成牙髓－牙本质复合体。由此可见，这两种细胞均可介导牙髓组织的再生。

组织再生中干细胞的来源包括细胞归巢和外源性导入两种方式。2001 年 Iwaya 等最早提出了牙髓再血管化治疗的概念，这种方法首先是保守地去除感染牙髓组织，在有效控制感染后，最大限度地保存了剩余牙髓中以及根尖区的干细胞；之后刺破根尖周组织，由血液将自体干细胞引入根管内，从而克服了外源性干细胞的安全性问题；而血液在根管内凝固后形成的血凝块又为干细胞提供了必需的支架和丰富的生长因子。由此可见，牙髓再血管化治疗方法满足了牙髓组织再生所需的条件。

2. 临床牙髓再血管化治疗研究现状和存在问题

近 10 余年来，不断有关于年轻恒牙牙髓坏死、根尖周病变的牙齿运用牙髓再血管化治疗使牙齿继续发育，形成在 X 线片上观察到生理解剖形态牙根的成功报道。基于目前研究成果，可以认为牙髓再血管化治疗是替代年轻恒牙根尖诱导成形术的一种选择。但目前尚存在一些有待进一步证实的问题。

首先，牙髓再血管化治疗后，在 X 线片上观察到的生理解剖形态的牙根，其组织学结构究竟如何，增厚的根管内壁是何种结构，是否形成了继发牙本质，还是只有一些类骨质结构；新形成硬组织与原有牙本质是怎样结合的；这种新形成的牙根组织结构强度如何，能否达到生理形成的牙根强度，这些疑问目前还无法回答。另外，髓腔内长入组织的性质，是否存在排列规则的成牙本质细胞层，还是仅仅为血管化组织；随着牙根发育的完成，髓腔内组织血液供给逐渐减少，这些新生组织的远期寿命如何，是否存在过早退行性变而需要牙髓摘除术等，所有这些问题都关系到年轻恒牙牙髓再血管化治疗的预后和远期疗效，有待进一步研究和远期观察。

此外，治疗方法本身也存在一些问题。牙髓再血管化治疗中常用的根管消毒药物为“三联抗生素糊剂”。该配方是 1996 年由 Hoshino 等首次提出的，其主要成分是环丙沙星、甲硝唑、米诺环素，研究表明不论是在体外还是体内，此三种抗生素联合运用都可有效地杀死根管内的常见致病菌。但抗生素应用的问题同样存在，包括过敏反应和耐药性，临床医师应予以注意。另外，米诺环素属于四环素类抗生素，根管内封药后可在牙本质内沉积，造成牙齿变色，特别是在牙颈部，这种变色更为明显。近年来，有文献报道在再血管化治疗中用传统的氢氧化钙制剂代替“三联抗生素糊剂”，也取得了良好效果。

另外，根管冲洗消毒时使用 5.25% ~ 6% 次氯酸钠溶液，以及加肾上腺素的局部麻醉药，都会导致根尖区出血量少，很难充满根管，这就有可能导致治疗的失败。因此，根管冲洗剂和消毒药还需进一步改进，以获得更为安全、稳定的治疗效果。

3. 牙髓再血管化治疗的临床术式

术前拍摄平行投照 X 线片，以判断牙根发育情况和根尖周是否存在病变及病变范围，作为术后观察的对照。视牙髓状态，选择直接开髓或局部麻醉下开髓，判断是否存在活髓和根管内存在活髓的位置。橡皮障隔湿下以 5.25% ~ 6% 次氯酸钠溶液 20ml 反复冲洗浸泡根管 30min 左右，以清除感染坏死的牙髓组织。根管内封消毒药，如采用三联抗生素糊剂，则封药时应注意远离根管口，尽量使根管封药止于根中 2/3 部分。

根管消毒后复诊检查时患者应该没有不适主诉，患牙无叩痛、异常松动，牙龈无红肿或瘘管。如有上述症状中任何一项，说明感染没有消除，需重复根管消毒步骤，再次进行根管封药。

在消除牙齿感染症状、根管内达到无菌状态后，使用不含肾上腺素的麻醉药局部麻醉，橡皮障隔湿下打开根管，再次以 5.25% ~ 6% 次氯酸钠溶液反复冲洗浸泡根管 10min 左右，以 15ml 无菌生理盐水冲洗，以无菌棉捻擦干根管，用无菌根管锉刺破根尖孔至出血达釉牙骨质界下 2 ~ 3mm，用 2 ~ 3mm 厚的 MTA 封闭根管口。以无菌蒸馏水湿棉球处理 MTA 5min 左右，待其初步固化后以 GIC 垫底，修复牙体组织。

上述治疗完成后 3 个月、6 个月、18 个月、24 个月复查。患者应无不适主诉，患牙无叩痛、异常松动，牙龈无红肿或瘘管。X 线片检查原有根尖周病变应消失或缩小，牙根继续发育。牙髓再血管化治疗的远期临床预后有待进一步研究。

第四章 牙颌畸形的诊断与治疗

牙颌畸形的治疗需建立在准确诊断、明确治疗目标和可行的治疗计划的基础上。诊断、治疗目标和治疗计划却依据于患者的需求、临床检查、模型分析、X线头影测量等结果，以及生长发育、生物学与生物力学、临床矫治经验等。每一个环节都会影响最终治疗效果，因此牙颌畸形的诊断与治疗计划在整个牙颌畸形矫治过程中起着重要的作用。

第一节 正常𬌗的六要素

𬌗的正常与否是诊断牙颌畸形的基础之一，通过治疗使患者达到正常𬌗标准是正畸医师追求的目标。正畸治疗的主要3个目标是：①良好的功能；②可接受的面部形态；③矫治后稳定。研究正常𬌗及其特征是诊断和治疗错𬌗畸形的根本。只有了解了正常𬌗的表现，才能够制订出恰当的正畸治疗计划。

𬌗的概念最初由 Edward H. Angle 引入，他提出自然牙列𬌗的概念和理想正常𬌗的定义和标准。他认为，上下牙弓的𬌗线连续、对称并呈椭圆形，上牙弓为各牙中央窝的连线，下牙弓为各牙颊尖的连线，咬𬌗时上下牙弓的𬌗线重合。

一、磨牙关系

磨牙关系主要反映矢状向上牙弓的关系，同时对尖窝关系进行了描述。判断磨牙关系主要从以下七个方面进行：

（1）上颌第一恒磨牙的近中颊尖咬𬌗在下颌第一恒磨牙的近中颊沟；

（2）上颌第一恒磨牙的远中边缘嵴咬殆在下颌第一恒磨牙的近中边缘嵴上；

（3）上颌第一恒磨牙的近中舌尖咬殆下颌第一恒磨牙的中央窝之中；

（4）上颌前磨牙的颊尖与下颌前磨牙之间有尖凹相抱关系；

（5）上颌前磨牙的舌尖与下颌前磨牙之间有尖窝关系；

（6）上颌尖牙咬殆在下颌尖牙与下颌前磨牙之间，牙尖略偏近中；

（7）上颌切牙覆盖下颌尖牙并接触，上下牙弓中线相一致。

二、牙冠倾斜度

牙冠倾斜度都应是正角，但是，临床牙冠唇面长轴与牙体长轴还存在着一定的差别，一般认为的上颌 1、2、3、4、5、6、7 的角度分别是 5°、9°、11°、2°、2°、5°、5°，下颌分别为 2°、2°、5°、2°、2°、2°、2°，通常使用的是临床牙冠的唇面长轴。这个角度存在一定的个体差异。

三、牙齿唇（颊）– 舌向倾斜（冠倾斜、冠转矩）

绝大多数上切牙牙冠向唇侧倾斜，冠转矩为正；下切牙冠接近直立；上下切牙之间的牙冠间夹角小于 180°，一般为 120° 左右。

上颌中切牙的冠角略大于侧切牙的冠角；尖牙和前磨牙类似，略为负角。上颌第一、第二恒磨牙类似，呈负角，但大于尖牙和前磨牙的冠角。

下颌牙齿从切牙到第二恒磨牙均为负角，并且负角的绝对值逐渐增大。

四、旋转

正常殆应当没有不适当的牙齿旋转。前牙扭转将导致牙弓周径变短，后牙旋转后占据较多的近远中间隙；前牙正好相反，占据较少的近远中间隙。无论前牙或后牙的扭转都会影响正常殆关系。

五、间隙

正常殆牙弓中牙齿都保持相互接触，无牙间隙存在。

六、Spee 曲线

Spee 曲线由 F. Graf. Van Spee 于 1890 年定义，指从下颌切牙的切缘与下颌第二恒磨牙或第一恒磨牙颊尖之间所形成的弧线，通常用该弧线与下颌切牙切缘与下颌恒磨牙颊尖连线的深度来表达。

正常殆的纵曲线较为平直，或稍有曲度，Spee 曲线深度为 0 ~ 2mm。Spee 曲线较深时，上颌牙齿可利用的殆面受限，上牙弓间隙不足以容纳上牙。整平较深的 Spee 曲线将使下牙弓的周径和牙弓增加，使下牙弓的殆面能与上牙弓建立良好的殆接触。颠倒的 Spee 曲线为上颌牙齿提供的殆面过大，上牙的间隙过多。

未经正畸治疗的正常殆群体中牙殆可能存在着某些差异，但却都符合上述 6 项标准，偏离其中任何一项或几项，即会造成殆关系异常。

正常殆六要素可作为大多数患者的治疗目标。但是，正常殆的建立还取决于另外两个因素：①牙弓在口腔中各个方向力的平衡；②颌骨和齿槽骨的发育和位置正常。

第二节　牙颌畸形的检查

一、主诉

患者的主诉是牙颌畸形治疗的基本出发点，治疗计划通常也要根据患者的主诉来制订。患者主诉的表述在个体之间存在一定的差异，有的表达清晰，有的则比较模糊。真正了解患者需求治疗的主要目的或希望达到的愿望需要通过与患者良好的沟通与交流来获取。临床上，由于患儿缺乏主动性、对畸形认识的不足或羞于谈及畸形，他们的正畸需求常常是父母提出来的。父母的主动要求也就成为治疗的主要动机。但是，可以通过一些简单问题的询问使患儿参与有关自己牙颌畸形的讨论之中，这种参与将有助于了解患儿的主观需求，同时也为下一步治疗所需要的患者合作打下基础。面对寻求牙齿矫治的患者，有两个问题要特别注意，一是美观问题，二是口腔功能问题。患者对牙颌畸形所引起的美观和功能问题的关切程度常常可以反映一个人的心理状态，所以，认知患者主诉与牙颌畸形的美观和口腔功能之间的关系在诊断和治疗计划的制订中十分的重要。医师可以同意或不同意患者的主诉，虽然最终的评价要在后面的检查中逐渐认识，但是，我们要从开始就要搞清楚在治疗中什么对患者是最为重要。

二、临床检查

（一）面部形态评价

正畸治疗中，无论骨组织如何改变，最终治疗效果都会体现在软组织上，软组织的表现才是最终矫治效果。因此，评价面部软组织形态对于制订牙颌正畸治疗计划是十分重要的。要注意的是，骨组织的畸形在一定程度上可以被软组织所代偿，因而面部软组织形态并不能完全反映颌骨的生长发育状态。

1. 面形

（1）从垂直向来分：面形分为长面形（垂直形生长，面形长而窄）、短面形（水平形生长，面形方短，上颌骨垂直发育不足）、正常面形（比例正常，上下颌关系正常）。

（2）从矢状向来分：面形分为凸面形、凹面形和直面形。一般以软组织额点G′至鼻下点（Sn′）连线与鼻下点至颏前点（Pg′）的连线所形成的角来判定侧貌的突度，即G′–Sn′/Sn′–Pg′的夹角7°左右时为直面形，大于10°时为凸面形，小于0°时为凹面形。

2. 面部比例关系评价

（1）正貌的评价：正貌评价的主要内容有面宽及眼、鼻、口的宽度。由于对称性在面部美观中占有重要的地位，因此一般以假想的面部中线来观察面部是否左右对称。

正常情况下，鼻底宽度与眼内眦间宽度一致；内眦间宽度等于内眦到外眦的宽度；口裂宽度与眼睛虹膜内侧间宽度相一致。此外，还要注意观察面部中线、牙弓中线、颏部中点的一致性，注意牙弓中线与面部中线是否存在差异、是否有偏移以及偏移的方向和偏移度。以面部中线为对称轴，左右两侧完全对称的人是很少的，常会出现一些轻度面部不对称，我们将其称为“正常不对称”。这种不对称一般情况下肉眼难以判别出来，但在可接受范围内。下颌颏部、牙周中线或鼻尖偏移会表现为严重的面部不对称，造成面部美观问题。

另外，𬌗平面、口裂和瞳孔间连线的平行性也是正貌评价的内容，三者出现不平行也会造成面部不对称。

垂直向上，面上、面中和面下部的比例基本上各占 1/3（发际点至鼻根点为面上 1/3；鼻根点 – 鼻底点为面中 1/3；鼻底点至颏下点为面下 1/3）；上唇比例占 1/3，下唇比例占 2/3。面中、面下部常受颅面生长发育影响。垂直向轻度比例不协调不一定影响面部美观，超过一定限度才出现长面综合征或短面综合征。

（2）侧貌的评价：侧貌评价主要包括 3 个方面。

①侧貌的类型（颌骨矢状向位置）：患者取自然姿势（坐直或站立），目视前方，观察鼻根至鼻底连线与鼻底至颏前点连线之间的关系。如果两线近似在同一直线上则为直面形，属正常；如果成向远中的角则为突面形，反之则为凹面形。突面形暗示存在骨性Ⅱ类错𬌗；凹面形则暗示存在骨性Ⅲ类错𬌗。

②唇突：嘱患者唇部放松，从侧面观察。对于上唇，以鼻尖点到上唇缘的最凹点（即软组织 A 点）做垂线，当上唇缘点位于垂线前为上唇前突，反之为上唇后缩；对于下唇，以下唇缘点与颏前点之间的最凹点（即软组织 B 点）做垂线，如果下唇缘在此线之前为前突，反之为后缩。

通过唇度可以考虑切牙的位置，当出现以下两种情况时应考虑有切牙前突：①上下唇前突且外翻；②放松状态下，上下唇不能闭合且上下唇距离大于 3.0mm，此时患者必须用力才能将唇闭拢覆盖住牙齿。对于此类患者，内收上下前牙可以改善唇突及颜面美观问题。如果唇在松弛状态能够闭拢，则唇突不一定是切牙位置异常造成的，对于此类患者，内收上下前牙对改善唇位置的效果可能不明显，对唇突也可能改变不大。

③面部垂直向比例及下颌平面角：面部垂直向比例关系可以与正貌评价一起进行，但常侧貌检查中会看得更清楚。在临床检查中，下颌平面与水平面所成的角度也应加以注意。陡直的下颌平面角与前下面高大及前牙开𬌗畸形存在有关，而平坦的下颌平面角与前下面高短及前牙深覆𬌗存在有关。

在 X 线头影测量技术出现之前，面部形态评价并不受正畸医师的重视，也无法将面部评价与颌骨位置和牙齿位置相联系。X 线头影测量技术出现后，运用 X 线头影测量技术评价侧貌，并结合骨组织、牙齿状况可客观分析评价牙颌畸形软组织的形态。然而，软组织的改变是三维的变化，且软组织是可压缩的，因此无论正畸还是正颌都不会造成软组织量的减少，只是使软组织重新分布。然而 X 线头影测量技术不能反映软组织的三维形态和变化。FARKAS 颅面表面测量建立在传统的人体测量方法之上，经过系统化、标准化和规范化的处理之后，可用于三维图像获取后的软组织形态分析与评价，有可能成为面部形态三维测量的方法之一。

（3）唇的评价：唇的评价在面部检查中是至关重要的，它包括上下唇长度的分析以及唇与齿、龈的关系。

①上、下唇的长度：在松弛状态下，上下唇长度比例为 1 ∶ 2。一般情况下，上唇长度为（鼻下点至上唇下点）19 ~ 22mm，下唇长度（下唇上点至软组织颏点）38 ~ 44mm。如果上唇长度过短，临床表现为上唇微向上蜷缩、上下唇间距过大，且上下唇在松弛状态下不能闭拢、上切牙暴露过多。但此时下面高却正常，上颌垂直高度正常。下唇长度过长表现为唇外翻，常与Ⅱ类或Ⅲ类骨性畸形有关。

②唇与齿龈关系：安静状态下，上唇下点与上切牙切缘的距离为 1 ~ 5mm，女性略大一些，但随年龄增大此间距逐渐减小。上唇下点与下唇上点间距正常为 1 ~ 5mm。唇间距在上唇长度短、上颌骨高度过大、下颌前伸伴开䶗的情况下会增大，此时唇闭合时，可表现为颏部与上唇肌肉紧张、鼻翼变窄。

微笑时，上切牙暴露牙冠 3/4 至龈上 2.0mm，女性一般暴露全牙冠或露出牙龈 1 ~ 2mm，男性最多暴露全牙冠。一般把牙齿、牙龈与上唇之间的关系称为笑线，下颌切牙切缘和后牙颊尖所构成的弧线与上唇唇缘平行时认为美观。微笑时暴露过多或过少牙齿和牙龈都会影响美观，微笑时牙龈暴露过多的原因包括上唇过短、上颌骨前部垂直距离过大、上切牙部位齿槽骨发育过度及切牙临床冠过短等。

3. 牙弓

（1）矢状向关系：

①磨牙关系：上颌第一恒磨牙的近中颊尖咬合时与下颌第一恒磨牙的近中颊颊尖相对，为开始近中䶗（近中尖对尖）。上颌第一恒磨牙的近中颊尖咬合于下颌第一、第二恒磨牙之间，为完全近中䶗。上颌第一恒磨牙的近中颊尖咬合时与下颌第一恒磨牙的近中颊尖相对，为开始远中䶗（远中尖对尖）。上颌第一恒磨牙的远中颊尖咬合于下颌第一磨牙的近中颊沟，为完全远中䶗。

②尖牙关系：分为中性关系、近中关系和远中关系。上颌尖牙咬在下颌尖牙和下颌第一前磨牙颊尖之间为中性关系，上颌尖牙咬在下颌尖牙唇面或其近中缘

为远中关系，上颌尖牙咬在下颌尖牙远中为近中关系。

③前牙关系：在矢状方向上表现为上下切牙间的覆盖关系，是指上前牙盖过下前牙的水平距离，即上切牙切缘到下切牙唇面的水平距离。

（2）上下切牙的覆盖关系：

①正常覆盖：上切牙切缘到下切牙唇面的水平距离在3mm以内。

②深覆盖：上下切牙切端的前后距离超过3mm以上者，称为深覆盖，分为三度。Ⅰ度深覆盖：3mm＜覆盖＜5mm。Ⅱ度深覆盖：5mm＜覆盖＜8mm。Ⅲ度深覆盖：覆盖＞8mm。

③反覆盖：下切牙切端位于上前牙切端的唇侧，常在严重的下颌前突、前牙反𬌗时呈现。

a. 上下前牙突度增加：上下切牙均唇向倾斜，上下唇闭合困难，常见于双颌前突病例。

b. 上前牙内倾：上切牙或侧切牙向腭侧倾斜，常见于安氏Ⅱ类2分类错𬌗。

（3）横向关系：

①上下牙弓宽度：上下牙弓宽度是否协调，上下后部牙弓有无对𬌗、反𬌗或锁𬌗。

②上下牙弓中线：上下中切牙之间、上下中切牙与颌面部之间中线是否对齐、协调。

（4）垂直向关系：

上下颌前磨牙颊尖咬合于对颌牙的邻间隙，否则为近中或远中关系。上下颌前磨牙的舌尖咬合于下颌前磨牙的中央窝，咬合于中央窝颊侧则为深覆盖、正锁𬌗，反之为对刃𬌗或反锁𬌗。

正中关系位（CR）又称为下颌后退接触位，即下颌生理性的最后位。正中𬌗位（CO）又称为牙尖交错位，即牙尖最大交错咬合时下颌相对于上颌的位置。

牙尖交错是指上下牙尖窝相对，达到最广泛、最紧密的接触关系时的咬合现象。正常情况下正中关系位和正中𬌗位二者为两个位置，但两者之间的滑行距离为1.0mm左右，此范围又称为“长正中”。临床检查时，医师通常用拇指引导下颌向后退至CR，再由CR至CO，检查CR-CO之间有无干扰。CR-CO的关系异常可能表示髁道斜度与切道斜度或牙尖斜度之间的不协调，是潜在的颞颌关节疾病的原因。

正常覆𬌗：上切牙覆盖过下切牙唇面不超过1/3且下切牙切缘咬在上切牙舌

面切 1/3 以内者称为正常覆殆。

深覆殆：上切牙覆盖过下切牙唇面超过切 1/3 且下切牙切缘咬在上切牙舌面切 1/3 以上者，称为深覆殆，可分为 3 度：

Ⅰ度深覆殆：上切牙植盖下切牙唇面超过切 1/3 而不足 1/2，或下切牙切缘咬在上切牙舌面切 1/3 而不足 1/2 者。

Ⅱ度深覆殆：上切牙覆盖下切牙唇面超过切 1/2 而不足 2/3，或下切牙切缘咬在上切牙舌面超过切 1/2 而不足 2/3 者。

Ⅲ度深覆殆：上切牙覆盖下切牙唇面超过 2/3，或下切牙切缘咬在上切牙舌面超过颈 1/3 者。

开殆：上下切牙切端间无覆殆关系，垂直向呈现间隙者为切牙开殆，也分为 3 度。Ⅰ度开殆：0mm ＜开殆＜ 3mm。Ⅱ度开殆：3mm ＜开殆＜ 5mm。Ⅲ度开殆：开殆＞ 5mm。

反覆殆：指咬合时下切牙舌面覆盖上切牙牙冠的唇面。常在下颌前突或反殆时出现。

4. 口腔卫生与健康的评价

佩戴正畸矫治器在很大程度上会降低牙齿的自洁功能，可能会引起龋齿、牙龈炎或牙周病，如患者已有龋齿、牙龈炎或牙周病等，必须在佩戴矫治器之前彻底地治疗，否则会加重疾病进展。

口腔卫生状况不好的患者，要特别重视在正畸治疗过程中保持口腔卫生，定期洁牙与牙周维护。

5. 口腔功能评价

口腔功能评价主要是对下颌运动及颞下颌关节的评价，特殊情况下会进行其他功能评价。

牙颌畸形被认为是引起颞下颌关节疾病的原因之一，正畸治疗前应判断患者是否存在颞下颌关节疾病，其重要性在于：

（1）如已存在颞下颌关节疾病，正畸矫正会加重颞下颌关节病的症状，并且，随着正畸治疗和新的殆平衡建立，之前存在的颞下颌关节疾病症状不一定会减轻或消失；

（2）矫治过程中出现的颞下颌关节疾病症状，可能与矫治过程中殆关系的改变有关，但随着新的殆平衡的建立，颞下颌关节症状一般会逐渐减轻或消失。如果治疗前未对下颌运动及颞下颌关节的功能状况进行评价，则一旦治疗过程中出现颞下颌关节症状，其预后很难判断。目前研究表明，牙颌畸形与颞下颌关节疾病存在着密切的关系，但还没有证据表明对牙颌畸形的矫治会引起颞下颌关节疾病。

6.X 线检查

（1）X 线头影测量：X 线头影测量是牙颌正畸治疗的常规检查，分前后位和侧位。用头颅定位仪拍摄的头影测量片进行颅颌面的测量分析，可以观察到颌骨与颅底、颌骨、牙齿以及牙齿之间的关系，有利于错𬌗畸形的诊断与治疗计划的制订。另外，比较治疗前后的 X 线头影测量片，还可以准确评价矫治效果。

头颅定位仪的定位关键在于通过定位仪的左右耳塞与眶点指针，三者构成与地面平行的恒定平面的原理。在 X 线照相时，先使头颅定位仪的两耳塞进入头部左右外耳道，然后上下调整头部位置，使眶点指针低于眶点，此时头颅便固定在眼耳平面与地面平行的位置上。每次照相时，头位均恒定于此不变。头颅定位仪的顶盘一般具有刻度并能旋转，当需要投罩后前位或一定角度时，只需转动 90° 或一定角度即可。

但近年来越来越多学者们认为，使用自然姿势位进行拍摄得到的 X 线头影测量片诊断价值更高。

拍摄时嘱患者唇部放松，切勿用力闭唇造成颏肌紧张而影响对唇部位置与颌骨、牙齿之间关系的评价。拍摄时牙齿应轻轻地咬在正中𬌗位上，如存在严重的正中关系位与正中𬌗位不调，需要加拍中关系位片。

牙颌畸形患者一般只拍摄 X 线头影测量侧位片，颜面不对称和牙弓或颌骨宽度异常的患者需拍摄 X 线头影测量正位片以评价软硬组织不对称的程度及发生部位。

（2）曲面断层片：拍摄曲面断层片时，将 X 线球管从颌骨的一侧旋转至另一侧，使颌骨和牙齿位于一个断面上，可以观察到整个牙列的情况，以及牙列与颌骨主要结构之间的关系。通过曲面断层片可以判断全口牙齿的发育情况、上下颌骨基本结构是否正常以及牙齿是否存在病理性损害等，还可以观察颞下颌关节是否有形态或位置异常。但由于曲面断层在拍摄过程中存在放大率不确定的问题，因此不能用于准确测量。

（3）根尖片：根尖片能够细致地观察牙根、牙周组织和根周围骨组织的状况。如怀疑某区域存在根吸收，可拍摄根尖片来观察根吸收的程度和范围等。对于颌创伤或牙周病的患者，局部或全口根尖片可以判断牙周组织的改变程度、受损伤范围以及判断牙周疾病处于静止期还是活跃期。同时，对于深龋、根尖病变、外伤牙、多生牙、埋伏阻生牙等也需要拍摄根尖片帮助诊断。

（4）关节片：有颞下颌关节疾病的患者一般可通过颞下颌关节片或颞下颌关节断层片来了解关节结构的状况。关节片可以清晰地显示关节间隙、髁状突、关节结节及关节窝的形态，从而判断关节症状是功能性的还是病理性的。特殊情况下还可以通过颞下颌关节造影来观察关节结构的变化。

第三节　诊断资料的分析与治疗计划

一、资料的分析

理想正常𬌗是 Angle 在 1890 年提出的，他认为上颌固定在颅骨上，上颌第一恒磨牙位于上颌骨上，错𬌗多是下颌或下颌牙列异常造成的，由此提出理想正常𬌗标准：上颌第一恒磨牙的近中颊尖咬在下颌第一恒磨牙的近中颊沟，牙齿一颗不缺，覆𬌗、覆盖正常。

Angle 的正常𬌗六要素是我们认识错𬌗畸形的另一个参考标准。正常𬌗六要素既是诊断标准，也是治疗目标。

个别正常𬌗是指在不影响正常生理功能的前提下，存在微小牙列畸形的状态下的𬌗关系。个别正常𬌗也是临床诊断与治疗的参考标准。

二、模型分析

（一）对称性分析

颜面不对称的患者很容易观察到牙弓不对称，但颜面对称仍可能存在牙弓的不对称。牙弓对称时，牙列可能并不对称，如出现中切牙向一侧漂移、向中线偏斜或单侧后牙近中移动过多。牙弓的不对称会与颌骨、颜面形态形成不协调，进而影响𬌗的稳定性和美观。因此客观、定量评价牙弓对称性显得十分必要。

一般假想一条与面部中线一致的牙弓中线作为参考线，观察两侧牙齿同名标志点距中线的距离是否相等，正常情况下两侧基本一致。也可用带有网格的透明标尺测量，将标尺中线与牙弓假想中线重合，观察两侧牙齿在网格上分布是否对称。还有学者通过腭皱襞来确定牙弓中线，其方法为：做最前端左右两侧第一条腭皱襞的近中点间连线的中点和左右最后一条腭皱襞近中点之间连线的中点，连接两个中点的连线可以认为是牙弓中线，通过此中线可以判断牙弓的对称性。

（二）拥挤度分析

拥挤度分析是对牙列拥挤程度的定量评价。牙弓拥挤度是指牙弓应有长度与牙弓现有长度之差或必需间隙与可用间隙之差。

拥挤度分析通常在模型上进行，第一步是计算牙弓现有长度（可用间隙），即牙弓整体弧形的长度。用一根直径 0.5mm 的黄铜丝，一般从下颌第一恒磨牙近中接触点沿下颌前磨牙颊尖、下尖牙牙尖经过正常排列的下切牙切缘到对侧第一磨牙近中接触点。如全部下切牙均向唇侧或舌侧倾斜时，应沿下切牙牙嵴顶进行测量，使黄铜丝呈一根弧线，再将铜丝弄直后测量其长度，一般可测量 3 次后求平均值，即为下牙弓现有弧形长度或称可用间隙。

如需测量上牙弓的弧形长度，则从上颌第一磨牙近中接触点开始沿前磨牙𬌗面至尖牙牙尖，再沿上切牙切缘至对侧上颌第一磨牙近中接触点。此外，也可用分规或游标卡尺对牙弓弧形长度进行分段测量：一般可将牙弓分为 4 段，即一侧的切牙与尖牙，第一前磨牙近中至第一恒磨牙近中接触点，两侧共 4 段。

第二步是测量牙弓应有长度，即牙弓内各牙齿牙冠宽度的总和。恒牙列期牙冠的宽度可用分规或游标卡尺测量每个牙冠的最大径。由于多数错位牙在牙弓的前、中段，因此一般测量下颌。

如果牙齿应有长度大于牙弓现有长度，则为拥挤；如果牙弓现有长度大于应有长度，则牙列中存在间隙。

切牙舌向倾斜或前突与牙齿拥挤度之间存在着相互作用的关系：切牙舌向倾斜会加重牙列的拥挤度，但是，当切牙唇倾时又会为牙列提供间隙；切牙前突时牙列的拥挤程度通常较轻，然而，内收切牙时则需要间隙。因此，切牙前突和牙齿拥挤的纠正同时需要间隙来完成，也可以说切牙拥挤与前突同为间隙不足的表现。

1. 牙弓长度的测量

牙弓长度的测量方法是以左右侧第二恒磨牙远中接触点间连线为底线，由中切牙近中接触点向底线所作的垂线为牙弓总长度。此长度也可分为 3 段：切牙近中接触点至尖牙连线的垂距为牙弓前段长度；尖牙连线至第一磨牙近中接触点连线的垂距为牙弓中段长度；第一磨牙近中面连线至第二磨牙远中面连线间垂距离牙弓后段长度。通常将切牙近中接触点至第一恒磨牙近中接触点间的垂距称为牙弓长度。乳牙列期到恒牙列期牙弓长度会发生变化，一般会减小 1 ～ 2mm。

2. 牙弓宽度的测量

一般测量牙弓三个部位的宽度，即牙弓前段宽度 (左右侧尖牙牙尖间宽度)、牙弓中段宽度 (左右侧第一磨牙中央窝间的宽度)、牙弓后段宽度 (左右侧第一磨牙中央窝间的宽度)。

3.Spee 曲线与横𬌗曲线

纵𬌗曲线是指连接切牙切缘、尖牙牙尖、后牙颊尖的连线。下颌称 Spee 曲线，凹面向上。Spee 曲线的切牙段较为平直，尖牙向后逐渐降低，在第二双尖牙颊尖或第一恒磨牙的近中颊尖处最低，第二、三磨牙颊尖又逐渐升高。上颌称补偿曲线，凸向下。切牙至第一磨牙近颊尖段较平直，向后逐渐向上弯曲。

测量 Spee 曲线的曲度值时，用直尺置于下切牙切端与第二恒磨牙的颊尖处，测量曲线最低点至直尺的距离，两侧测量值相加除以 2 即为患者的 Spee 曲线的曲度值。正常颌的 Spee 曲线较为平直，曲度增大的情况多见于下切牙过高或磨牙压低的深覆𬌗病例。进行 Spee 曲线整平时，曲度每降低 1mm，在牙弓中需要提供 1mm 间隙，所以在进行间隙分析时，需要将 Spee 曲线纠正需要的间隙考虑在内。

横𬌗曲线也称 Wilson 曲线，是连接双侧同名磨牙颊、舌尖的曲线。上颌横𬌗曲线，凸向下，凸度明显。下颌横𬌗曲线，凹面向上，但由于下后舌尖较高，颊尖较低，故该曲线通常不十分明显。从冠状方向看下颌牙弓，磨牙、前磨牙的牙体长轴都有向中线聚集的倾向，也就是向舌侧倾斜。

上下牙列的横𬌗曲线或纵𬌗曲线，均彼此相似合。从而使上下颌牙齿在咀嚼运动中保持良好的接触关系，并与下颌运动的方式相协调。同时，𬌗曲线与牙槽突的曲线也基本一致。这些曲线的一致性和协调性对于咀嚼力的分布与传导，对于牙周组织健康的保护都是十分重要的。因此，在正畸治疗过程中不仅仅要调整Spee 曲线，而且要调整 Wilson 曲线才能使新建立的𬌗关系符合下颌运动的生理需求。

（三）牙齿大小协调性——Bolton 指数分析

错𬌗的病例中常出现由于牙冠宽度的大小不协调而不能达到良好的𬌗关系。Bolton 指数是指上下前牙牙冠宽度总和的比例关系与上下牙弓全部牙牙冠宽度总和的比例关系。用 Bolton 指数可以诊断患者上下牙弓中是否存在牙弓宽度不协调的问题。方法是测量上下颌牙的宽度，得出下列比例：

前牙比 = 下颌 6 个前牙牙冠宽度总和 / 上颌 6 个前牙牙冠总和 × 100%

全牙比 = 下颌 12 颗前牙牙冠宽度总和 / 上颌 12 颗前牙牙冠总和 × 100%

中国人的正常𬌗的 Bolton 指数，前牙比为 78.8%，全牙列为 91.5%。根据以上比例可以判断上下牙弓的不调是发生在上颌或下颌，为前牙或全部牙的宽度异常。

Bolton 指数减小，表示上颌牙量相对较大，临床表现可能为前牙覆盖大、深覆𬌗或磨牙远中关系，一般选择上牙邻面去釉、适当加大覆盖、覆𬌗或增加下颌前牙宽度等治疗。当 Bolton 指数增大，表示下颌牙量相对较大，可能出现前牙对刃、反𬌗或磨牙近中关系等，可以通过适当减小覆盖、覆𬌗，加大上前牙或下前牙减径或减数等方法进行调整。

上下牙齿宽度之和差异在 1.0mm 左右造成 Bolton 指数不协调，一般无须特意调整，少量加大或减少覆盖或增加牙齿宽度较小一颌的牙齿近远中倾斜度就可以纠正。上下牙齿宽度之和差异大于 1.0mm 造成的 Bolton 指数不协调，在治疗时要根据患者的实际情况进行协调。

Bolton 指数分析可协助诊断和分析错𬌗形成的机制，并可作为制订治疗计划时的参考因素之一。但是此法也有不足之处，即没有考虑各牙长轴的倾斜度，如双颌前突患者其比率可能正常但错𬌗确实存在。

（四）诊断性牙排列试验

恒牙列中一些牙列拥挤的病例，确定是否拔牙足趾有一定困难时，可采用牙排列试验来协助诊断，预测疗效。牙排列试验是依据某种拔牙（如第一前磨牙拔除）或非拔牙（如扩弓）方案，在模型上模拟进行牙齿位置的重新排列，从而直观预测牙移动量及方向、拔牙剩余间隙量、支抗磨牙调控等各种情况，为诊断及治疗方案制订提供初步依据。

牙排列试验具体操作步骤为：

（1）在模型上用铅笔画出中线的位置，并在患者的面部正中矢状平面核对中线位置，同时画出上、下颌第一磨牙的咬合线。为较准确记录咬合关系，模型最好能转移到𬌗架上；

（2）在上颌第一磨牙前各个牙的牙冠唇面用铅笔标出左右侧各牙的序号，并在各个牙颈缘上 2 ~ 3mm 处定点，然后将各点连接成一线；

（3）沿各牙颈缘上的连线水平向锯开石膏模型，要注意尽量不损坏牙及基骨并保留部分牙槽骨；

（4）从左右第一磨牙近中垂直锯入，注意尽量不伤及接触点和牙冠宽度；

（5）将锯下的前段牙列每一个牙仔细地分开，注意不伤及牙冠宽度，适当地修整各个牙近、远中根部石膏；

（6）在模型上被锯去牙的区域放置红蜡片，按中线和下牙弓的𬌗关系将锯下的左、右侧中切牙，侧切牙，尖牙排列好，立即可以看到剩余间隙的大小，以决定是采取减数方法还是扩弓方法。如需拔除第一前磨牙则排好左右侧第二前磨牙，再视余留的间隙量以确定磨牙应向近中移动的量，对设计支抗也有参考作用。

由于在模型上锯掉牙齿时，对牙齿的宽度都有一定程度的损耗，因此，该方法并不能用于精确的间隙分析，计算机模拟排牙试验更为精确可靠。

（五）模型外科

根据临床检查、头影测量分析、良好的正颌术后面形预测等资料，对牙𬌗研究模型进行截断、拼对等分析，从而获得良好的𬌗关系，将这一过程称之为模型外科。对于需要进行正颌外科手术患者而言，治疗前的模型外科分析可以帮助确定术前正畸治疗的计划和将来需要进行的手术基本情况，为手术模拟提供参考依据。对于将要完成术前正畸的病例来说，可以帮助确定牙齿代偿是否去除，手术后𬌗关系的情况、是否存在𬌗干扰，以及手术后𬌗稳定性等问题。术前的模型外科则可以看作是一种手术过程的预演练。

对于近年来开展的“手术优先”的正颌技术来说，模型外科更为重要，它不仅提供手术的基本信息，更要提供手术后正畸治疗的基本信息，对牙齿的移动范围、最终𬌗关系的建立，以及牙齿位置的确定等都需要在手术前明确，以便术后正畸治疗的顺利。

模型外科包括全牙弓式和节段式两种。由于模型外科完全是正颌手术的模拟，因此它必须要在𬌗架上进行，尤其是需要分段截骨的病例。在对模型进行切割、拼对时，不能破坏牙冠的邻接关系、根尖的解剖结构，不能超过手术的极限，以达到最佳的咬合关系为原则。

三、X 线头影测量分析

X 线头影测量主要是测量 X 线头颅定位照相所得的影像，对牙颌、颅面各标志点描绘出一定的线角进行测量分析，从而了解牙颌、颅面软硬组织的结构，使对牙颌、颅面的检查、诊断由表面形态深入到内部的骨骼结构中去。几十年来 X 线头影测量一直成为口腔正畸及口腔外科等学科的临床诊断、治疗设计及研究工作的重要手段。

X 线头影测量分析是在头颅定位正侧位片的影像描绘图上进行的，也可以在计算机的屏幕上直接定点进行测量。头颅影像描绘图既是头颅解剖结构精确真实的反映，又可以对头颅片上的内容进行提炼，去除干扰影像，便于分析。因此，在对影像描绘图进行分析之前，必须要对颅面部的软硬组织三维结构有十分清晰的认识与理解。影像描绘图不仅是三维结构在二维平面上的反映，又是双侧结构重叠于一张图的影像反映。虽然随着计算机头影测量软件系统的不断发展与完善，数字化 X 线头影测量片的测量分析可以通过计算机来完成，但是基本的测量标志点的定点工作仍由人工来进行，定点的准确性决定了计算机分析结果的可靠性。

（一）头影图的描绘

X 线头影测量不能在 X 线头影像上直接进行，而需在描绘的头影图像上进行，故描绘的头影图必须精确地与头影像上的形态完全一致。描图可在具有良好光源的 X 线看片灯下或专用的描绘桌上进行。描图及测量时需要硫酸描图纸、

0.5mm 硬质尖锐铅笔、橡皮、精确的毫米尺、半圆仪等。将 X 线头影描于硫酸描图纸上，再在描图纸上进行测量分析。另外，在对切牙或磨牙进行描图时，可能需要参考石膏模型。描绘图的点线必须细小精确，以减小误差。在 X 线头影图像上，可因头颅本身厚度或个体两侧结构不完全对称而出现的部分左右影像不完全重合（头颅定位不准也有此弊，应尽量避免），此时，则按其平均中点来做出描绘。

描绘头影图步骤如下：

（1）在头颅 X 线片上任 3 个角上画出 3 个定位十字，将硫酸描图纸固定在 X 线片上，在纸上也画出定位十字。同时在描图纸上注明患者姓名、年龄、性别、描图日期等一般信息。

（2）描绘软组织侧貌、颅骨外轮廓、颈椎；

（3）描绘颅底、颅骨的内缘、额窦、耳杆；

（4）描绘上颌骨及其相关结构，包括上颌牙齿、鼻骨及翼上颌裂；

（5）描绘下颌骨及下颌牙齿。

（二）头影测量标志点

头影测量标志点可分为两类：一类是解剖的，这一类标志点是真正代表颅骨的一些解剖结构；另一类是引申的，这一类标志点是通过头影图上解剖标志点的引申而得的，如两个测量平面相交的一个标志点。

1. 颅部标志点

（1）蝶鞍点：蝶鞍影像的中心。这是常用的一个颅部标志点，在垂体窝的几何中心点。

（2）鼻根点：正中矢状面上鼻额缝的最前点。这是前颅部的标志点，代表面部与颅部的结合处。有些 X 线片上此点显示不太清楚，是因为其形态不规则骨缝形成角度之故。

（3）耳点：外耳道的最上点。头影测量上常以定位仪耳塞影像的最上点为代表，称为机械耳点。但也有少数学者使用外耳道影像的最上点来代表，则为解剖耳点。

（4）颅底点：枕骨大孔前缘之中点。此点一般较易确定，常作为后颅底的标志。

（5）Bolton 点：枕骨髁突后切迹的最凹点。

2. 上颌标志点

（1）眶点：眶下缘的最低点。当患者两侧对称及在完好的定位下，左右眶点才位于同一水平，但实际上难以达到。一般 X 线片上可显示左右两个眶点影像。故常选用两点之间的点作为眶点，这样可以减少其误差。

（2）前鼻棘：前鼻棘之尖。前鼻嵴点常作为确定颚平面的两标志点之一，但此标志点的清晰与否与 X 线片的投照条件有关。一般不作为近远中长度测量所用。

（3）上牙槽座点：前鼻棘与上牙槽缘点间的骨部最凹点。此点仅作为前后向测量所用。

（4）上牙槽缘点：上牙槽突的最前下点。此点常在上中切牙的釉质 – 牙骨质界处。

（5）翼上颌裂点：翼上颌裂轮廓的最下点。翼上颌裂的前界为上颌窦后壁 . 后界为蝶骨翼突板的前缘，此标志点提供了确定上颌骨的后界和磨牙的近远中向间隙及位置的标志。

（6）后鼻棘：硬腭后部骨棘之尖。

（7）上中切牙点：上中切牙切缘的最前点。一般上中切牙的测量有两种方法，一种是以此点与根尖点相连为上中切牙牙长轴来作为角度测量的一个平面，另一种是测量此点与其他结构间的距离。

3. 下颌标志点

（1）裸顶点：裸突的最上点。

（2）关节点：颅底下缘与下颌髁突颈后缘的交点。关节点常在髁顶点不易确定时而代替髁顶点。

（3）下颌角点：下颌角的后下点，可通过下颌升支平面和下颌平面交角之分角线与下颌角之相交点来确定。

（4）下牙槽座点：下牙槽突缘点与颏前点间的骨部最凹点。

（5）下牙槽缘点：下牙槽突的最前上点。此点常在下中切牙之釉质 – 牙骨质界处。

（6）下切牙点：下中切牙切缘之最前点。

（7）颏前点：额部之最突点。

（8）颏顶点：额前点与额下点之中点。

（9）额下点：颏部之最下点。

（10）D 点：下颌体骨性联合部之中心点。

4. 软组织侧面标志点

（1）额点：额部的最前点。

（2）软组织鼻根点：软组织侧面上相应的鼻根点。

（3）眼点：睑裂的眦点。

（4）鼻下点：鼻小柱与上唇的连接点。

（5）唇缘点。

（6）上唇突点：上唇的最突点。

（7）下唇突点：下唇的最突点。

（8）上唇缘点：上唇黏膜与皮肤的连接点。

（9）下唇缘点：下唇黏膜与皮肤的连接点。

（10）上唇凹点：上唇正中线上鼻下点与唇红缘之间的最凹点。

（11）下唇凹点：下唇缘点与软组织额前点之间下唇的最凹点。

（12）口裂点：上下唇之间的裂隙中点。

（13）鼻顶点：鼻部软组织之最突点。

（14）鼻小柱点：鼻小柱之最前点。

（15）软组织额前点：软组织额的最前点。

（16）软组织额顶点：蝶鞍点、额顶点间连线的延长线与颏部软组织外形轮廓的交点。

（17）软组织额下点：软组织颏的最下点。

（18）咽点：软组织颈部与咽部的连接点。

（三）头影测量平面

（1）基准平面：是在头影测量中作为相对稳定的平面。由此平面与各测量标志点及其他测量平面间构成角度、线距、比例等 8 个测量项目。目前最常用的基准平面为前颅底平面、眼耳平面和 Bolton 平面。

（2）眼耳平面：由耳点与眶点连线组成。大部分个体在正常头位时，眼耳平面与地面平行。实际定位中，由于外耳道影像不易辨清，常以机械耳点代替外耳道的最高点，该点通常位于机械耳点的稍后上方。另外，眶下点也不易准确定位，两侧的眶下点常常不在一起，通常要取左右两侧眶下点连线的中点，所以这样定出的基准平面与实际意义上的水平参考线仍稍有不同。

（3）前颅底平面：由蝶鞍点与鼻根点的连线组成。在颅部的矢状平面上，代表前颅底的前后范围。由于这一平面在生长发育中具有相对的稳定性，因而常作为面部结构对颅底关系的定位平面。正常情况下，该平面与地平面成 6 ~ 7° 夹角。当 S 点或 N 点位置变异造成的相关测量值变异时，可用该平面与水平面所成角度进行校准。

（4）Bolto 平面：由 Bolton 点与鼻根点连接线组成，常用做重叠头影图的基准平面。

（四）常用 X 线头影测量分析法

1.Downs 分析法

该法是以眼耳平面作为参考平面的。具体的测量项目有：

（1）骨骼间关系的测量：包括面角、颌凸角、上下牙槽座角、下颌平面角及 *Y* 轴角等 5 项测量。

①面角：面平面与眼耳平面相交的下后角。此角代表下颌的突缩程度。此角越大表示下颌越前突，反之则表示下颌后缩。

②颌凸角：*NA* 与 *PA* 延长线的交角。此角代表面部的上颌部对整个面部侧面的关系。当 *PA* 延长线位于 *NA* 前方时，此角为正值，反之若 *PA* 延长线在 *NA* 之后方时，则此角为负值。此角越大表示上颌相对突度越大，反之表示上颌相对后缩。

③上下牙槽座角：或其延长线与面平面的交角。此角代表上下牙槽基骨间的相互位置关系。此角在面平面之前方形成为负值角，反之在面平面之后方形成则为正值角。此角越大表示上颌基骨对下颌基骨的相对位置为后缩，反之，此角越小则表示上颌基骨对下颌基骨的相对位置关系为前突。

④下颌平面角：下颌平面与眼耳平面的交角。下颌平面由通过颏下点与下颌角下缘相切的线所代表。此角表示下颌平面的陡度及面部的高度。下颌平面角越大表示为高角面形，可以发生于凸面形或凹面形，角度过小为低角面形。下颌平面角在一定程度上反映了错𬌗矫治的难易程度及预后。

⑤ *Y* 轴角：*Y* 轴与眼耳平面相交的下内角。此角也表示颏部的突缩。*Y* 轴也代表面部的生长发育方向。Ⅱ类面型越严重，该角值越大。

（2）牙骀与骨骼间关系的测量：

①骀平面角：骀平面与眼耳平面的交角。此角代表骀平面的斜度。此角越大代表骀平面越陡，为安氏Ⅱ类面型倾向；反之此角越小代表骀平面越平，为安氏Ⅲ类面型倾向。骀平面采用第一恒磨牙及上下中切牙的标志点组成。骀平面为均分第一磨牙重叠牙尖与切牙覆骀的一条连线（即解剖骀平面）。当切牙严重错位时，骀平面为均分第一磨牙重叠牙尖与第一前磨牙重叠牙尖的连线（即功能骀平面）。该平面向下倾斜为正角，正角越大，Ⅱ类面型越明显。下颌升支过长可以使该角有减小的趋势。

②上下中切牙角：上下中切牙牙长轴的交角。此角代表上下中切牙间的突度关系。此角越大则表示突度越小，反之此角越小则表示突度越大。牙长轴以切缘与根尖的连线来代表。

③下中切牙 - 骀平面角：下中切牙长轴与骀平面相交的下前角。此角代表下中切牙与骀平面的关系。

④下切牙 - 下颌平面角：下中切牙长轴与下颌平面的交角。此角代表下中切牙唇舌向的倾斜度。

⑤上中切牙突距（1–*AP*）：上中切牙切缘到 *AP* 连线的垂直距离。此距代表上中切牙的突度，当上中切牙切缘在 *AP* 连线前方时为正值，反之为负值。

（3）多角形图：为了快速、直观表达头影测量的结果，1951 年 Vorhies 等将 Downs 分析法的正常值和测量结果以多角形图的形式表达。多角形图的垂直中线表示所测变量的均值，其边界为正负 2 倍标准差的范围。所有代表Ⅱ类错骀趋势的读数置于左侧，所有代表Ⅲ类错骀趋势的读数都置于右侧。多角形图的上半部分为骨性指标，下半部为牙性指标。水平线上的每一单位表示 1° 或 1.0mm。

由于牙颌、颅面结构特征存在着明显的种族差异，因而 Downs 所得的美国正常白种青少年数据并不能直接作为我国青少年的临床诊断与矫治标准。20 世纪 60 年代初，北京医科大学曾使用 Downs 分析法对北京地区正常骀青少年进行 X 线头影测量，得出各项测量数据，以供我们正畸临床参考应用。

2.Steiner 分析法

Steiner 分析法是目前临床广泛使用的头影测量方法之一。Steiner 分析法包括

3 个部分：上下颌骨与颅骨的关系；上颌切牙与下颌切牙与各自颌骨的关系及其之间的关系；面下部软组织的平衡。由于耳点与眶下点稳定性差，并且存在不易定位的问题，Steiner 采用 *SN* 平面作为测量的参考平面。

（1）颌骨分析：

①上颌骨：以 *A* 点代表上颌骨基骨的最前界限，*SNA* 角可以表示上颌骨相对于颅底的前后向位置。角度过大，代表上颌骨位置相对前突，角度过小，代表上颌骨位置相对后缩。

②下颌骨：以 *SNB* 角表示下颌骨相对于颅底的位置。角度过小表示下颌骨位置相对后缩。

③上下颌骨之间的关系：Steiner 使用 *ANB* 角代表上下颌骨之间的矢状向位置关系。*ANB* 角为 *SNA* 角与 *SNB* 角之间的差值。Steiner 认为 *ANB* 角的意义要远比其本身的读数更加重要。该角度大于 3° 或越大，骨性Ⅱ类趋势越严重，该角度为 0 或为负值，表示下颌基骨位于上颌基骨之前，为骨性Ⅲ类关系。

④𬌗平面：𬌗平面为均分第一磨牙重叠牙尖与第一前磨牙重叠牙尖的连线。其与 *SN* 平面的交角代表了𬌗平面的斜度。

⑤下颌平面：Go-Gn 连线与前颅底平面的交角，代表下颌平面的斜度及面高。角度过大或过小分别表示高角面形或低角面形，对于不同的面形应注意其对制订治疗计划及治疗过程中施加矫治力的影响。

（2）牙齿分析：

①上切牙的位置：上切牙的相对位置以其与 *NA* 连线的相互关系来表示。上切牙长轴与 *NA* 连线所成的角度表示上切牙的倾斜度，而上切牙到 *NA* 连线之间的距离（mm）表示上切牙相对于 *NA* 连线的前后向位置。正常情况下，上切牙牙冠位于 *NA* 连线前 4.0mm，并与之成 22° 角。但不论是角度还是距离，都不能单独反映上切牙的相对位置。同样的上切牙角度，可以有不同的距离读数，其前后向的位置并不确定。反之，距离读数相同，切牙的唇舌向倾斜度也可能不同。因此，两者必须综合考量。

②下切牙位置：下切牙的相对位置以其与 *NB* 连线的相互关系来表示。下切牙长轴与 *NB* 连线所成的角度表示下切牙的倾斜度，而下切牙到 *NB* 连线之间的距离（mm）表示下切牙相对于 *NB* 连线的前后向位置。正常情况下，下切牙牙冠位于 *NB* 连线前 4.0mm，与之成 25° 角。与上切牙的情况相同，两者必须综合

考量。

③上下中切牙角：上下中切牙长轴的交角，表不上下切牙的相对位置关系。如果读数小于 130°，就意味着上下颌切牙需要进行直立。角度过大，则意味着上切牙或下切牙需要唇倾或矫治倾斜度。

（3）软组织分析：*S*– 线，是过鼻下缘 *S* 形之中点与软组织颏部外形相切的一条线，Steiner 认为，理想的侧貌是上下唇应正好与 *S*– 线相接触。如果唇位于该线之前，表示颌骨或牙齿前突，需要正畸治疗来改善突度口，相反，唇位于线后表明为凹面形，需要将颌骨或牙齿唇向移动。

3. 常用软组织测量内容

判断软组织侧貌是否平衡通常是评价唇的位置，唇的变化对面部侧貌的影响最为显著，而正畸对面部软组织的影响最多的也是唇的改变。对于唇位置的评价除 Steiner 使用的 *S*– 线外，临床上还经常使用 Ricketts 的 *E*– 线，*E*– 线又称审美平面，是指鼻顶点和软组织额前点相切的一条直线，测量上下唇突点至该线的距离，唇位于线前为正值，反之为负值。中国人下唇位于审美平面前 1.0mm 左右。1979 年，Holclway 根据白种人协调侧貌的特征，采用上唇凸点至软组织颏前点连线（*H*– 线）作为基准平面，归纳出 11 项软组织分析测量项目。

（1）面形角：软组织鼻根点与颏前点连线与 *FH* 平面相交所成的后下角。正常值 90° ~ 92°。角度增大表示下颌前突，小于 90° 表示下颌后缩。

（2）鼻突度：鼻尖的突度，过 *Sn* 向 *FH* 做垂线，鼻尖至垂线的距离。

（3）上唇沟深度：上唇凹点到 *H*– 线的距离。侧貌协调时该距离一般为 5mm，上唇短或较薄时，可以为 3mm，上唇长或稍厚时，可以为 7mm，均可达到较美观的侧貌。上唇深度常常与上唇曲度相结合使用。

（4）鼻底至 *H*– 线距：软组织鼻下点至 *H*– 线的距离，一般不应超过 12mm（14 岁）。

（5）骨组织突度：上颌 A 点距硬组织面平面的距离，一般为 0.0mm。

（6）上唇厚度：上颌骨最外缘 *A* 点之下 2mm 至上唇最外缘之间的水平距离。在此水平面上，鼻部的结构不会影响到唇的外形。正常值为 15mm。

（7）上唇张力：上唇红至上颌中切牙唇面之间的水平距离。该测量值应与上唇厚度相一致（相差不超过 1mm），如果小于上唇厚度，表示上唇张力大，意味着将切牙内收可以降低唇的张力。

（8）*H* 角（*H*–line Angle）：将上唇凸点至软组织颏前点连线（*H*– 线）作为基准平面，其与硬组织 *NB* 连线所构成的角度称为 *H* 角。*H* 角即表示上唇的突度，又表示软组织颏部的后缩量。当骨性关系正常时，该角为 7° ～ 15° 。

（9）下唇至 *H*– 线距：测量下唇最凸点到 *H*– 线之间的距离。唇位于线后则读数为负值，位于线前为正值。正常 –1 ～ 2mm。

（10）下唇沟深度：下唇最凹点至下唇与颏部连线的距离。正常值为 5mm。

（11）颏部软组织厚度：颏前点到软组织颏前点之间的水平距离。正常值为 10 ～ 12mm。

四、全面间隙分析

全面间隙分析是指对完成患者牙颌畸形矫治所需间隙的系统分析，包括间隙的需求、间隙的获得、间隙的使用和间隙的处理。通过这个分析可以指导临床治疗过程中对间隙的控制和对间隙的利用，节约矫治时间，提高矫治效率。通常制订矫治计划时需要考虑间隙的各个方面有：

牙列拥挤的解除：解除 1.0mm 的牙弓拥挤，需要 1.0mm 的间隙。

（一）前牙内收

上下颌切牙的舌向移动都需要间隙来完成，相反，切牙的唇向移动，可以为牙弓提供间隙。预测上下切牙切缘移动的水平距离，并将该距离乘以 2，就可得到切牙舌向移动时所需要的间隙量或可产生的间隙量，即切牙切缘每舌向移动 1mm，需要有 2mm 的牙弓间隙。

（二）磨牙关系的调整

将Ⅱ类磨牙关系调整为Ⅰ类关系时，下颌需要为磨牙前移提供间隙，如在上颌支抗磨牙不动的前提下，由Ⅱ类尖对尖调整为中性关系，下颌需要 3 ～ 4mm 间隙。相反，由Ⅲ类磨牙关系调整为Ⅰ类关系时，上颌需要为磨牙前移提供间隙。

（三）Spee 曲线纠正

整平 Spee 曲线，应首先确定是采用升高后牙的方案还是压低前牙的方案。

升高后牙一般不需要牙弓间隙，而压低前牙则需要牙弓间隙，通常认为每整平1mm 的 Spee 曲度，需要 1mm 的间隙。

牙弓宽度的协调：对于牙弓狭窄的病例，可以通过扩大牙弓来提供间隙。牙弓扩大 1.0mm 可获得 0.7mm 的间隙。

（四）Bolton 比值

当 Bolton 比值失调小于 1 ~ 2mm 时，可以通过增加牙齿倾斜度、适当增加或减小前牙覆𬌗、覆盖的方法进行协调。但是，当牙齿大小比例失调大于 2mm 时，就需要考虑间隙分配的问题。如由于过小的上前牙造成的前牙比率过大，就需要在上颌前牙段预留出进行冠改型修复的空间，由于下前牙过大造成的前牙比率过大，则需要适当对下前牙进行邻面去釉来创造间隙，必要时还需要额外拔除一颗下前牙。

（五）中线的纠正

中线的矫正即意味着两侧拔牙间隙的重新分配，如中线向右偏斜 2mm，则需要在左侧占用 2mm 间隙，而右侧会多余 2mm 间隙。

对于间隙的全面分析可以了解牙颌畸形矫治所需间隙的多少，这些间隙都被用来解决那些问题，同时也要考虑如何获得这些间隙，拔牙、磨牙远中移动、扩弓或减径等都是获得间隙的途径。因此，间隙分析对牙颌畸形的矫治至关重要。

第四节　牙颌畸形的临床诊断

牙颌畸形的诊断与一般疾病的诊断不完全一致。牙颌畸形的诊断是在主诉、临床检查和资料分析的基础上对牙颌畸形进行分类和问题的列出。在准确诊断的基础上才能进行治疗目标的确定和治疗方案的选择和制订。牙颌畸形的诊断一般包含两个部分内容：错𬌗分类和问题的列出。

一、错𬌗的分类

（一）安氏分类

安氏错𬌗畸形分类法是由现代口腔正畸学的创始人 Edward H. Angle 医师于 1899 年提出的，是目前国际上最为广泛应用的一种错𬌗畸形分类方法。Angle 认为，上颌第一恒磨牙位于上颌骨的颧突根之下，而上颌骨又固定于颅骨上，其位置相对恒定且不易错位，因此 Angle 称上颌第一恒磨牙是𬌗的关键，而各类错𬌗畸形均是由于下颌、下牙弓在近远中向的错位所引起的。Angle 以上颌第一恒磨牙为基准，将错𬌗畸形分为 3 大类。

1. 第一类错𬌗——中性错𬌗

上下颌骨及牙弓的近、远中关系正常，磨牙关系为中性关系，即在正中𬌗位时，上颌第一恒磨牙的近中颊尖咬合于下颌第一恒磨牙的近中颊沟内。此时，若口腔内全部牙齿排列整齐而无错位，即称之为正常𬌗；若磨牙为中性关系但牙列中存在错位牙，则称为中性错𬌗或第一类错𬌗。

第一类错𬌗可表现为前牙拥挤、上牙弓前突、双牙弓前突、前牙反颌、前牙及双尖牙开颌、后牙颊舌向错位等。

2. 第二类错𬌗——远中错𬌗

上下颌骨及牙弓的近、远中关系不调，下颌及下牙弓处于远中位置，磨牙为远中关系；如果下颌后退 1/4 个磨牙或半个前磨牙的距离，即上下颌第一恒磨牙的近中颊尖相对时，称为轻度远中错𬌗关系或开始远中错𬌗。若下颌或下牙弓处于更远中的位置，以至于上颌第一恒磨牙的近中颊尖咬合于下颌第一恒磨牙与下颌第二前磨牙之间，则称为完全远中错𬌗关系。

（1）第二类，第一分类：磨牙远中错𬌗关系，上颌前牙唇向倾斜。可表现为上颌前牙前突、深覆𬌗、前牙深覆盖、上唇短、开唇露齿等。

（2）第二类，第一分类，亚类：一侧磨牙为远中错𬌗关系，而另一侧为中性𬌗关系，且上颌前牙唇向倾斜。

（3）第二类，第二分类：磨牙远中错𬌗关系，上颌前牙舌向倾斜。其主要症状是内倾型深覆𬌗、面下部过短、颏唇沟较深等。

（4）第二类，第二分类，亚类：是指一侧磨牙为远中错𬌗关系，而另一侧为中性䶬关系且上颌前牙舌向倾斜。

3. 第三类错䶬——近中错䶬

上下颌骨及牙弓的近、远中关系不调，下颌及下牙弓处于近中位置，磨牙为近中关系；如果下颌前移 1/4 个磨牙或半个前磨牙的距离，即上第一恒磨牙的近中颊尖与下颌第一恒磨牙的远中颊尖相对时，称为轻度近中错䶬关系或开始近中错䶬。若下颌或下牙弓处于更加近中的位置，以至于上颌第一恒磨牙的近中颊尖咬合于下颌第一与第二恒磨牙之间，则称为完全近中错䶬关系。

第三类错䶬，亚类：一侧磨牙为近中错䶬关系，而另一侧为中性关系。

第三类错䶬可表现为前牙对䶬、反䶬或开䶬、上颌后缩或下颌前突等。

（二）骨面型分类

骨面型分类是通过 X 线头影测量分析对颌骨的发育异常情况进行阐述，从而使人们对错䶬畸形发生的内部机制能够有充分的认知。

1. 矢状向骨面形

根据上下颌骨的相对位置关系，以 *ANB* 角的大小为标准，将矢状方向的骨面形分为 3 类。

（1）Ⅰ类骨面形：*ANB* 角在 0 ～ 5° 之间（恒牙早期），上下颌骨的位置关系正常。

（2）Ⅱ类骨面形：*ANB* 角＞ 5°，下颌相对于上颌位置靠后，或上颌相对于下颌位置靠前，或两者兼有。

（3）Ⅱ类骨面形：*ANB* 角＜ 0°，下颌骨相对于上颌骨靠前，或上颌骨相对于下颌骨靠后，或两者兼有。

2. 垂直向骨面形

根据下颌下缘的斜度，可以将面部的垂直发育分为 3 类。下颌下缘的斜度以下颌平面（*MP*）与眶耳平面（*FH*）或前颅底平面（*SN*）的角度来表示。

（1）正常型：面部垂直向发育协调。*SN–MP* 角为（34.3 ± 5）°，或 *FH–MP* 角为（27.2 ± 4.7）°。

（2）高角型：面部垂直向发育过度。*SN–MP* 角大于 40°，或 *FH–MP* 角大于 32°。高角型又可以称为张开型。

（3）低角型：面部垂直向发育不足。SN–MP 角小于 29°，或 FH–MP 角小于

22°。低角型又可以称为聚合型。

二、问题的列出

在分析临床资料的基础上，根据患者的颅、颌、面以及殆的情况，对照正常值或者正常人群的表现，罗列出患者的异常，并依据畸形部位、畸形的轻重缓急、严重程度以及患者的需求进行列出，这个列出称之为问题的列出。一般情况下的顺序为：

（1）面部软组织形态；

（2）骨组织的类型和颌骨的发育状态、位置 [矢状向（Sagittal Plane），横向（Transverse Plane），垂直向（Vertical Plane）]；

（3）牙列畸形（按严重程度排列）：拥挤、间隙、扭转、覆盖、覆殆、牙弓形态（中线、异位萌出、阻萌、反殆等）；

（4）其他（下颌运动、颞颌关节、牙周情况、龋病等）。

三、治疗目标

（一）病理性的问题要优先处理

（1）慢性疾病，如风湿性关节炎、慢性腹泻等。

（2）影响口腔健康的局部疾病，如牙周病、龋齿等。

（3）心理障碍，特别是对治疗抱有不切合实际的想法。

（二）矫治目标的选择

根据患者的主诉和诊断对所存在的问题进行治疗可能性的考虑，诊断中所列出的所有问题并非都能够或者都需要进行矫治，例如：颌骨发育的问题在非生长发育期矫正则比较困难，通常只能通过正颌外科的手段才能进行纠正，而未达到手术条件的患者只有通过牙齿的代偿来进行矫正。所以临床上并不是所有畸形都可以矫治，也不是都需要矫治，有些畸形根本就不需要进行矫治，因而临床上存在着牙颌畸形矫正可能性的问题。所以在制订矫治计划之前要根据患者的问题列出和患者的具体情况找出要进行治疗的目标。治疗目标是治疗计划制订的前提，只有目标确定后才能够确定治疗计划。在确定治疗目标的时候要考虑以下几方面的问题。

1. 面部形态是否正常，是否需要进行矫正

主要依据患者需求和审美观来判断，面部形态的改变还要考虑患者的生长发育状态、身体条件和心理状况。

2. 是否存在骨性畸形，骨性畸形是否需要矫正

骨性畸形的矫正通常会涉及面部形态，因此考虑颌骨畸形矫治的同时，还要考虑对面部形态的影响。颌骨畸形一般在两种情况下需要进行矫治，一是影响了面部美观，二是畸形矫治所需的牙齿移动超出可能的范围。面部软组织通常会对颌骨畸形有一些代偿，也就是说当颌骨前突时覆盖的软组织会变得薄一些，当颌骨发育不足而显得后缩时，覆盖的软组织会变得厚一些来掩饰骨的不足。因此对颌骨的畸形是否进行矫治还是要依据面部评价的结果。也许存在颌骨畸形，但是对面部形态的影响很小，那么这种颌骨畸形就不在矫治的考虑范围之中。所以颌骨畸形的矫治需要根据患者的主诉和面部评价的结果来确定。

3. 磨牙关系是否需要纠正，覆𬌗、覆盖是否要纠正

理想的磨牙关系是Ⅰ类关系，也是多数畸形矫治所追求的目标。但是，在一些特定的条件下完全的Ⅱ类关系或者Ⅲ类关系也是可以接受的。研究表明，磨牙的完全Ⅱ、Ⅲ类关系在咀嚼效率上与Ⅰ类磨牙关系虽然存在着一定的差别，但并不影响正常的咀嚼功能。因此，如果矫治目标仅仅是为了磨牙关系的纠正，那么磨牙的完全Ⅱ、Ⅲ类关系也是可以考虑保留的。正常的覆𬌗、覆盖是矫治的基本目标，也是大多数牙颌畸形矫治所追求的治疗目标。在一些特殊情况下，如Bolton 指数不协调，略大或略小一点的覆𬌗、覆盖也是可以接受的，这要结合患者的具体情况和矫治的利弊来决定。

4. 前牙的突度是否需要纠正

前牙突度的诊断一般基于患者的主诉、X 线头影测量和模型分析。突度的矫正一般情况下会根据主诉、测量结果来考虑。但是，在考虑前牙突度矫治的时候还要考虑面部唇的突度情况，当唇的突度正常或在可接受的范围中，前牙突度的矫治就需要认真考虑。所以前牙突度的矫正除了考虑牙齿本身的突度或唇舌向的倾斜度外，唇的突度也必须考虑。唇的改变与面部美观十分密切，因此，医患之间的沟通在前牙突度的矫治上十分重要。

矫治目标的确定要依据患者的需求、临床的准确诊断和对畸形细致的分析

以及患者的身体条件和状况。选择矫治目标时，将问题列出中间的各项问题逐一地分析考虑，将可能进行矫治的问题挑选出来。除了选择与牙颌畸形有关的问题外，对于颞颌关节疾病、牙周疾病、修复和种植治疗等方面的问题也需要列出，在制订治疗计划时需要统筹考虑。矫治计划是建立在明确治疗目标的基础上的，针对矫治目标，寻找出适合患者的矫治方法和手段就是治疗计划。

第五节　临床常见错𬌗畸形的早期矫治

一、预防性矫治

（一）胎儿时期

母体的健康、营养、心理及内外环境对胎儿的早期发育十分重要。在妊娠早期前 3 个月，胎儿在母体内生长发育迅速，各种遗传、物理、化学因素非常容易造成先天发育畸形；而妊娠晚期又是神经系统发育重要时期，因此，孕妇的身体和精神的健康是优生和避免畸形的关键。为此，妊娠期妇女应注意以下问题。

（1）应保持良好的心理状态，心情愉快。

（2）应重视妊娠期营养的摄取，摄入丰富的含糖、蛋白质、脂肪、钙、磷、铁等无机盐类食物和多种人体需要的维生素，补充叶酸，以保障胎儿在母体内能正常生长发育。

（3）应避免病毒性高热疾病及性病，如流感、疱疹等。妊娠早期，这类病毒感染的疾病，常常影响胎儿的面、颌部生长发育。据报道，母亲在妊娠 3 ~ 4 个月内患风疹，其胎儿畸形率为 15% ~ 20%，可能造成牙发育不全、牙缺损、唇腭裂、小颌畸形、小头畸形、先天性心脏病等。如发生这类疾病，一般可能自然流产或采取人工流产。

（4）应避免接受过量的放射线照射，避免接触有毒、有害物质及污染的环境。特别是计算机辐射、手机辐射、高压电线辐射以及有毒的工厂车间，这些都是导致胚胎致畸，甚至死亡、或流产的重要原因。

（5）应避免摄入烟、酒、咖啡，避免服用一些化学药物以及吸毒等。这些均可妨碍胎儿在子宫内的正常生长发育，造成一些影响牙及颜面美观和功能的发育畸形。

（6）采用自然产分娩时，避免分娩时的辅助操作对颅面造成损伤而致畸形。

（二）婴儿时期

1. 使用正确的喂养方法

提倡母乳喂养，喂养的姿势为约 45° 的斜卧位或半卧位。正确的喂养姿势和足够的吮吸时间（每次约半小时），可以刺激婴儿唇颊肌、舌肌、口周肌的功能运动，促进面颌部的正常生长发育。如果采用人工喂养，最好使用仿生的扁形奶头，使之与口唇外形吻合；此外，奶头孔不宜过大或过小，以便婴儿有足够的吮吸功能活动，刺激面颌部的正常生长。不论母乳喂养，还是人工喂养，婴儿都不能睡着吮奶，因为长期睡着吃奶，可能使下颌过度前伸、偏斜而形成上下颌骨矢状向及横向位置不调。

2. 养成正确的睡眠位置

婴儿多数时间是在睡眠和床上活动，应经常更换睡眠的体位与头位，以免因长期处于同一姿势，使头部受压变形而影响面颌的正常生长。睡眠姿势对面颌部形态的影响，在出生后第 1 个月的婴儿身上影响最大。

3. 破除不良习惯

婴儿时期可因吮吸活动不足或缺乏与周围亲人的情感交流，而常有口腔不良习惯，如吮拇、吮指、吮咬唇或咬物等。如果发现有口腔不良习惯，应尽早破除。长时间的口腔不良习惯将影响牙齿及面颌部的正常生长发育。但对于 1 ～ 2 岁之前的幼儿的一些习惯，可能为一种正常的心理需求，可不必强行纠正。

（三）儿童时期

1. 饮食习惯

应避免偏食，教育儿童养成良好的饮食习惯。儿童时期全身和颅颌面的生长发育很快，应注意补充富含营养和一定硬度的食物，促进和刺激牙颌正常发育。

2. 防治全身及颌面部疾病

如有扁桃体过大、鼻炎、鼻旁窦炎时，应尽早治疗，以维持呼吸道通畅，从而避免用口呼吸习惯。长期呼吸功能异常的患儿，常可造成牙颌畸形。此外，一些影响生长发育的急性高热性疾病或慢性病也应尽早治疗，否则将影响牙齿及颌骨的发育。

3. 防龋

防龋是儿童时期口腔预防保健的重要任务。由于乳牙直至 12 岁左右才被恒牙替换完，持续时间较长。因此，儿童时期保持乳牙列的健康完整十分重要。应用含氟的防龋牙膏刷牙，使用氟片及含漱液；养成儿童良好的刷牙和口腔卫生习惯，睡前不能吃糖等甜食；第一恒磨牙萌出后可通过窝沟封闭术避免龋坏的发生。如已发生龋坏，应及时治疗，恢复乳牙冠的正常外形以保持牙弓的长度，才能保障后继恒牙顺利萌出并建𬌗。如一侧后牙龋坏时患儿常用对侧咀嚼，易形成单侧咀嚼习惯；如双侧后牙龋坏常导致下颌前伸，用前牙咀嚼，可能形成前牙反咬合。同时由于第一磨牙自动前移而使牙弓长度减短，导致前磨牙萌出时位置不足，造成牙齿错位、牙列拥挤、前磨牙阻生、个别牙反𬌗或锁𬌗等错𬌗畸形。

4. 掌握儿童心理

婴幼儿缺乏亲人爱抚，则会影响其身心及智力发育，表现出胆小、孤独、迟钝等。疲倦、饥饿、没有安全感、身体不适等均可导致幼儿吮指等不良习惯。另外，年龄稍大的儿童仍有吮指行为，常引起同学的讥笑和大人的责难，可造成患儿某种程度的心理伤害。因此，家长纠正儿童不良习惯时决不能单纯采取责备、打骂的方法，这时家长、老师、医师相互配合，给予正确的心理指导及恰当的治疗，才能获得良好的效果。

二、阻断性矫治

（一）不良习惯的早期矫治

1. 舌习惯

（1）临床表现：舌习惯包括吐舌、伸舌和舔牙习惯。吐舌和伸舌习惯中，舌位于上下前牙之间，舌肌的压力抑制了前牙的垂直向生长，形成前牙开𬌗。下颌骨有时也伴随舌而前伸，形成下颌前突或反𬌗。另外，由于舌前伸放于上下颌牙齿之间，使颊肌张力增加，导致牙弓缩窄，后牙伸长，下颌向顺时针方向旋转。舔牙习惯造成唇颊肌与舌肌的肌力不平衡，引起的畸形因所舔部位而异。舔上前牙，使上前牙唇倾，形成深覆殆深覆盖；舔下前牙，使下前牙前突，造成反殆；同时舔上、下前牙时，可导致双颌牙弓前突；牙弓前段还可出现广泛性间隙或局限性开殆。

（2）矫治方法：

①消除病因并对儿童进行心理辅导，及时阻断异常舌习惯和舔牙习惯；

②通过健康宣教使家长了解正确的知识，教育儿童改正不良舌习惯；

③对已形成的错殆畸形早进行矫治。常用带腭刺、腭网或腭屏的活动矫治器治疗舌习惯及其继发畸形。

2. 吮咬习惯及唇习惯

常见的吮咬习惯有吮指、咬唇、吮颊和咬异物。吮咬习惯常发生在婴儿时期，由于吮吸活动不足、过早断奶、无意识动作或缺乏与家人的情感交流，常常在哺乳时间之外或睡眠时吮吸手指、吮颊、吮唇等，多数儿童可随年龄的增大，被其他活动所取代而消失，一般不会产生不良作用。但这种吮咬活动如果持续到 3 岁以后，则属于口腔的不良习惯，将对牙颌面产生不良影响。吮咬习惯引起的错殆畸形包括由被咬物引起的局部畸形和由于肌力平衡破坏造成的其他牙颌面畸形。

（1）临床表现：常见吮咬习惯有以下 5 种，可形成不同的错殆畸形。

①吮拇指：由于拇指放在上下切牙之间可造成上切牙前突、下切牙内倾、前牙开殆，拇指上常可查见咬痕。同时，因吮拇时唇颊肌收缩，颊肌的压力增大可使上牙弓缩窄、腭穹隆高拱、后牙伸长，下颌向下、后旋转，出现长面形。

②吮其他指：与拇指不同，其他手指的放置，多将下颌引导向前而使下颌过度前伸，造成切殆或反殆。

③吮咬唇：咬上唇，下颌常前伸，上前牙区唇肌张力过大，妨碍上牙弓前段的发育，易形成前牙反殆；吮咬下唇，常造成上前牙舌侧压力过大而使上前牙前突，同时下切牙唇侧压力过大而使下切牙内倾，妨碍下牙弓前段的发育，下颌后缩，临床上较为常见。

④吮咬颊：由于吮咬颊部，牙弓颊侧的压力过大，妨碍牙弓宽度的发育，可使上下牙弓狭窄，或形成后牙开殆。

⑤咬物：如咬铅笔、咬衣服、啃指甲等，在咬物的位置上常呈局部小开殆。

（2）矫治方法

①心理治疗：阻断不良习惯的形成和发展。在婴儿期，一方面可用正常的喂养方式和亲密的母婴交流，消除婴儿心理上的不安和孤独感，引导形成正确的吮咬习惯；另一方面，可在患儿手指或被咬物上涂抹苦味药水，阻断异常的条件反射。在儿童期及青少年期，利用儿童自身逐渐加强的自我意识，通过教育，取得儿童合作，促使其自行改正不良习惯。家长的监督和提醒也是强化其自我意识的重要方法。

②矫治器治疗：对于难以单纯从心理上改正的不良习惯，或已造成某些严重畸形者，在乳牙列期或混合牙列期即可戴用一些破除不良习惯的矫治器，阻断不良习惯，同时辅助心理治疗，阻断异常的条件反射。常用矫正装置可用短腭刺、腭网、唇挡、带刺唇弓和颊屏等，改正不良吮吸习惯。对有前突和广泛性间隙者，可用带双曲唇弓或改良唇弓的活动矫治器，通过唇弓加力关闭间隙。对局部性间隙，可用附单曲纵簧、圈簧或弓簧等活动矫治器，或局部固定矫治器，用较温和的力量关闭间隙。对深覆䂪和深覆盖者，可在活动矫治器的基托上附平面导板或斜面导板。

3. 异常吞咽

（1）临床表现：牙齿萌出完成后，儿童仍保持婴儿型吞咽动作进行吞咽，为异常吞咽。婴儿型吞咽是乳牙萌出前的吞咽方式，即伸舌并放在上下颌龈垫之间。在牙齿萌出完成后，婴儿型吞咽逐渐被正常的吞咽动作所取代。异常吞咽习惯常常与异常伸舌习惯相伴行，甚至难以弄清其因果关系。伸舌吞咽可表现出两种不同的错䂪畸形：水平生长型患儿常表现为双牙弓前突，垂直生长型者常表现为前牙开䂪。

（2）防治方法：

①消除病因，改变婴儿的进食方式，使婴儿型吞咽顺利过渡到正常吞咽方式；

②通过健康宣教，使家长了解正确的知识，教育儿童改正不良吞咽习惯和舌习惯，并训练正常的吞咽方式；

③对已形成的错䂪畸形及早进行矫治。

4. 口呼吸习惯

由于鼻呼吸道异常，如鼻炎、鼻旁窦炎、鼻甲肥大、腭扁桃体或咽扁桃体肥大等，引起鼻通气道阻塞或部分阻塞，患者被迫长期部分或全部用口呼吸，称口呼吸习惯。也有少数患者无鼻呼吸道异常，为习惯性口呼吸。

（1）临床表现：口呼吸患者由于长期习惯张口呼吸使下颌及舌下降，唇肌松弛、开唇露齿、唇外翻、上前牙前突、上牙弓狭窄；由于气道从口腔通过妨碍硬腭的正常下降，腭穹隆高拱；由于张口时后牙持续萌出而使下颌向下、向后旋转，形成开𬌗和长面畸形。

（2）临床诊断：检查时应了解鼻及咽呼吸道是否通畅。

最简单的鼻气道检查方法是让患者闭口，让其深吸气、呼气，正常时外鼻翼会扩动，即鼻孔的大小及形态随呼吸而变化；若用少许棉花放在鼻孔前，呼吸时可明显见到棉花飘动。此外，也可用一块双面镜平放在患者鼻孔与口裂之间，1 ~ 2min 后观察镜子的口面和鼻面的镜面是否有雾气，可判断是否由口呼吸。

（3）防治方法：首先应治疗慢性或急性鼻呼吸道疾病，必要时切除过大的扁桃体，待鼻呼吸道完全通畅后，再酌情进行矫治；年幼的儿童，畸形尚不严重时，除教育其不用口呼吸外，可用前庭盾、不透气的特制口罩，遮盖患者口部迫使其用鼻呼吸，改正口呼吸习惯；同时加强口唇肌功能训练，针对口呼吸所引起的各种畸形，采用相应方法进行矫治。

5. 偏侧咀嚼习惯

因一侧后牙龋坏未治而产生疼痛，或一侧牙为残根、残冠而用单侧咀嚼，称偏侧咀嚼。长期单侧咀嚼习惯可使下颌功能侧发育过度、失用侧发育不足，功能侧咀嚼肌、翼内肌发达、失用侧肌张力不足。

（1）临床表现：面部左右侧不对称，失用侧面部显丰满；下颌偏向一侧，颏点及中线偏斜，甚至形成单侧反𬌗；磨牙关系可能一侧为中性𬌗或远中𬌗、另一侧为近中𬌗，妨碍儿童口颌系统的发育和正常的功能运动。长期单侧咀嚼可形成偏颌畸形。

（2）矫治方法：尽早治疗乳牙列的龋牙，拔除残冠残根，去除𬌗干扰，修复缺失牙，并嘱患者必须双侧咀嚼，改正单侧咀嚼习惯。如已形成错𬌗且恒牙已完全萌出的患者，根据错𬌗的情况进行一般性矫治。

（二）牙数目异常的早期矫治

1. 多生牙

（1）病因及表现：由于遗传或牙胚在发育过程中牙板断裂，残余上皮发育形成一个或数个多于正常牙齿数目的牙齿组织，又称额外牙或多生牙。锁骨颅骨发育不良综合征因造牙活动增强，萌牙却受抑制，常表现为多生牙及萌出受阻，并伴有锁骨缺失。

乳牙列中多生牙罕见。在混合牙列的儿童中，其发生率为 0.3% ~ 3.8%，有时也在恒牙列患者中出现多生牙。在腭裂、牙槽突裂的患儿中多生牙的发生率高达 37%。

多生牙最常见于切牙区，前磨牙区和磨牙区也可发生。数目一般为一个或多个，形状多不规则，圆锥形、钉形较多见，偶尔也有与恒切牙外形相似者。多生牙一般向𬌗方萌出，但在中切牙区有的多生牙阻生于颌骨内或冠根倒置阻生。

（2）危害：由于牙弓中存在多生牙，常使正常的恒牙迟萌、错位萌出或阻生，进而引起牙弓前突或拥挤；未萌的多生牙压迫恒牙根，可引起恒牙倾斜、牙间隙变大、旋转错位或牙根吸收；少数未萌多生牙也可对恒牙无影响或形成牙源性囊肿。

（3）诊断：X 线牙片或全口牙位曲面体层 X 线片可准确地做出诊断。临床检查可见萌出的多生牙形状异常，牙齿数目较正常多，常伴有恒牙错位。未萌多生牙也常使恒牙错位、扭转，或在牙弓中出现间隙。

（4）矫治：对已萌出的多生牙，宜尽早拔除，以便恒牙自行调整；不能自行调整时，可用简单的矫治器进行矫治；但对于形态、大小和位置正常，而恒牙错位，矫治困难，或恒牙严重龋坏，可考虑保留多生牙而拔除恒牙。

阻生的多生牙和冠根倒置于牙槽骨中的多生牙，对于已经压迫恒牙，造成畸形或牙根吸收，以及形成囊肿者，应尽早拔除。但如果多生牙位置高，不压迫恒牙牙根，不妨碍恒牙的移动，同时外科手术拔除困难时，可以定期观察暂时不予处理。

2. 先天缺牙

先天缺牙是指一个或多个牙胚发育不足，使牙组织不能分化形成牙齿。多见于恒牙列中，其发生率为 2.3% ~ 6.0%。乳牙列中先天性缺牙较少，1984 年对成都市乳牙𬌗调查中，先天缺乳牙约占2.9%。另外，外胚叶发育不全综合征的患者可能有全部或多个牙先天缺失，称为无牙畸形或少牙畸形。这些患者往往还有毛发稀少、皮脂腺与汗腺分泌减少、指甲发育不全等特征。

（1）病因及表现：遗传因素、局部根尖感染破坏恒牙胚，外胚叶发育不全患者和某些系统性疾病，如佝偻病、结核病、梅毒等都可导致先天性缺牙。

一般来说，缺失牙好发部位多为功能牙段最远中部位的牙。如切牙段缺失，则一般为侧切牙，前磨牙段缺失一般为第二前磨牙，磨牙段缺失一般为第三磨牙。在正畸患者中，缺失最多的牙为下颌切牙，其次为上颌侧切牙、下颌第二前磨牙和上颌第二前磨牙，其余依次为下颌第二前磨牙、上颌侧切牙、上颌第二前磨牙和下颌切牙。

（2）危害：如果先天性缺牙伴有邻牙移位，可造成牙弓长度缩短，使上下牙弓关系不协调，引起相应畸形：上颌侧切牙先天缺失，则上颌牙弓长度缩短，形成前牙切𬌗或反𬌗；下切牙先天缺失可使下牙弓长度缩短，前牙失去正常的𬌗接触关系，形成深覆𬌗或深覆盖，严重者可引起下颌骨发育不足或位置异常，形成骨性畸形；前磨牙先天缺失则可能出现磨牙关系异常。单侧先天性缺牙还可能出现中线偏斜，影响面部美观。

（3）诊断：根据临床病史（拔牙或外伤史）、口腔及模型检查，特别是全口牙位曲面体层X线片可准确地诊断恒牙早失。

（4）矫治：根据缺牙的数目、位置、牙排列和𬌗关系，患者侧貌和生长发育状况，以及乳牙和间隙情况，可选择以下方法。

①保存乳牙，暂时观察：适用于牙齿排列整齐，乳牙牙根未吸收、稳固，仍能发挥功能，𬌗关系基本正常者。

②开展间隙，义齿修复：主要用于前牙缺失和多数牙先天缺失；适用于邻牙未移位或移位较少，牙弓中余有间隙，其他牙齿关系正常，无拥挤或前突，经修复后可得到更好的矫治效果者。另外，先天性缺牙造成牙弓长度缩短，引起上、下牙弓或颌骨关系异常，甚至影响面部侧貌者，也可通过开辟间隙，修复失牙，恢复牙弓长度，建立正常的前牙关系，协调上下颌骨关系。多数牙先天缺失，不能通过邻牙移位来替代者，需集中间隙进行修复，以恢复咀嚼功能；单侧前牙缺失后中线偏斜，后牙关系基本正常，而患者对前牙美观要求较高者，应进行适当的矫治，使中线恢复正常，再酌情修复前牙。

③关闭间隙，用邻牙替代失牙：多用于前磨牙先天缺失，通过磨牙前移替代，磨牙近中移动时应防止牙冠倾斜，注意调𬌗防止𬌗干扰；也适用于失牙侧牙弓内牙齿排列整齐，颌骨大小正常，而对𬌗牙弓牙列拥挤或前突。上颌侧切牙缺失后，可将尖牙移向近中代替侧切牙，此时应将尖牙外形进行调改，并降低第一前磨牙的腭尖，以便其前移。

④减数或减径对𬌗牙，使上下颌协调：如先天缺失两个下切牙，牙排列整齐，而上牙列拥挤或前突，可通过上颌减数或减径，矫治前突或拥挤，使上、下牙弓协调，建立正常的前牙覆𬌗覆盖关系。

⑤功能矫形治疗，协调上下颌基骨关系：适用于下颌先天性缺牙造成牙弓长度缩短，引起上、下牙弓或颌骨关系异常，甚至影响面部侧貌者。可在患者青春发育高峰期前或青春发育高峰，使用功能性矫治器，促进下颌骨生长，协调颌骨关系，调整前牙覆𬌗覆盖。

3. 乳牙早失

（1）病因及表现：病因一般为龋坏、外伤、恒牙胚引起乳牙根过早吸收和医师处理不当而过早拔除。乳牙过早缺失影响正常的咀嚼活动，进而可影响到颌骨的正常生长发育和恒牙胚在颌骨中的正确位置，造成牙替换异常，如牙错位、牙列拥挤等。

（2）危害：常见乳牙缺失部位及其危害如下。

①下乳尖牙早失：常在下切牙萌出时因严重拥挤而使下乳尖牙的牙根吸收而早脱，或医师使用序列拔牙不当过早地将下乳尖牙拔除以期排齐下切牙，结果导致下切牙向远中移动，下牙弓前段缩短使上下牙弓大小不协调，常造成深覆𬌗。

②个别乳磨牙早失：乳磨牙龋坏未治疗而成残冠、残根，牙髓感染致乳磨牙早失，第一恒磨牙常常向前移位占据乳磨牙的间隙，以致后继前磨牙萌出时因位置不足而错位萌出。

③多数乳磨牙早失：无论单侧还是双侧多数乳磨牙早失，都将明显影响儿童的咀嚼功能，妨碍颌骨正常生长发育，并造成单侧咀嚼和前伸下颌用切牙咀嚼的习惯，可能造成单侧后牙反𬌗或前牙反𬌗。

（3）诊断：口腔检查发现乳牙缺失，X 线片显示后继恒牙牙根尚未发育或仅形成不到 1/2，牙冠颌面有较厚的骨质覆盖即可诊断为乳牙早失。

（4）矫治：一般应通过间隙分析，判断畸形的原因、部位和严重程度。根据分析结果，采取不同的方法进行预防和阻断矫治。

①间隙维持：间隙维持适应于一个或多个乳牙早失，后继恒牙存在，且距其萌出时间在6个月以上，牙弓长度和周长未减小，但有减小趋势。根据失牙的数目、位置和后继恒牙的发育情况，间隙维持可选用丝圈式间隙维持器、部分义齿式间隙维持器和固定舌弓式间隙维持器等。

②间隙恢复：间隙恢复适用于牙列中一个或多个乳牙早失，第一恒磨牙近中移动或前牙舌倾，造成牙弓中间隙丧失，预计间隙恢复后可有足够间隙容纳所有牙齿，以利于牙列的正常替换和调整者。常用的间隙恢复矫治器有口内曲簧活动矫治器、下颌活动舌弓、唇挡和口外弓牵引等。

4. 恒牙早失

（1）病因及表现：常见病因多为龋坏、外伤和医师处理不当而过早拔除等。各个部位的牙齿均可能累及。临床多因外伤造成前牙缺失；第一磨牙因龋缺失；或医源性错误拔除上颌尖牙或下前牙。

（2）危害：临床表现可因恒牙缺失的部位、数目和时间长短不同，造成不同的功能和美观损害，并可能继发引起其他牙颌畸形。恒牙早失破坏了牙弓的完整性，缺隙两侧的牙向缺隙区移动、倾斜，而使上下牙弓的𬌗关系紊乱；影响下颌功能运动，使咀嚼功能受障碍。前牙缺失不仅影响美观，而且造成前牙覆𬌗覆盖关系异常，严重者甚至可导致颌骨发育异常。

（3）诊断：根据临床病史（拔牙或外伤史）、口腔检查和X线牙片可准确地诊断恒牙早失。

（4）矫治：矫治原则和方法与先天缺牙类似。

（三）牙形态、大小、位置异常的早期矫治

1. 过大牙

比一般牙齿明显偏大的牙称过大牙，或称巨牙。有广泛性巨牙和个别性巨牙之分。广泛性巨牙是指全口所有牙齿都比正常牙齿大，多由于垂体功能亢进引起，较为罕见；个别性巨牙是指个别牙齿大于正常牙，其形成原因不明，应与融合牙相区别。

巨牙畸形可造成局部牙齿错位或拥挤。在不影响美观的情况下，可调磨巨牙，纠正畸形；或按拥挤进行治疗。

2. 过小牙

过小牙即锥形牙小于正常牙齿的牙，有广泛性小牙和个别性小牙之分。广泛性小牙是指全口所有牙齿都有比正常牙齿小，但形态正常，多由于垂体功能减退引起，较为罕见；个别性小牙是指个别牙齿小于正常牙，较常见于上颌侧切牙和第三磨牙，常伴有牙齿形态异常，如形成锥形牙。

小牙畸形可造成局部间隙，一般保持局部间隙进行修复，恢复其正常大小和形态。

3. 融合牙

由两个正常牙胚融合形成，乳牙多于恒牙，可能有遗传倾向，与牙齿数目退化减少有关。融合牙可造成局部间隙，可保留间隙，恢复两个牙齿的形态和大小。间隙较小者，可关闭间隙。

4. 萌出位置异常

（1）病因及表现：牙量骨量不调、恒牙胚异位、第一恒磨牙牙冠过大，第二乳磨牙远中面过突，且牙颈部缩窄，以及第一恒磨牙萌出时产生锁结都可造成恒牙萌出时方向偏离正常位置，又称异位萌出。常见于第一、第二磨牙和下切牙异位萌出。

（2）危害：可致牙列间隙、牙列拥挤，造成邻牙牙根吸收等。常为患者就诊的主要原因。

（3）诊断：通过临床观察、模型分析及 X 线牙片、全口牙位曲面体层 X 线片、CBCT 扫描可确诊。

（4）治疗：

①异位萌出牙仅部分萌出或未萌出时，应定期观察，对已引起邻牙损害者，应对其进行治疗，若相邻乳牙已无保留价值，可拔除并做间隙保持；

②如果第一磨牙牙冠部分萌出，但位置向近中倾斜时，可用黄铜丝结扎紧产生的力将磨牙移向远中，改变其萌出道，以便其正常萌出；

③如果第二磨牙萌出道异常，可在第一磨牙上做带环，焊伸向后的牵引钩，在第二磨牙牙冠远中部分黏结纽扣，与牵引钩间挂橡皮圈，使第二磨牙向远中、𬌗方移动，以纠正异常的萌出道；

④下切牙异位萌出时常造成乳尖牙牙根吸收、早脱，可用固定舌弓维持牙弓长度，防止下切牙向远中倾斜及第一乳磨牙向近中移动。

（四）替牙及恒牙萌出异常的早期矫治

1. 乳牙滞留

乳牙超过正常替换时期而未脱落称为乳牙滞留或乳牙迟脱。

（1）病因：

①恒牙胚的位置异常、萌出道异常，或恒牙胚先天缺失，使乳牙根全部或部分未被吸收而滞留；

②因乳磨牙严重龋坏致根尖周感染，造成乳牙根粘连而滞留；

③少数乳牙滞留是由内分泌疾病所引起，如垂体和甲状腺功能不足。

（2）诊断：临床检查乳牙未脱，恒牙已开始萌出，常见为恒下切牙和上侧切牙舌向错位萌出、上尖牙唇向萌出而相应的乳牙未换。乳磨牙如发生粘连，临床可见乳磨牙较周围牙下沉，X 线牙片可确诊乳磨牙是否粘连。

（3）矫治：

①应尽早地拔除滞留的乳牙，以便恒牙在萌出的过程中自行调整；

②乳下切牙滞留、恒下切牙舌向萌出的患者，在拔除乳下切牙后，舌向错位的下切牙一般能向唇侧调整到正常的位置；

③上侧切牙舌向萌出，如已与下切牙建立咬合关系，并形成反𬌗时，常需要矫正；

④上尖牙错位萌出的患者，一般应进行正畸治疗；

⑤乳磨牙粘连的患者，拔除粘连的乳磨牙后，应密切观察后继前磨牙的萌出。如果前磨牙牙根已基本形成但又无法自行萌出时，应根据患者的情况全面考虑后再进行正畸治疗。

2. 恒牙早萌

（1）病因及表现：大多是乳牙根尖周感染，破坏了牙槽骨及恒牙胚的牙囊，使后继恒牙过早萌出。此时，恒牙牙根尚未形成或刚开始形成（其长度不足 1/3）。早萌牙常轻度松动，易受外伤或感染而脱落。

（2）诊断：恒牙早萌通过临床检查和 X 线片直接确诊。

（3）矫治：可用阻萌器阻止早萌牙萌出，阻萌器一般是在丝圈式间隙维持器上焊结钢丝，防止恒牙过早萌出。定期观察牙根发育情况，如牙根已形成 1/2 以上时，可取下阻萌器让其萌出。

3. 恒牙迟萌

恒牙在应萌出的时期未萌，而对侧同名牙已萌出时，称恒牙迟萌。

（1）病因：

①乳磨牙早脱后，邻牙向缺隙倾斜或移位，使牙弓长度变短、间隙不足而使恒牙阻生；

②乳磨牙龋坏继发根尖周感染，牙根与牙槽骨粘连，妨碍后继恒牙的萌出；

③恒牙胚错位或恒牙萌出道异常，阻碍其他恒牙萌长；

④多生牙、龋齿充填物或残根使恒牙萌出道受阻；

⑤囊肿、牙瘤、牙龈纤维组织增生或恒牙萌出道上有致密的骨组织，妨碍恒牙的萌出；

⑥全身疾病，如甲状腺功能减退，影响恒牙胚的发育而导致迟萌。

（2）诊断：临床上，萌出道异常的恒牙常见邻牙牙根有吸收，如牙根吸收太多并波及牙髓时常有疼痛，甚至松动、脱落。牙片显示未萌恒牙牙根已大部形成，但位置异常，部分或全部阻生。

（3）矫治：

①分析迟萌、阻生的原因，尽早拔除迟脱的乳牙、残根、残冠、多生牙，切除囊肿、牙瘤和致密的软硬组织，消除导致迟萌的原因；

②如恒牙牙根已形成 2/3 以上而萌出力不足时，可用外科手术开窗、暴露牙冠并立即在牙冠上黏结纽扣或托槽，同时使用活动矫治器或固定矫治器，用橡皮圈、弹力线等进行牵引，逐渐引导牙齿萌出至牙弓内。

在导萌前，应通过 X 线片（全景片、咬合片、牙片及 CBCT），了解牙齿的在颌骨内的位置，精确定位牵引方向。对有间隙不足或牙胚错位者，经间隙分析后，可先用螺旋弹簧局部开展间隙，为迟萌牙的萌出准备足够的位置。在导萌时，对牙长轴方向或牙齿位置异常者，应酌情适当调整牵引方向，使阻生牙不与周围其他牙相接触；牙齿萌出后，进一步改正牙轴和牙位，逐渐牵引牙齿进入牙弓。替牙列期的牵引助萌，多采用活动矫治器设计。

（五）牙列拥挤的早期矫治

牙列拥挤是指现有牙弓弧形长度不能容纳牙齿数目而引起的错㳺畸形。乳牙列期牙列拥挤较少，混合牙列期较多但可能自行调整。由于牙萌长可刺激及促进牙槽及颌骨的生长调整，一般不主张过早拔牙矫治，对早期牙列拥挤矫治的关键是疏导及观察。仅对有遗传背景及严重阻碍生长发育及妨碍咬合者，才考虑序列拔牙治疗。

1. 病因及表现

主要是牙量、骨量不调，也可能是替牙期乳牙早失、磨牙前移引起的。临床表现为牙齿错位、排列不齐、重叠，又可表现为牙列前突，覆盖过大。

2. 诊断和鉴别诊断

由于混合牙列期处于乳、恒牙交替的阶段，牙弓和颌骨处于快速生长期，可能存在暂时性拥挤，常常难以准确地判断拥挤程度，所以应对牙列拥挤进行间隙分析，排除暂时性拥挤，做出正确的诊断。如为暂时性畸形应进行观察，替牙过程中常可自行调整；如为永久性畸形，则分为轻度、中度、重度拥挤，再根据情况酌情处理。混合牙列期间隙分析的具体方法可详见检查诊断章节。

3. 治疗原则

（1）轻度牙列拥挤的矫治：拥挤量不足 4mm 的轻度牙列拥挤患者，可通过间隙恢复法恢复牙弓长度。可应用口内金属唇挡消除异常的肌张力，并借唇肌的力量推磨牙向后；也可使用口外弓推磨牙向后，恢复牙弓长度，解除拥挤。

（2）中度牙列拥挤的矫治：混合牙列期拥挤量为 4 ~ 8mm 的中度牙列拥挤患者，由于很难预计生长调整变化，一般也不进行早期矫治，以观察为主。采用间隙监护、片切乳磨牙邻面，定期观察至恒牙时期，再酌情按牙列拥挤矫治。但对一些伴有个别恒牙反𬌗、阻碍咬合及颌骨发育调整的错位牙，可设计简单矫治器进行矫正，以保障正常的建𬌗过程及上下颌骨的生长调整。

（3）严重牙列拥挤的矫治：对拥挤量大于 8mm 确诊为严重牙列拥挤及有拥挤倾向家族史的患儿，可观察至替牙期结束，按牙列拥挤矫治；也可采用序列拔牙法治疗。但采用序列拔牙法应十分慎重，因为疗程为 3 ~ 4 年，患者必须合作，且必须在有丰富临床经验的正畸医师监控下才能进行。此外，采用序列拔牙法的病例一般不可能完全调整得很理想，常需在恒牙列期再做进一步矫治。目前用现代固定矫治器技术对牙列拥挤的矫治并不困难，如果医师经验不足，患者不能坚持定期复诊时，宁可观察，等待恒牙替换结束，拥挤程度确定后，再进行拔牙矫治。

4. 序列拔牙治疗

序列拔牙系在适当的牙齿萌出替换期，按一定顺序主动逐次拔除待替的乳牙，最后拔除上下双侧各一颗恒前磨牙，以解除牙量骨量不调所致的拥挤，利于恒牙的顺利萌出和整齐地排列于牙弓，并建立良好的咬合功能的一种早期拔牙治疗方法。

（1）序列拔牙的理想条件：

①相对严重的真性遗传性牙量骨量不调；

②混合牙列期，正在发育成Ⅰ类恒牙关系的近中阶梯；

③切牙覆盖小；

④切牙覆𬌗小；

⑤面形为直面形，或轻度牙槽前突。

（2）序列拔牙法的治疗程序：

①拔除乳尖牙：当侧切牙萌出时严重拥挤、错位，在 9 岁左右时拔除乳尖牙，让侧切牙利用乳尖牙的间隙调整到正常的位置。

②拔除第一乳磨牙：9 ~ 10 岁时拔除第一乳磨牙让第一前磨牙尽早萌出。

③拔除第一前磨牙：序列拔牙法的目的是最终拔除第一前磨牙，让尖牙萌出到第一前磨牙的位置上。

（3）序列拔牙法的注意事项：

①长期监控：序列拔牙是一种较长期的治疗过程，需要正畸医师历时数年的严密监控，定期复查和患儿的良好合作。一般每半年应拍摄全口牙位曲面体层 X 线片及取牙𬌗模型记录观察，以便对拔牙间隙、拔牙部位、拔牙时机进行正确判断，必要时应及时调整治疗计划，甚至终止采用序列拔牙治疗。

②深覆𬌗问题：使用序列拔牙法时，在拔牙后的自行调整过程中，拔牙隙邻近的牙齿可能向缺隙倾斜或遗留间隙，造成前牙舌向移动，牙弓前段缩小。此外，由于尖牙萌出时，牙弓宽度通常还要发育，如果过早拔除了下乳尖牙，可因下牙弓前段缩小而加深前牙深覆𬌗。因此，也有人主张将采用序列拔牙时间推迟到 10 岁以后，即在下尖牙萌出、颌骨宽度增长后再做间隙分析。此时，如下尖牙萌出完全无间隙，则可拔除下第一乳磨牙，让下第一恒前磨牙提早萌出后再拔除；也可同时拔除下第一乳磨牙及恒第一前磨牙牙胚，让下尖牙萌出于下第一前磨牙的位置上。而上颌由于牙萌出的次序是第一前磨牙先于尖牙萌出，如果上尖

牙完全无间隙萌出，则及时拔除上颌第一前磨牙以利于上尖牙萌出至上第一前磨牙的位置上。

③后期矫治：采用序列拔牙法的病例，一般不可能自行调整得很理想，特别是扭转、错位的牙齿多不能完全到位。因此，常需在恒牙列期时再进行必要的二期固定矫治器矫治，即对牙位、牙弓形态及咬合关系做进一步精细的调整。

第五章 过敏性鼻炎的诊断与治疗

第一节 过敏性鼻炎的基本概念

过敏性鼻炎（AR）从临床角度看是特应性个体接触致敏原后由IgE介导的递质释放、并有多种免疫活性细胞和细胞因子参与的鼻黏膜慢性炎症反应性疾病。在2008年版《过敏性鼻炎及其对哮喘的影响》（ARIA）指南中，过敏性鼻炎被定义为接触过敏原后由IgE介导的炎症而引起的鼻部症状性疾病。2009年在武夷山颁布的中国《变应性鼻炎诊断和治疗指南》中则指出过敏性鼻炎是机体接触过敏原后主要由IgE介导的鼻黏膜非感染性炎性疾病。国内的定义与ARIA相比，强调了过敏性鼻炎作为非感染性鼻炎最常见类型的这一临床流行病学特征。

过敏性鼻炎的典型临床症状包括:（向前或向后）流清水涕、鼻塞、鼻痒和喷嚏等，并可伴有眼部症状，至少连续2d，每天持续1h以上。根据症状出现的时程，分为间断性过敏性鼻炎和持续性过敏性鼻炎，同时依据患者是否出现睡眠异常、日间活动、休闲和运动受限、学习和工作受限和症状严重程度，分为轻度、中度和重度过敏性鼻炎。ARIA和国内的指南中都不再将过敏性鼻炎予以常年性、季节性分类，但是临床实践中，典型季节性发作的患者仍然很多，因而以季节性过敏性鼻炎作为研究对象的流行病学调查结果依然较多。

儿童过敏性鼻炎

AR是儿童最常见的慢性疾病，在儿童和青少年中的患病率可高达40%。AR与哮喘、鼻窦炎、呼吸道感染和中耳炎等相邻解剖部位的炎性疾病关系密切，例如:AR可使哮喘的患病率增加3倍，从2.5‰升至10.1‰。掌握疾病的流行状况，在正确及时诊断的前提下防控得当，不仅有助于AR的治疗，还可能影响相关疾病的预后，对患儿及其家庭产生深远的影响。

（一）流行状况

18岁以下青少年的AR患病率达60%，患病情况在不同国家地区间差异较大，一般而言，患病率为0.5%～28%，随时间的波动趋势也不相同。有关儿童AR的流行病学研究通常与哮喘结合在一起进行，过去10余年间，国际儿童哮喘和过敏性疾病研究项目（ISAAC）报告了全球范围内哮喘、AR和特应性湿疹的患病情况，Ⅰ期研究采用问卷方式，Ⅱ期研究的问卷在Ⅰ期问卷的基础上，加入了有关环境影响因素的问题。我国的总人口数量和密度均远高于西方国家，但流行病学数据稀缺，例如：我国领土面积与欧洲接近，总人口接近欧洲的2倍，而在ISAAC研究报告中，1～6岁年龄组，欧洲有29个中心报告流行数据，中国仅有2个中心（台湾和香港）；13～14岁年龄组，欧洲有46个中心报告，中国仅3个中心。目前，国际上有关中国儿童AR的流行病学数据仅有地区性的散在报告。Leung等采用问卷方式对比广东三浦（737人）和香港（1 062人）12～18岁儿童过去12个月内鼻炎症状的出现率分别为3.7%和29.8%，皮肤点刺试验（SPT）证实特应性体质的出现率分别为49%和57.7%。Zhao等采用ISAAC Ⅰ期问卷对比北京（2 978人）、乌鲁木齐（2 840人）和香港（3 618人）2～7岁儿童过去12个月内鼻炎症状的出现率分别为30.0%，31.1%.和35.1%。Wong等采用ISAAC Ⅱ期问卷报告北京（4 227人）、广州（3 565人）和香港（3 110人）9～11岁儿童过去12个月内鼻炎症状的出现率分别为6.7%、7.4%和15%，过敏性体质的出现率分别为23.9%，30.8%和41%。Ma等采用ISAAC Ⅰ期问卷对比了北京城市（朝阳区）3 531名和郊区（通州区）3 546名13～14岁中学生AR的患病情况，城市学生过去12个月内鼻炎症状的出现率（10.3%）明显高于郊区儿童（3.3%），城市特应性体质儿童（SPT阳性率37%）也明显多于郊区儿童（11%），比值达3.22。孔维佳等在对湖北武汉16个幼儿园1 211个3～6岁的幼儿进行问卷调查后报告，根据鼻部症状的出现率为27%，经SPT确诊AR的患病率为11%，患儿中尘螨的致敏率达95%，其次是真菌28%。

上述研究所涵盖的城市不多，初步揭示了我国儿童AR的地区患病情况。不同时期研究采用的方法不同，研究对象的年龄组不同，所得结果相差较大，难以用单一因素解释，有必要尽快开展统一的全国多中心流行病学研究。同时，进一步的研究应在完善问卷的基础上，强调临床诊断，重点关注相关环境因素的影响，逐步揭示导致疾病发生的危险因素。诚然，作为发展中国家，我国的社会经济水平和文明程度与发达国家尚有差距，直接导致了开展流行病学研究面临更多的困难，但北京、广州、乌鲁木齐等城市的数据显示内地儿童特应性体质的概率与香港接近，表明罹患过敏性疾病的危险程度较高，我国 3 ~ 6 岁儿童鼻部症状的出现率（27%）和 AR 患病率（11%），与国外 7 岁儿童的数据（分别为 30% 和 15%）相比，差别不大，均提示儿童 AR 值得高度重视。

（二）临床诊断和鉴别诊断

1. 发病特征

特应性体质患者易出现临床症状。总体而言，儿童中的特应性体质者占 10% ~ 15%。2 岁以下幼儿常见的过敏反应是食物过敏，鼻部症状和特应性体质在 2 岁以前出现率低（2% 以下），一般在春季和夏初出现症状，至少经过 2 个花粉季节症状稳定。随年龄增大发病率渐升，至 7 岁时，过敏性鼻炎的患病率可达 15%，而鼻部症状的出现率可达 30%，特应性体质可达 25%。

过敏性鼻炎有明显的家族遗传特征，若父母双方均非特应性体质，则儿童的患病率为 13%；若父母一方为特应性体质，则儿童患病率为 29%，且起病时间较晚；若父母双方均为特应性体质，则儿童患病率升至 47%，且儿童时期即起病；若父母双方均罹患同样的过敏性疾病，则儿童患病率可达 72%。除父母的过敏反应状态外，导致儿童患病的高危因素还包括皮肤点刺试验（SPT）诊断特应性体质、男性、早期食物过敏和特应性皮炎、社会经济高水平、子女数量少、幼年处于吸烟环境（每天 1 包以上）、9 个月和 6 岁时血清或脐带血 IgE 升高（高于 100IU/ml）以及家中饲养宠物（狗等）。

2. 病史采集

诊断儿童过敏性鼻炎的主要依据是患儿家长对症状和病史的描述，除临床症状外，应特别注意症状出现和发展的过程以及家庭成员（特别是父母和直系亲属）的患病情况。

3. 查体

症状严重的患儿经常出现以下 3 个特征面容。

（1）过敏性黑眼圈：由于眶下水肿而出现下睑暗影。

（2）过敏性皱褶：由于经常揉搓而在鼻尖和鼻背下方出现横行皱纹。

（3）过敏性敬礼：为减轻鼻痒和使鼻腔通畅而用手掌向上揉鼻。

其他面部特征包括：张口呼吸、面部长度增加、眼结膜充血等。鼻内镜检查应注意鼻腔黏膜的外观、鼻甲的大小、分泌物的性质等与主诉是否吻合。耳部检查注意排除中耳炎。

4. 检测

SPT 是诊断 AR 的金标准，简便快速。2 岁以下儿童由于特异性 IgE 生成少，因而点刺试验阳性反应的风团和潮红较小。体外血清学检测成本较高且较费时，应作为不能耐受体内检测患儿的替代方法。不同检测方法和设备的正常值不同。婴儿出生时脐带血 IgE 水平一般小于 0.5IU/ml，出生后随年龄增长而逐渐升高，12 岁时达成年人水平（20 ~ 200IU/ml，1IU=2.4ng），大于 333IU/ml 为异常升高（或 UniCap 检测系统 60kU/L 以上）。特异性 IgE 一般应在 0.35kU/L 以下（UniCap 检测系统）。鼻分泌物细胞学检查可用于判定患儿是否出现气传过敏源致敏，4 个月 ~ 7 岁的儿童鼻分泌物中嗜酸性粒细胞和嗜碱性粒细胞数量密切相关。鼻过敏源激发试验仅用于科学研究项目。

5. 分型

目前较常用的分型方式是依据症状出现的时程，将 AR 分为间歇性 AR（LAR）和持续性 AR（PER），前者症状出现少于 4 天 / 周，或少于连续 4 周，后者症状在 4 天 / 周以上且超过连续 4 周。依据患者是否出现睡眠异常、日间活动、休闲和运动受限、学习和工作受限以及症状是否显著，将 AR 的严重程度分为轻、中和重度。既往常将过敏性鼻炎分为季节性过敏性鼻炎（SAR）和常年性过敏性鼻炎（PAR）。SAR 指由树、草花粉、真菌孢子等室外过敏原导致的季节性大量清水样涕、鼻痒、喷嚏和眼痒等鼻部和眼部症状发作，鼻塞症状可能并不严重；PAR 指由尘螨、蟑螂、室内真菌、猫、狗等动物皮毛等过敏原引起，一年中至少有 9 个月出现至少下列 3 个症状中的 2 个：浆液性或浆黏液性涕、黏膜水肿引起的鼻塞、阵发性喷嚏，其中多数患者鼻塞和向后流涕严重。儿童 SAR 的树、草、花粉致敏过程至少需要 2 个花粉季节，而 PAR 的尘螨、动物皮毛和蟑螂的致敏过程可缩短至数月甚至数周。

（三）避免接触过敏原

儿童过敏性鼻炎的治疗包括 3 个方面。第一，以避免或减少接触过敏原为目的的环境控制、药物治疗和免疫治疗。通过改变或控制环境因素，减少或脱离与过敏原的接触，是治疗过敏性鼻炎的首要内容，应对特应性体质家长进行宣教，在婴幼儿期避免接触过敏原，有助于减少 IgE 生成，甚至使过敏原致敏状态消失。第二，对 SPT 屋尘螨和（或）粉尘螨阳性的平均年龄 2 岁半的儿童，2 年后 58% SPT 转变为阴性。转为阴性的患儿日常接触的过敏原浓度多在 2μg/g 以下（显微镜下每克尘土内可见 100 只螨虫），男孩维持阳性的危险性高。尽管控制环境过敏原的意义重大，但在日常生活中的可操作性往往存在困难。第三，也需重视防止由于躲避过敏原可能给患儿身心健康带来的危害，例如：在适宜的气候条件下不能进行户外活动，以及隔绝与亲密宠物的接触等。常见气传过敏原的控制方法主要如下。

1. 屋尘螨

（1）将床垫、床架和枕头用抗过敏原护套包裹。

（2）每周用热水（54℃）清洗床单。

（3）将室内湿度降到 50% 以下。

（4）彻底清扫室内，特别是橱柜和家具。

（5）洗涤剂使用苯甲酸苄酯或鞣酸。

（6）经常清洗窗帘或取消窗帘。

（7）不铺地毯。

（8）使用合成材料产品替代羽绒被和羽绒枕。

（9）每周清洗床上的毛绒玩具或不要放置。

（10）安装高效空气过滤网的装置，可高效过滤空气中直径 0.5 ~ 2.0μm 的微粒。

（11）不使用软垫家具。

（12）不使用风扇等。

2. 花粉

（1）关闭住宅门窗和车窗。

（2）在花粉传播季节减少户外活动，尽量在门窗关闭的室内活动。

（3）使用汽车和居室空调，将空调置于室内循环和空气净化状态。

（4）户外活动后马上洗澡以祛除花粉，避免污染床上用品。

（5）避免修整草坪。

（6）安装高效空气过滤网的装置等。

3. 其他

（1）蟑螂：掌控食品来源清洁；保持厨房和卫生间干燥；定时清除厨余垃圾；专业除蟑等。

（2）真菌：清除潮湿区域；降低儿童房间的湿度；修理漏水等。

（3）宠物：停止饲养宠物，特别不能在儿童房间里饲养；将宠物移至户外；常给宠物洗澡（至少每两周 1 次）；清洗所有宠物接触的物品等。

（四）药物治疗

1. 治疗方案

药物治疗是目前治疗儿童过敏性鼻炎的主要方式，尽管无法产生直接的免疫调节作用而达到完全治愈的疗效，但合理的药物治疗通过控制症状而改善患儿的生活质量，还可能阻断继发疾病。常用药物包括口服抗组胺药、鼻用皮质类固醇、减充血剂和肥大细胞稳定剂，各类药物对不同症状的作用强度不同（表 5–1），总体治疗原则与成人没有显著区别，均需依据病情进行准确分型的前提下选择治疗方案。

表 5–1　不同药物对过敏性鼻炎症状的作用强度比较

药物种类	作用强度			
	鼻痒咳嗽	流涕	鼻塞	嗅觉障碍
鼻用减充血剂	–	–	+++	+
口服或鼻用抗组胺药	++	++	+	–
色酮类药物	+	+	±	–
鼻用皮质类固醇	+++	+++	++	±
口服皮质类固醇	+++	+++	+++	++

2. 药物选择

确定治疗药物的种类后，需选择不同化学成分和品牌的药物，药物的味道、剂型、大小和用药次数及方法均可影响患儿是否能够坚持治疗。一般来说，色泽鲜艳的甜味液体状产品较为容易被患儿接受。此外，同一种类但不同化学成分的产品，在不同国家地区注册的使用年龄低限不同，患儿家长对产品说明书的理解也可能不同，医师应在充分理解产品说明书的前提下，向患儿家长阐明药物作用原理、用法与用量以及可能产生的副作用。总体而言，能用于 2 岁以下患儿的药物很少。目前主要治疗药物是口服抗组胺药（表 5–2）和鼻用皮质类固醇（表 5–3），前者多用于治疗间歇性 AR 或轻度持续性 AR，后者多用于治疗中重度持续性 AR。如果上述药物治疗效果不佳，还可考虑应用口服抗白三烯药、鼻用抗组胺药、鼻用抗胆碱药、鼻用减充血剂以及免疫治疗等，同时应注意适当清洗鼻腔。治疗过敏性结膜炎的主要药物是肥大细胞膜稳定剂滴眼液，例如：以色甘酸钠滴眼液为代表的色酮类药物 [色甘酸钠，0.32g/8ml，1 ~ 2 滴 /（侧 · 次），qid，未标明年龄低限] 和 0.1% 洛度沙胺滴眼液（商品名：阿乐迈，1 ~ 2 滴 / 次，qid，年龄低限 4 岁，爱尔康公司），还可选用 H_1 受体拮抗剂滴眼液等，如 0.1% 奥洛他定滴眼液（1 ~ 2 滴 / 次，bid 或 q 6 ~ 8h，年龄低限 3 岁）。

表 5–2　主要口服和鼻用抗组胺药临床应用数据

药物（商品名）	包装	推荐剂量	年龄低限（岁）
氯雷他定（开瑞坦）	糖浆 1mg/ml，60ml/ 瓶	2 ~ 12 岁（体重 30 千克以上）10mg，qd； 2 ~ 12 岁（体重 30 千克以下）5mg，qd	2
西替利嗪	片剂	2 ~ 5 岁 2.5 ~ 5mg，qd；6 ~ 11 岁 5 ~ 10mg，qd	2
地氯雷他定	片剂	5mg，qd	12
非索非那定	片剂	6 ~ 11 岁 0mg，bid	6
左西替利嗪	片剂	6 ~ 11 岁 5mg，qd	2
左卡巴斯汀	鼻用 5mg/10ml	2 喷 / 侧 · 次，tid 或 bid	—
氮䓬斯汀	鼻用 10mg/10ml	140 网（1/ 喷）/ 侧 · 次，bip	6

注：qd：每日 1 次；bid：每日 2 次；tid：每日 3 次；qid：每日 4 次。

表 5-3 主要鼻用皮质类固醇临床应用数据

药物（商品名）	包装	推荐剂量和用法	国外推荐剂量（μg/d）	年龄低限（岁）
BDP（伯克纳）	50μg×200 喷	400μg/；bid 或 tid	100 ～ 400	6
BUD（雷诺考特）	64μg×120 喷	256μg/d；qm 或 bid	100 ～ 400	6
FP（辅舒良）	50μg×120 喷	100μg/d；qd，3 周	100 ～ 200	4
MF（内舒拿）	50μg×60/140 喷	100μg/d；qd	100	3

注：BDP，倍氯米松；BUD，布地奈德；FP，丙酸氟替卡松；MF，糠酸莫米松

口服抗白三烯药是半胱氨酸白三烯受体拮抗剂，通过与 1 型半胱氨酰白三烯受体的选择性结合而拮抗白三烯的生物学作用，在过敏性鼻炎治疗中的作用日益重要，代表性药物为孟鲁司特钠咀嚼片或颗粒剂（商品名顺尔宁，15 岁以上每次 10mg、6 ～ 14 岁每次 5mg、2 ～ 5 岁每次 4mg，qd，年龄低限 2 岁，默沙东）。抗胆碱药通过阻断迷走神经释放的递质乙酰胆碱和毒蕈碱受体相互作用，从而抑制迷走神经的反射，达到松弛支气管平滑肌和减少腺体分泌的目的，代表性的药物是异丙托溴铵气雾剂 [商品名爱全乐，6 岁以上 42μg/（侧・次），bid 或 tid，年龄低限 6 岁，勃林格殷格翰]。可短期（3 ～ 7d）应用鼻用减充血剂缓解鼻塞症状，例如：0.05% 羟甲唑啉 [3 ～ 5 岁 1 喷 /（侧・次），6 岁以上 1 ～ 3 喷 /（侧・次），bid，年龄低限 2 岁] 或 0.05% 赛洛唑啉 [6 ～ 12 岁 2 ～ 3 滴 /（侧・次），bid，年龄低限 6 岁]。口服减充血剂可能引起神经激惹症状和心脏症状，应避免使用。

3. 安全性

口服抗组胺药和鼻用皮质类固醇应用最为广泛，其安全性问题也备受医患双方关注。部分抗组胺药有心脏毒性和影响中枢神经系统功能的报道，相关发生严重副作用的产品临床已停用。现有第 2 代药物罕见心脏毒性的报道，但仍然可能出现中枢神经系统影响（镇静作用、困倦作用、认知受损等）和抗胆碱作用（口干等），推荐 AR 患儿口服第 2 代非镇静性受体拮抗剂，如：氯雷他定、西替利嗪和非索非那定。其中，有报道显示推荐剂量的西替利嗪，其镇静作用较氯雷他定、非索非那定和地氯雷他定多见。相对而言，非索非那定的中枢作用不明显，当使用高于推荐剂量时，氯雷他定和地氯雷他定均有可导致困倦作用。人群中约 7% 对地氯雷他定代谢缓慢，非洲裔美国人更显著（20%），表明遗传因素对药物

的代谢影响。

皮质类固醇药物可对内分泌系统产生影响，总体来看，短期（数周）推荐剂量鼻用皮质类固醇对儿童生长发育和下丘脑－垂体－肾上腺素（HPA）轴没有显著影响。即使在两项分别应用 FP（200μg/d）和 MF（100μg/d）治疗 3.5 ～ 9.5 岁和 3 ～ 9 岁患儿的研究中，1 年疗程也未发现药物对儿童生长发育和 HPA 轴功能产生影响。而 BDP（336μg/d）在治疗 6 ～ 9 岁患儿 1 年后，对生长发育产生了影响，对 HPA 轴功能未见影响 3 ～ 11 岁儿童的生长发育主要受内分泌系统，特别是生长激素调节，外源性皮质类固醇，特别是全身应用（口服或静脉滴液），可影响下丘脑脉冲式分泌生长激素，从而对儿童生长产生影响。由于不同的药物全身生物利用度不同、药物剂型不同（水剂、干粉剂或气溶剂等）、应用方式及疗程不同（1 次 / 天或 2 次 / 天），因此不同的研究结果间存在较大差异，难以简单评价品牌的安全性。同时，还应考虑疾病本身的严重程度对药物全身生物利用度和患儿生长发育的影响。目前在针对鼻用皮质类固醇远期影响的研究，特别是对患儿成年后最终身高影响的长期研究中，未发现药物可影响患儿的最终身高。文献中罕见由于鼻用皮质类固醇导致 HPA 轴功能抑制的报道，据不完全统计，1980—2002 年，世界范围内仅报道 5 例由鼻用皮质类固醇导致的 Cushing 综合征。例如：1998 年 Findlay 等报道 2 例由 0.1% 倍他米松滴鼻 [1 ～ 2 滴 /（侧・次）；2 次 / 天] 导致的 Cushing 综合征，患儿分别为 7 岁和 3.5 岁，疗程分别为 19 个月和 27 个月。1991 年有报道显示在 200 项以上有关鼻用倍氯米松的研究中，即使疗程长达 6 年，也未见全身性不良反应。

产生药物副作用除与剂量和疗程有关外，还与药物的全身生物利用度、肝脏首过代谢率等药理学指标相关（表 5-4）。新近问世的产品尽管在临床疗效上可能与早前的产品类似，但药物的全身生物利用度明显降低，药物安全性更佳，这点对儿童患者或同时接受其他途径（吸入）治疗的患者尤为重要。

针对儿童患者应用鼻用皮质类固醇需特别注意以下几点。

（1）严格执行产品说明中的推荐剂量、疗程和年龄低限。

（2）在控制症状的前提下，尽量降低剂量并缩短疗程，儿童患者的疗程尽量控制在 6 周内。

（3）当推荐剂量无法控制症状时，应考虑使用其他药物。

（4）最好每日早晨一次给药。剂量超过 400μg/d 时，应注意监测药物对全身的影响。

（5）对长期使用鼻用皮质类固醇的儿童，应在治疗的第 1 年，每 4 个月评估生长状况一次，从第 2 年起，每 6 个月随访 1 次。

（6）不使用难以控制剂量的皮质类固醇滴鼻剂。

表 5-4　鼻用皮质类固醇的主要药理学指标

指标	排序
鼻腔应用后的全身生物利用度（%）	FP（0.42）< MF（< 0.46）< BUD（31）< BDP（44）< TAA（46）< FLU（49）
肝脏首过代谢灭活率（%）	FP（99）=MF（99）> BUD（90）> TAA（80 ~ 90）、> BDP（60 ~ 70）
脂溶性	MF > FP > BDP > BUD > TAA > FLU
与糖皮质激素受体亲力	MF > FP > BUD > TAA >地塞米松
效价效力（MacKenzie 血管收缩法）	FP > MF > BUD > BDP > TAA

注：TAA，曲安奈德；FLU，氟尼缩松

（五）免疫治疗

1. 总体评价

特异性过敏原免疫治疗指通过应用逐渐增加剂量的过敏原制剂，减轻由于过敏原暴露引发的症状，使患儿实现临床和免疫耐受，具备远期疗效，阻止过敏性疾病的进展，是目前唯一可能通过免疫调节机制改变过敏性疾病自然进程的治疗方式，临床适用于药物治疗不能有效控制临床症状的 5 岁以上患儿。欧洲 6 个医疗中心接受花粉免疫治疗 3 年的 205 例 AR 患儿，免疫治疗组有 19% 发展为哮喘，低于药物治疗组（32%），且疗效持续至停止治疗 7 年后。Pajno 等报道接受尘螨免疫治疗 3 年的哮喘儿童，6 年后，75% 的免疫治疗患儿未出现新过敏原，高于接受药物治疗的患儿（33%）。Golden 等报道接受昆虫毒素免疫治疗的儿童（疗程平均 3.5 年），在治疗后 10 ~ 20 年后，其发生昆虫叮咬后全身反应的概率明显低于未接受免疫治疗的儿童。Eng 等报道接受花粉免疫治疗 3 年的患儿，在停止治疗6年后，当花粉季节来临时，仍然显示良好的临床疗效。因此，针对AR患儿提倡在明确诊断的前提下，早期进行免疫治疗。免疫治疗主要分为皮下免疫治疗和舌下免疫治疗，前者在欧洲和北美等多数国家广泛应用，是免疫治疗的主要方式。既可用于单纯AR患儿，也可用于AR合并哮喘的患儿，但需注意监测肺功能（1s用力呼气量和最大呼气流速率在预期值的85%以上）。

2. 适应证

由于免疫治疗的疗程较长、花费较大，同时存在一定的风险性，应严格把握，适应证如下。

（1）确诊由IgE介导的1型过敏反应性疾病。

（2）过敏原数量为1个或2个。

（3）药物治疗疗效不佳。

（4）难以脱离接触过敏原。

（5）患儿家长充分理解治疗的风险性和局限性，医患关系和谐。

3. 必要条件

由于免疫治疗可发生局部和全身不良反应，甚至有出现严重全身反应的可能，因而必须在条件完备的医疗中心进行，包括以下几方面。

（1）医护人员经过必要的专业培训。

（2）配备急救药物和设备。

（3）相关科室（耳鼻咽喉头颈外科、儿科和麻醉科等）密切协作。

（4）严格的药品储存、发放和配制管理。

（5）和谐的医护、医患关系。

4. 操作

目前国内临床所用的标准化过敏原免疫治疗产品还较单一，以尘螨过敏原为主（年龄低限为5岁）。免疫治疗的疗程分为剂量累加阶段和剂量维持阶段，总疗程为2～3年。根据剂量累加阶段的不同，可将免疫治疗分为常规免疫治疗和加速免疫治疗，后者又分为集群免疫治疗和冲击免疫治疗。在剂量累加阶段，常规免疫治疗一般每次治疗注射1针，每周治疗1次；集群免疫治疗每次治疗注射2针以上，每周治疗1次。而在剂量维持阶段，每4～8周注射1针。集群免疫治疗可减少患儿及其家长的来访次数，起效更快，安全性与常规免疫治疗相同，可在有治疗经验的医疗中心开展。免疫治疗的皮下注射过程操作简单，但需要医师处方应用，为确保免疫治疗的安全性，应特别注意以下几点。

（1）患儿（18 岁以下）须有监护人陪同。

（2）注射前患儿应适当休息，保持身心平静。

（3）确保抢救设施完备有效，强化医护人员急救培训。

（4）确保注射剂量正确，严格药物管理，专人配制、反复核对、专瓶专用，每次治疗室内仅保留 1 名患儿。

（5）注射后观察时间不低于 30min，特别注意最初 10min 的观察，酌情延长至 1 ~ 2h，注意迟发反应的发生。

（6）监测严重哮喘患儿肺功能、警惕高敏感性患者（尤其是花粉传播季节等环境过敏原浓度较高时）和既往曾出现全身反应患儿。

本文涉及的部分药物相关信息来源于：《药物临床信息参考》（2004，四川科学技术出版社）和 MIMS 中国（http：//www.mims.com/）。

第二节　过敏性鼻炎及鼻窦炎影像学表现

一、过敏性鼻炎

单纯过敏性鼻炎影像学检查一般无阳性表现，部分可表现为轻度黏膜增厚，当水肿、增厚的黏膜阻塞鼻窦开口时，导致引流不畅，形成慢性过敏性鼻窦炎。

二、慢性过敏性鼻窦炎

慢性鼻窦炎的形成受诸多因素如解剖变异、病理因素的影响，其中由过敏因素导致的慢性鼻窦炎即为慢性过敏性鼻窦炎。研究表明，除上颌窦黏膜增厚及额窦发育不良更常见于慢性过敏性鼻窦炎外，慢性过敏性鼻窦炎与非过敏性鼻窦炎的 CT 表现基本相同，所以本章将两者合并为慢性鼻窦炎一起叙述。

（一）慢性鼻窦炎 CT 基本征象

1. 黏膜增厚

正常鼻窦黏膜菲薄，一般厚度不超过 2mm，CT 图像不能显示或呈厚薄均匀的线状影；慢性鼻窦炎时，黏膜不同程度增厚。

2. 黏膜下囊肿

多见于上颌窦，单发或多发，CT 表现为附着于窦壁的半圆形或丘形软组织密度影，边缘光滑，密度均匀（图 5–1），窦壁无明显改变。

3. 密度增高影

窦腔密度增高，CT 值一般在 11.3 ～ 43HU（图 5–2）。

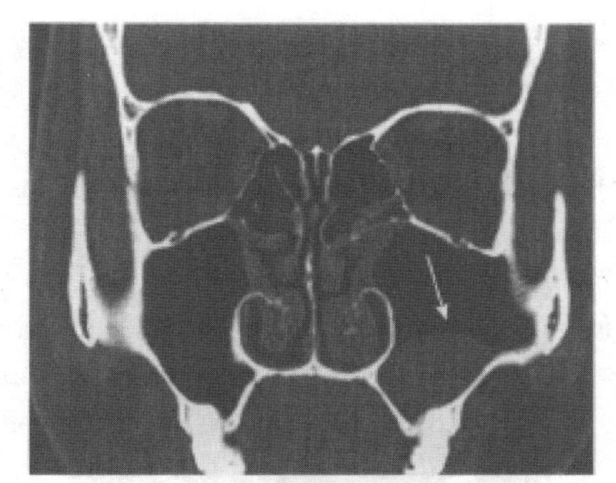

图 5-1　状面 CT 显示左侧上颌窦黏膜下囊肿（箭头所示）

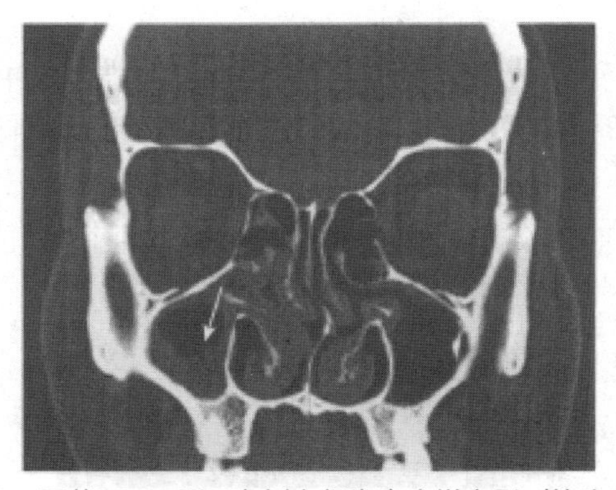

图 5-2　冠状面 CT 显示右侧上颌窦密度增高影（箭头所示）

4. 骨质增生硬化及骨质破坏

慢性化脓性鼻窦炎窦壁的骨质增生硬化常见，CT 表现为骨壁肥厚、密度增高，而真菌性鼻窦炎可出现骨质破坏。

5. 高密度影

多见于真菌性鼻窦炎，常为含锰的菌丝所致；化脓性鼻窦炎也可有高密度影，但多见于病变的周边部位，一般为钙化。

（二）慢性鼻窦炎 CT 表现

慢性鼻窦炎典型表现为黏膜增厚及黏膜下囊肿形成；病变进一步发展，窦腔内出现密度增高影；窦壁可增生、硬化、肥厚，严重者窦腔可缩小；复发性上颌窦炎应进一步检查同侧牙根，牙根病变可能是病源，表现为牙根周围骨质破坏，与上颌窦底部相通。

（三）CT 在鼻窦炎分型分期中的作用

鼻窦 CT 表现是鼻窦炎、鼻息肉分型分期的基础，但由于慢性鼻窦炎的病因和发病机制等方面的研究结论尚不十分清晰，所以其分型分期方案尚存有争议。中华医学会耳鼻咽喉头颈外科学分会鼻科学组等制定的《慢性鼻 - 鼻窦炎诊断和治疗指南（2008）》中将慢性鼻窦炎分为两型。

（1）慢性鼻 - 鼻窦炎（不伴鼻息肉）。

（2）慢性鼻 - 鼻窦炎（伴有鼻息肉）。

总结国外目前已有的临床分期标准，主要有以 Metson 和 Lund 为代表根据 CT 影像上实变范围的分类及以 Kennedy 为代表从病变范围和药物治疗的反应的分类。

Metson 分类。0 期：正常（窦黏膜的厚度在 2mm 以下）。

Ⅰ期：单侧病变，或解剖学异常。

Ⅱ期：双侧筛窦或（和）上颌窦的局限性病变。

Ⅲ期：双侧额窦或（和）蝶窦的病变。

Ⅳ期：全组鼻窦病变。

Lund–Mackay 分类。0 分：正常；1 分：部分实变（黏膜肥厚）；2 分：完全实变（或高度阴影）；窦口 - 鼻道复合体的病变视情况记作 0 ～ 2 分，左右各窦分别视病变程度记分，分数相加。

Kennedy DW 分类。Ⅰ期：单侧或双侧单个病灶；Ⅱ期：病变不连续或呈斑片状，药物治疗后症状有改善；Ⅲ期：整个筛窦连续病变，有或没有其他窦腔的病变，药物治疗后症状有改善；Ⅳ期：全组鼻窦的增生性病变，对药物治疗反应小或无反应。

（四）慢性鼻窦炎 MRI 表现

与脑实质信号相比，增厚的黏膜 T1W1 呈低或等信号，T2W1 呈高信号；窦腔内分泌物或潴留液成分不同，信号多样。

（五）慢性鼻窦炎 CT 或 MRI 增强扫描表现

增厚的黏膜明显强化，窦腔内潴留液不强化。

（六）慢性鼻窦炎诊断要点

主要症状：鼻塞，黏性、脓性鼻涕。次要症状：头面部胀痛，嗅觉减退或丧失。鼻腔检查：来源于中鼻道、嗅裂的黏脓性分泌物，中鼻道黏膜充血、水肿或有鼻息肉。CT：黏膜增厚及黏膜下囊肿形成，窦腔密度增高，窦壁骨质硬化、肥厚。MRI：增厚的黏膜呈等 T1 长 T2 信号，窦腔内分泌物或潴留液因成分不同信号多样。

三、过敏性真菌性鼻窦炎

（一）CT 表现

可为单侧或双侧；窦腔内密度增高影，可见散在多发形态不一的高密度影，软组织窗观察多呈不规则线状、匐行性或斑片状的高密度影，骨窗常呈云雾状或磨玻璃状高密度影；窦腔呈膨胀性改变；窦壁骨质增生、破坏，并可累及眼眶。

（二）MRI 表现

由于真菌菌丝含有锰等顺磁性物质以及分泌物蛋白含量不同，T1W1 表现多种多样，可为片状高信号影、低或等信号影，T2W1 为低信号影。

（三）CT 或 MRI 增强表现

周围黏膜强化，病变内部不强化。

（四）过敏性真菌性鼻窦炎诊断要点

（1）多发于具有特应性体质的青少年。

（2）总 IgE 及特异性 IgE 升高。

（3）皮肤过敏原试验，一种或多种真菌 ++—++++，分泌物涂片嗜酸性粒细胞增多。

（4）窦腔内为果酱或油灰样黄色或黄褐色分泌物（黏蛋白），涂片可见真菌菌丝或真菌孢子。

（5）CT：窦腔内充满软组织密度影，内有斑片状更高密度影；窦壁骨质破坏、增生硬化。

（6）MR：T2W1 表现为低信号影。

第三节　血管运动性鼻炎

血管运动性鼻炎，又称血管舒缩性鼻炎（VR），是非过敏性鼻炎中最常见的一类鼻炎，其发病率约占鼻炎患者的 25%。全球过敏和哮喘欧洲网络与世界卫生组织等合作编写的《变应性鼻炎及其对哮喘的影响（ARIA）（2008 修订本）》认为血管的舒缩也存在于过敏性鼻炎（AR），又因其病理机制不清，主张改称“特发性鼻炎”（IE）更为合适。由于其临床症状与过敏性鼻炎类似，因此鉴别诊断常较困难。

IR 的临床症状一般与 AR 的常年性或持续性大体类似，但鼻溢和鼻塞似较显著，喷嚏多由灰尘、气温和体位变化诱发。其病程变化较大，短则数日，长则数周。IR 的诊断主要是根据引起鼻部症状的可能原因逐一排除，这些原因包括鼻内畸形（鼻中隔偏曲）、环境因素（气候、气温、污染物、异味、化学物质）、过敏原、感染、内分泌、药物以及医源性（鼻内不适当的手术）等。这些因素逐一排除后，尚需进一步确定依据患者的主诉“鼻炎”是否确实存在。在晨起、接触冷空气、突然而至的灰尘、异味时偶然的喷嚏、流涕，应是鼻腔对外环境变化的正常反应。有些患者常将轻微的鼻部症状错认为“鼻炎”而就诊或自行用药，因此首先应明确患者主诉是病理性鼻炎还是生理性鼻炎。

早在 1985 年，Mygind 等根据大样本流行病资料和调查问卷，研究认为鼻部症状每天持续发作 1h 以上、2 周之内、5d 以上即认为鼻部症状为非生理性的，这一判断标准已为大多数作者认同而沿用至今。

最重要的鉴别应是排除 AR 和非过敏性鼻炎伴嗜酸性粒细胞增多综合征（NARES）。由于上述症状为非特异性，鉴别依据应是客观诊断的结果。目前常用的客观诊断主要包括过敏原皮肤点刺试验（SPT）和特异性 IgE（sIgE）。IR 这两种指标均呈阴性，过敏原鼻内激发试验可进一步排除鼻内局部变态反应。SPT 与 sIgE 阴性也出现于 NARES，因此鼻分泌物涂片细胞学检查十分必要。Kramer 等应用 UniCAP、Pharmacia Diagnostics 系统检测主诉有鼻部症状的 1 710 例患者鼻分泌物中的肥大细胞激活标志物类胰蛋白酶和嗜酸性粒细胞激活标志物嗜酸性粒细胞阳离子蛋白酶（ECP），结果可鉴别鼻黏膜的过敏性和非过敏性炎症状态。此外，组胺鼻内激发试验曾用于检测鼻高反应性，但 IR 与正常对照显示无差别，而代之以乙酰甲胆碱可很好地鉴别 IR 与正常人的鼻高反应性。

第四节　鼻后上神经切断治疗血管运动性鼻炎

血管运动性鼻炎（VR）是指由于支配鼻黏膜的两种自主神经失去平衡，致使副交感神经过度兴奋，胆碱能效应亢进，所致鼻黏膜血管、腺体功能调节失衡而引起的一种高反应性鼻病，其症状主要表现为阵发性打喷嚏、大量清水涕和鼻塞等，但鼻痒症状一般较轻。翼管神经切断术可以有效地缓解 VR 三大主要症状，是主要的外科治疗方法。对此，自 G.Wood 开始，Patel，Portmann，Kirtane，王忠植以及近年来 Kamel，Robinson，Wormald 等学者相继进行了报道，不仅证实了翼管神经切断术对 VR 疗效可靠，并且对过敏性鼻炎（AR）症状的缓解具有长期可靠疗效。但是一直以来，由于术后可能产生的眼部干燥、硬腭和面颊部麻木以及眼球运动障碍、蝶腭动脉出血等并发症，限制了该手术的广泛开展。作为翼管神经切断术的替代手术，近年来 Terao，Kawamura 及 Toru 等提出了鼻后上神经切断术这一概念，认为切断该神经能够同样达到与翼管神经切断术相似的疗效，可以较好地缓解鼻痒、喷嚏、流涕和鼻塞等症状，而不会产生眼干、蝶腭动脉出血等并发症。

一、应用解剖

翼管神经是支配鼻黏膜的主要副交感神经，来源于岩浅大神经副交感神经的节前纤维和颈内动脉丛岩深神经的交感神经节后纤维，经破裂孔进入翼管形成翼管神经，并在翼腭窝的内侧与来自上颌神经的感觉纤维到达蝶腭神经节，然只分为 3 支，包括支配鼻腔黏膜的鼻后上神经、支配泪腺的泪腺神经及硬腭的腭大神经鼻后上神经。该鼻后上神经由蝶腭神经节分出后，出蝶腭孔进入鼻腔，进一步分为鼻后内侧支和鼻后外侧支，其中外侧支主要分布于上、中、下鼻甲和上、中鼻道。部分下鼻甲及下鼻道的神经支配来自腭大神经分布于腭骨垂直板的鼻后下神经。鼻后上神经不仅来源于翼管神经的节后纤维，同时尚有来自蝶腭神经节内的上颌神经之感觉纤维。

二、适应证

血管运动性鼻炎及经药物或免疫治疗无效的持续性过敏性鼻炎。

三、手术技巧

全身麻醉完成后，2% 地卡因（含 1 ： 1 000 肾上腺素）棉片麻醉收缩鼻腔黏膜，将下鼻甲及中鼻甲分别向外侧及内侧骨折移位，充分显露中鼻甲后端和中鼻道用针状电刀头自中鼻道下鼻甲上缘后部向上至中鼻甲基板水平部做一弧形切口，然后用吸引器剥离子沿腭骨垂直板表面向内侧分离黏骨膜瓣，暴露腭骨垂直板上部及蝶腭切迹。此时可用电刀烧灼骨面，以切断腭骨垂直板骨管内的鼻后下神经。继之用球形剥离子自蝶腭切迹处仔细分离翻起的黏骨膜，即可以确认蝶腭动脉和鼻后上神经的分支，分离过程中应注意保护，尽量避免损伤，但若遇破裂出血，则需电凝止血。通常鼻后上神经分为 1 ~ 2 支，为保证完全切除，最好咬除腭骨垂直板上部，包括形成蝶腭切迹的蝶突及眶突，暴露翼腭窝及其内的鼻后上神经主干，此时尚须仔细辨认腭大神经纤维，避免误切，确认鼻后上神经主干后用电刀予以切断。最后，复位黏骨膜瓣，膨胀海绵等材料局部填塞止血。

四、并发症及术后处理

（1）术后 48h 以上取出鼻内填塞物，定期鼻腔清理。

（2）常规应用抗生素 5 ~ 7d。

（3）术后 4 周内避免剧烈运动，防止蝶腭动脉破裂出血。若遇出血，应用双极电凝止血。

第五节　翼管神经切断术治疗重度持续过敏性鼻炎

过敏性鼻炎（AR）是机体接触变应原后主要由 IgE 介导的鼻黏膜非感染性炎症性疾病。《变应性鼻炎及其对哮喘的影响（ARIA）（2008 修订本）》指南以及中华医学会耳鼻咽喉头颈外科学分会鼻科学组等制定的《变应性鼻炎诊断和治疗指南》（2015，天津）建议，根据过敏性鼻炎分类和程度，按阶梯方式选择治疗方法，主要治疗方法包括避免或减少接触过敏原，药物治疗如抗组胺药及白三烯受体拮抗剂、鼻内糖皮质激素、减充血剂等，以及使机体发生免疫耐受的特异性免疫治疗。许多临床报道显示，多种外科干预对控制过敏性鼻炎的症状具有一定的疗效。可是，长期以来，由于没有级别较高的循证医学证据，手术治疗过敏性鼻炎一直存在争论。

1961 年 G. Wood 报道翼管神经切断术治疗顽固性血管运动性鼻炎、鼻息肉、过敏性鼻炎患者，具有较好的疗效。在其倡导下，翼管神经切断术被广泛应用于顽固性血管运动性鼻炎、鼻息肉、过敏性鼻炎的治疗。但是，后来也有作者报道该手术的远期疗效不满意，且当时采用的经上颌窦进路或其他改良术式的操作有一定难度，术后少数患者出现大出血、视力丧失等严重并发症，使该种术式未能广泛开展。某医院自1996年以来，通过对翼管及翼管神经细致的解剖学研究，开展了鼻内镜下的翼管神经切断，经过10多年的观察发现，翼管神经切断对重度过敏性鼻炎具有较好的疗效，其确切的远期疗效和机制还有待进一步的临床和基础研究。

一、理论基础

一般认为，过敏性鼻炎是一种全身性疾病，约20%患者合并哮喘，30%～80%的哮喘患者合并过敏性鼻炎，各家报道不一致，但全身药物治疗似乎比较合理，诸如口服抗组胺药、特异性免疫治疗等。通过临床观察发现，部分皮肤点刺试验和血清特异性IgE强阳性患者，并没有表现出鼻痒、喷嚏、鼻塞、清涕的症状，而且特异性IgE阳性强度与过敏性鼻炎症状程度无显著相关性，这些证据表明局部的症状不单纯与IgE介导的全身变态反应有关，可能还与鼻腔局部黏膜的内环境有关，其确切的机制还不清楚，是否与鼻腔黏膜的免疫状态和神经调节有关还不得而知。由于过敏性鼻炎的4个主要症状与鼻腔的感觉神经和自主神经有关，因此通过改变鼻腔黏膜的神经支配，可能控制患者症状。

翼管神经为一混合神经，包含副交感神经纤维和交感神经纤维两种成分，副交感神经纤维即岩浅大神经，发自脑桥上涎核，交感神经纤维由颈内动脉周围交感神经发出。两种神经纤维在破裂孔处汇合形成翼管神经，在翼管内穿行，出翼管前口至翼腭窝，进入蝶腭神经节，由此发出节后纤维与上颌神经纤维一起分配到鼻黏膜，支配鼻腔和鼻窦中近3/4区域的血管收缩和腺体分泌，同时还发出部分纤维到泪腺和舌。因此，鼻黏膜的自主神经纤维主要来源于翼管神经，破坏翼管神经即阻断鼻腔黏膜大部分副交感神经支配，从而减少腺体分泌，抑制血管扩张，达到改善过敏性鼻炎患者鼻塞、流涕等症状的目的。

翼管神经的功能已经被一些实验所证实。电刺激翼管神经可以使腺体分泌增加、血管剧烈舒张，并使肥大细胞脱颗粒增强；低强度电刺激翼管神经可以使鼻黏膜容量增加，鼻黏膜的血管阻力减小，而在高强度电刺激下鼻黏膜容量减小，阻力血管压力仍下降，刺激已切断交感纤维的翼管神经则只会出现容量血管扩张，阻力血管压力下降；刘锋等对22例翼管神经切断术后的患者进行血流量测定，证实患者术后的下鼻甲和鼻中隔黏膜血流量较术前显著下降。以上研究提示翼管神经中的副交感纤维对血管的扩张起重要的调节作用，切断翼管神经可使鼻黏膜的血管运动达到收缩状态。从而认为，翼管神经切断术可能在改善患者的鼻塞、大量流清涕等症状中起重要作用。

另外，过敏性鼻炎患者鼻黏膜中一些的神经肽和炎性细胞因子水平显著高于正常鼻黏膜，如血管活性肠肽、P物质、白介素-4和白介素-5等，这些因子在翼管神经或其副交感纤维切断后，表达水平显著降低，说明神经切断后不但改变了神经肽的分泌，而且改变了鼻黏膜局部的炎症因子水平，对控制过敏性鼻炎的症状起重要作用。

在翼管神经切断后，患者的喷嚏和鼻痒症状也有显著改善，可能是由于鼻内镜下切断翼管神经的同时很可能切断了蝶腭神经，因为骨性翼管前方2～3mm处有三叉神经的蝶腭神经通过。一些患者术后上腭部麻木就是因为蝶腭神经切断所致；另外，有学者观察了翼管神经切断后鼻黏膜感觉神经肽的变化，其表达水平显著低于术前水平，可能也与此有关。

二、翼管神经切断术的适应证

过敏性鼻炎的治疗主要还是应该遵循“避免接触过敏原、药物治疗和免疫治疗”等阶梯治疗的原则，但是对于以上措施不能很好控制症状时，有学者认为鼻内镜下翼管神经切断是一种较好的选择。

有严重的喷嚏、流清涕、鼻塞、鼻痒症状的高反应性鼻炎，常见变应原检测阴性的患者，经过糖皮质激素、抗组胺药等治疗后效果不佳也可以考虑鼻内镜下翼管神经切断术。

三、鼻内镜下翼管神经切断的手术方法

1961年，G. Wood介绍了经上颌窦内后壁入路翼管神经切断的手术方法；后来一些作者探索了经腭、鼻中隔等进路寻找翼管神经进行切断的方法，都取得了一定成功，疗效也较肯定，但是手术操作复杂，并发症多；也有作者经鼻腔盲探翼管进行烧灼，难以完全切断翼管神经，成功率相对较低，远期疗效差。这些手术技术本章节不做叙述。自从鼻内镜技术引入翼管神经切断以来，切除的准确率

显著提高，并发症相应减少，下面介绍鼻内镜下翼管神经切断术的手术步骤。患者全麻经口插管后，以肾上腺素 [1% 肾上腺素生理盐水] 棉片收缩双侧鼻腔黏膜。按文献介绍的方法实施手术，即切除或不切除中鼻甲后 1/3 部分（根据中鼻道宽窄程度决定），用电刀沿中鼻甲后端附着缘上方做弧形切口，下外侧达后鼻孔上方 0.5cm，用骨膜剥离匙向外侧分离黏骨膜直到蝶腭孔的后缘。用直径 1mm 的弯头剥离匙继续向外分离，并可插入到前后开口的翼管。如果翼管暴露困难，则磨去部分蝶腭孔的前沿和下沿，用镰状刀片在翼管前口切断翼管神经，电凝止血；用电刀边切边凝，清除翼管前方的软组织，直至完全露出骨性翼管前口，再次电凝翼管内的神经和血管。对下鼻甲肥大者，同时实施下鼻甲后端部分切除，取油纱条填塞于创面。术后 1 周用泪液流量试验判断翼管神经是否被切断。

四、翼管神经切断术的并发症

尽管翼管神经切断治疗过敏性鼻炎的疗效肯定，但有些手术较为复杂，创伤大，并发症多（如经上颌窦进路手术），所以未能被广泛应用。部分患者会出现严重的眼干、面部及腭部麻木，甚至有永久性外展神经麻痹及失明等严重并发症发生，因此 ARIA 指南及《变应性鼻炎诊断与治疗指南》中也没有推荐此类手术治疗鼻炎。鼻内镜手术的发展使内镜下能更准确地辨认蝶腭孔、翼管及其周围的重要结构，大多数情况下既能精准切断翼管神经及周围软组织，又能避免损伤周围重要结构，如蝶腭动脉、蝶腭神经节、圆孔、眶内结构及视神经等，使并发症大为减少。某医院实施的 500 多例鼻内镜下翼管神经切断术，只有大约 30% 的患者术后短期内轻度眼干，症状均在术后 2 个月内恢复，这可能与眼结膜囊内其他腺体代偿性分泌增多有关，少数女性患者抱怨术后在伤心或哭时无眼泪，但并未严重影响患者的生活质量。少数患者术后上唇 / 腭部麻木，未经特殊处理自愈，与翼管周围的三叉神经唇 / 腭分支被切断后再生有关。所有病例中，无一例有严重的并发症。

第六章 耳病的耳内镜学

第一节 耳内镜的设备与器械

在20世纪50年代，手术显微镜的应用为耳科手术开拓了一个全新时代。进入90年代后，专用耳内镜联合传统手术显微镜的应用引入了耳科微创手术的技术与观念，使现代耳内镜外科的建立成为现实，促进了耳外科的进步和发展。耳内镜及相关器械与手术显微镜一道成为耳显微外科的重要工具。随着现代高科技的发展，一些先进的设备及材料相继开发及应用于临床，使耳内镜外科不断成熟、发展，促进了21世纪微创外科在各领域的蓬勃发展。

一、耳内镜外科的设备

（一）硬管式内镜设备

1. 硬管式耳内镜

（1）镜长：一般长度为10 ~ 12cm。鼻窦纤维内镜的常规长度为20 ~ 23cm，若用于耳科手术时会显得过长而不方便操控，易使操作者操镜手部关节产生疲劳，更重要的是存在对术腔结构造成损伤的潜在危险。故专门设计的耳内镜在操控时更适合自然的手位，利于开展精确的微创手术。

（2）口径：配备多个口径，如1.2mm、1.7mm、1.9mm、2.7mm、3.1mm、4.0mm。不同口径适用于不同解剖结构的需要。在同样光源亮度下，口径越大则视野越大，亮度越强，在电视监视器上方的图像效果越好，更利于保存视频图像资料。但大口径耳内镜的缺点是不利于通过狭小弯曲的解剖区域，同时也影响手术器械在同一部位的灵活使用，故临床上口径为 4mm 的耳内镜常仅适用于单纯检查。而口径为 2.7mm 及 3.1mm 的耳内镜则适用于各种镜下操作，如耳内镜下中耳置管，经耳道鼓膜修补等。如需要在狭小区域进行探查则应选择口径为 1.2mm、1.7mm 的内镜，例如，怀疑外淋巴瘘、经鼓膜切开造孔内镜探查术等，但必须配备高亮度的冷光源。口径为 1.7mm、1.9mm 的耳内镜的图像清晰度已达显微镜的水平，但同样需配备高亮度的光源。

（3）视角：配备多个视角，如 0°、30°、45°、60°、70°、90°。利用不同视角的耳内镜使术者得到不同方位的视野，减少盲区。0° 和 30° 视角的耳内镜最常用，且易操纵。超过 60° 视角的耳内镜操作较难，在入镜时应裸眼直视或显微镜下引导进入解剖区，否则存在损伤周围结构的潜在危险。

（4）光源：为冷光源，选择不同灯泡可提供不同的光亮度，可根据手术需求及内镜口径选择不同类型光源。常用的有 115 ~ 220V，250W 的卤素灯冷光源及 40W、100W、150W、300W 的氙灯冷光源。由于常用耳内镜的口径较小，故使用口径为 1.2mm 及 1.7mm 的耳内镜时，最好选用高亮度的光源如 100W 以上的氙灯光源。目前的光源功能和类型不断改善及增多，如可选用双插头或多插头，可以兼容不同品牌的耳内镜，或同时可以兼容硬管式内镜及纤维内镜，手动或自动调光、对焦等。值得注意的是，一套性能良好的冷光源，其灯泡的使用寿命同样是一个重要评价指标。

（5）光源导线：长度为 1.2 ~ 1.5m，用于连接内镜和光源。由于光源导线主要由内部光导纤维构成，容易折断，导致图像出现黑点，甚至影响照明光亮度。所以使用时切忌暴力弯曲、折叠。正确的持法及保管方式应为顺自然弧度绕成圈状。

2. 电视监视器、摄录系统和照相设备

（1）电视监视器：目前使用的电视监视器无论从扫描线数、分辨率、清晰度等方面均具备很高的性能，能提供优质的图像。电视监视器通过导线与摄录系统相连接以传输耳内镜下图像。

（2）摄录系统：分为两类，即单晶片数码（1CCD）和三晶片数码（3CCD）摄录仪。两者分辨率不同，其中 3CCD 摄录仪提供的分辨率更好，但价钱也更高。目前在高清耳内镜摄录系统中，TV 系统采用 PAL 或 NTSC 信号，像素可达 1 920 × 1 080，视频输出为 HDMI × 2（可输出 1 080P 信号）。

（3）照相设备：可通过特殊的接头将内镜与光学照相机直接相连应用于拍照。通常应选用自动曝光的光源，因为可根据实际光线、亮度自动调整曝光时间，从而获得高质量照片。另外目前也已开发出相应的电脑软件，可将图像传输于电脑上进行录像、照片抓取及文件编辑、打印，有助于建立资料库用于科研、教学及学术交流。

（二）手术器械

由于耳内镜外科技术仍处于发展阶段，专用的器械不多。相反，传统耳显微手术器械已成熟及定型，种类繁多。虽然耳内镜下的手术器械要求较高，但通常应用耳显微手术器械也可基本满足耳内镜手术要求。我们根据耳内镜手术特点，对部分耳显微手术器械进行了改装，以适应耳内镜下不同操作。常用的耳内镜手术器械如下。

（1）吸管：由不同口径组成，根据耳内镜下不同操作选用。通常选用口径较细的吸管，以减少对组织的吸引损伤。可将医用注射器针头进行改装，磨去针头斜面成平截面及弯曲成不同弧度或角度。

（2）窥器：通常用于保护耳道皮肤、维持耳道成相对直管道或用于维持小切口入路等。最好同时配备支撑固定架，否则需要额外用手扶持。

（3）鼓膜穿刺针：可将注射针头从上部折断，中间通过硅胶管连接制成。与直接连接注射器上的针管相比较，自制鼓膜穿刺激操作更为灵活、方便，对组织损伤的风险更小，单手即可操作。

（4）鼓膜切开刀。

（5）中耳置管抓钳。

（6）直角及各种角度的弯针（Rosen 氏针）、直针。

（7）显微剪。

（8）杯状钳。

（9）鳄鱼钳（无齿及有齿）。

（10）耳镊。

（11）黏膜切开刀。

（12）小圆刀。

（13）眼科剪。

（三）耳纤维内镜

1. 咽鼓管微纤维内镜

长度：200 ～ 650cm。

口径：0.5 ～ 1.2mm。

视角：55° ～ 70°。

像素：3 000 ～ 12 000PPI。

操控：带关节和不带关节两种。

连接冷光源及电视摄录系统：与硬管内镜相同。

2. 耳蜗纤维内镜

有效长度：约 60mm。

口径：0.35 ～ 1.0mm。

视角：55° ～ 70°。

放大倍数：50×，60×。

连接冷光源及电视摄录系统：与硬管内镜相同。

（四）辅助设备

1. 激光

（1）CO_2 激光：波长 10.6μm，发射激光能被水或含水组织吸收。光柱气化的组织范围直径为 0.65 ～ 3.4mm，5 ～ 30W。脉冲持续作用时间从 0.05s 至连续不间断均可，因而对周围正常组织产生微创效果。目前已有专门用于耳微创手术的产品问世，可将激光连接于耳科手术显微镜或专用的耳镜，另外还可连接电视监视系统。使用该装置时可单手操作，适用于微创鼓膜造孔。由于操作创伤小，也可适用于无麻醉条件下的儿童患者。因为可在显微镜或电视监视系统下操作，术者无须佩戴激光防护眼镜。

（2）氩离子激光：可产生高强度的激光，并通过光学纤维传输，可在耳内镜下或显微镜下使用，多用于气化组织，如微创镫骨手术。

2. 耳科电钻

（1）机械电钻：目前运用最广的耳科电钻，包括切割钻和磨光钻两种钻头，可提供 500 ～ 40 000rpm 的不同转速，在耳内镜下或显微镜下均可使用，用于磨除骨质，暴露术野。

（2）超声电钻：又称为超声骨刀，其原理是通过压电转换装置将电能转换成机械能，使刀头处于高频共振模态。因刀头及其接触的组织需要达到共振和阻抗匹配才能实现最大能量传递，而骨组织和软组织的阻抗差异大，故超声刀头短时间触碰软组织不会造成明显伤害。

（3）微电钻：为新型打孔钻，直径最小 0.35mm，转速为 12 000rpm，适用于镫骨底板打孔及耳蜗打孔等。

（五）耳微创外科的医用材料

1. 中耳通气管

由人体组织相容的材料制成，如生物陶瓷、特富隆、钛金属、硅胶等。形状有“I”“⊥”等。根据年龄大小等因素进行选择不同类型中耳通气管，一般口径越大相对通气引流效果越好，但造成鼓膜的创伤较大，易遗留穿孔。

2. 可带微芯中耳镜管

由中耳通气管及微芯两部分组成。

（1）中耳通气管：通气口径 1.42mm，外口径 3.25mm。

（2）微芯：为长条形 1mm × 9mm，材料为聚乙酸乙烯酯。使用时先行鼓膜切开置通气管，耳内镜下根据治疗需要将微芯通过通气管置于中耳不同部位（如圆窗膜、咽鼓管鼓室口），借此进行药物灌注治疗耳科疾病，如梅尼埃病、分泌性中耳炎及咽鼓管功能不良等。

二、耳内镜外科手术室的管理

耳内镜外科手术需要在一定条件的手术场地（手术室）进行，并根据疾病诊疗的规模、患者的配合情况、手术时限、手术技术要求及设备的配置进行选择。由于耳内镜外科手术具备微创性及方便性，相当数量的耳内镜手术操作在门诊即可完成。手术室的配置可根据设备及器械本身的特点以及术者的操作习惯进行安排，同时也要考虑手术室的大小及设备的多少等实际因素。门诊手术室的面积要求至少为 11m × 14m。

患者体位：原则上患者仰卧于手术台上，健耳侧朝下，使术耳朝上。在使用耳内镜操作时，患者的头部转侧 45°，此体位患者长时间也无疲劳感。在部分耳内镜检查或手术时，患者可取坐位，患儿可坐于家长怀中并由家长适当固定，防止突发的头部运动造成的术区损伤。

术者位置：可取坐位或站位。无论使用耳内镜还是显微镜，最适合的位置为正对患者的头部枕侧，即与面前区相背对的位置，尤其适合于手部关节运动以及镜光轴引导与术野的配合。若受室间大小等情况限制，在使用内镜操作时也可取与患者面前相对的位置，使术耳向上，此时患者的体位可改变为侧卧位且减少耳部的过偏角度。

设备的位置：耳内镜与手术显微镜配合使用时，手术显微镜立于手术台的另一侧，与术者正对面，关节臂及镜头部件位于患者术耳上方，助手镜置于患者头顶部，助手位置可根据使用设备而调整。电视摄像系统置放于显微镜座上方或下方，斜对向术者。器械台可置于手术显微镜座与手术床之间，也可提放于术者的胸腹部。

设备的操作：内镜最常用的操作方式是左手持内镜，右手进行器械操作。术者可直接窥视耳内镜进行操作，也可通过观看经电视监视器的同步传输图像进行手术。由于耳内镜较短、口径小，经镜体直接手术时与患者距离短，且视野较小，故耳内镜手术更适于在电视监视器下进行，并利于助手同步观察及教学示教、交流等。手术显微镜的操作则是直接经双目镜进行，一般配合助手镜同步观察，部分显微镜同时备有摄录系统接口进行示教演示。

（一）手术室工作人员

除术者外，要求至少一名助手及一名巡回护士，并根据手术的规模要求进行调整。巡回护士可同时作为手术室及设备器械的专门管理人员。若要求全麻及心电监护情况下，则需麻醉师在场时手术。

（二）手术器械及设备的管理

1. 消毒

（1）内镜的消毒：摄像镜头及导线，光源导线及内镜应在福尔马林熏箱内熏蒸消毒 40 ~ 60min。而在门诊同一时间多次使用且消毒要求相对宽松时，也可用戊二醛原液进行浸泡，在使用前使用蒸馏水进行冲洗，去除耳内镜上残余戊二醛。导线及光源等可套入无毒塑料套中并可进行更换。

（2）手术器械（钳、刀、剪等）：可进行高温消毒。需要反复使用时，可放置普通器械消毒液中进行浸泡消毒，使用前用无菌蒸馏水反复冲洗，特别是吸管、钳杯等空腔部位，以防消毒液残留污染术腔组织。

2. 手术设备及器械的保养

无论内镜还是手术显微镜，均由精密的光学系统组成。光源及电视摄录系统均为高技术的数码电子产品，也为精密仪器，尤其是进口产品，价格昂贵。因而在保管、使用、术后清洗等环节上必须加以重视。具体注意事项如下。

（1）纤维内镜身及显微镜镜头组在移动、更换、连接及手术使用过程中谨防发生碰撞，以防掉落，否则会造成镜面磨损以及镜内透镜组碎裂等损害，尤其是口径小的内镜更应小心使用，否则极易损坏。目前配有专用内镜置放架放置内镜，可防止不慎损坏。清洗内镜时应小心用专门的镜头液清洗及镜头纸擦拭。

（2）光源导线内部的导光纤维及摄录头连线内部的金属线容易折断，故应避免强行折曲，应顺应自然弧度绕圈移动及保存。

（3）冷光源、摄像仪、电视监视器忌反复开关。内镜冷光源的关闭，应先将亮度调至最暗后再关闭。开启时先调至最暗处位置，开启后再根据所需调节亮度。应避免在工作亮度下直接开、关光源。长时间暂停使用时，则应关闭为宜。电流的反复冲击易缩短冷光源灯泡的使用寿命。此外，在仪器四周尤其是风扇口处应预留一定的空间用于散热。

（4）在手术使用后，部分手术器械如吸管管腔、钳杯、器械的关节、缝隙、手柄等处易残留组织或血液，应及时予以仔细擦拭及反复清洗后予风干或在专用烘箱中烘干，并注意防锈处理。

（三）门诊耳内镜手术的适应证

耳内镜手术的优点之一在于部分手术在门诊即可进行。由于创伤小，术后即可离院，且费用较少，因而受到广大患者的青睐。耳内镜手术可代替部分传统的手术显微镜下手术而单独使用，特别适用于要求相对简单的门诊手术室手术，几乎所有的成年人及部分合作的儿童均可以较好地配合手术。

1. 外耳道病变的诊疗

栓塞耵聍、外耳道异物取出术，外耳道表皮样瘤切除，外耳道肉芽摘除及肉芽性鼓膜炎的诊疗。

2. 鼓膜及中耳的检查术

3. 分泌性中耳炎

（1）鼓膜穿刺术加鼓室注气、抽液、药物冲洗等。

（2）激光鼓膜造孔术。

（3）鼓膜切开 + 中耳置通气管术。

（4）中耳置管 + 咽鼓管鼓管口微芯药物灌注术。

4. 干性中央性鼓膜穿孔

（1）经外耳道鼓膜修补。

（2）脂肪鼓膜修补术。

5. 慢性化脓性中耳炎术后

（1）开放式乳突根治术后的术腔清理。

（2）完整式乳突根治术后的术腔检查。

6. 早中期粘连性中耳炎的诊治

7. 梅尼埃病、突发性聋、耳鸣

（1）鼓室注药内耳灌注术。

（2）中耳置 + 圆窗膜微芯药物灌注术。

8. 鼓膜造口外淋巴瘘探查术

三、耳科手术显微镜与硬管耳内镜的比较

耳科手术显微镜及硬管式耳内镜作为耳神经外科最重要的设备，均在临床上广泛应用。同其他的医用设备一样，两者不可避免地具有各自的优缺点。现代双目手术显微镜的使用开辟了耳显微手术的黄金时期，其工作特点是：适当倍数的放大功能，较长的工作距离及较大范围的视野，并能对术野聚焦照明。而耳内镜可近距离接触解剖结构并放大图像，通过不同视角可窥及手术显微镜视角不能到达的部位。此外，耳内镜还可以通过在电视监视器上获得传输图像而可不经镜体进行手术操作。本节重点介绍手术显微镜及硬管式耳纤维内镜的光学原理，并对它们的优缺点、适用范围等做一比较。

（一）手术显微镜

手术显微镜是用于放大的工具，它可以按技术水平及需要提供一定范围的放

大倍率及一定工作距离下的视野范围。设计上，它是由一连串的单一放大透镜组成的双目光学系统。任何显微镜的关键组件几乎不例外地包括两部分：图像传输系统及导光系统。只需在镜身内结合不同的透镜组就可以为图像传输系统提供不同的用途。

1. 图像传输系统

（1）物镜：物镜为安装在显微镜头最末端的单一透镜，其焦距决定了显微镜与患者部位间的工作距离。倘若缺少物镜，显微镜就成了一台望远镜，焦距在无限远处。一般显微镜的镜头焦距范围为 100 ~ 400mm。在选择手术显微镜时，应注意物镜的技术指标，焦距长的物镜能提供长的工作距离；而选择视野范围大的物镜，则需要以牺牲放大倍数及照亮亮度为代价。若在耳鼻咽喉头颈外科手术中应用显微镜，一般推荐镜头的焦距为 200mm 和 400mm，若专用于耳科手术的则为 300mm。作为设计精良的产品，一般调节镜头焦距进行聚焦的按钮为手控或脚控。随着光学技术的发展，目前已开发出自动任意变焦的产品，工作距离为 200 ~ 415mm，其焦距可任意改变。如 Carl Zeiss OPMI VARIO 显微镜、Leica 的 M500-N 手术显微镜等。

（2）目镜组：双目镜组由单独的两个目镜组组成，可使从术野反射回来的光线等量地传输给双眼，形成具有景深的立体图像。目镜的焦距一般为 125mm 和 160mm。安装目镜时应相对于显微镜的光轴调整成直线或倾斜位，以便视线到达更大的范围。可根据不同的术者要求调节瞳距。目镜由透镜组组成，放大倍数有 10×、12.5×、16×、20× 不同的选择。根据术者的视力（如近视），每个目镜均有刻度进行调节选择。

对任何显微镜来说，总的放大倍数取决于两个因素。其中一个因素为基本放大倍数，它由物镜与目镜组所提供，但主要取决于双目镜组的焦距。与物镜的原理不同，如果增加目镜的焦距，会导致图像倍数呈直线增大，但同时使视野缩小。基本放大倍数是由产品本身决定的，无法更改。另一个因素为可变放大倍数，通过提高变焦的功能，术者根据使用需要，使原基本放大的倍数增加或减少。随着总的放大倍数增大，相应地会使视野范围及景深缩小。

（3）倍数改变装置、变倍装置：传统显微镜的变倍装置为人工手动装置，是由两对折光透镜组成的旋转装置，位于物镜与目镜之间的镜体内。当焦距及工作距离不变状态下，旋转变倍装置可提供多达 5 种的放大倍数。

新型显微镜的变倍装置则在变焦范围内通过镜头的伸缩产生连续的放大，使显微镜总的放大倍数增加了一定范围内的自由度。调节的按钮有手动或脚动。

2. 导光系统

标准手术显微镜的光源一般采用高强度的氙灯或石英（丝）灯泡。光柱通过镜体内一系列的透镜及三棱镜组最后经物镜照射至术野。然后光线透过图像传输部分反射回双眼。这样的构造不但为术野提供照明且形成三维的景深。

从术野反射回光线的强度与物镜的焦距成反比。随着焦距变大，照明的范围也变大，但是单位面积的亮度则减小。在使用过程中，改变放大倍数不会改变照明的范围，但相应地使视野减少，使反射到术者眼睛的光线减少。当术中需要增加倍数时，可以通过控制镜孔的直径来增加缩窄视野后的光线回输。

在目镜与变倍装置间设有接口，可以安放助手镜或示教镜、摄录系统或照相机等。

（二）硬管式耳内镜

早期的硬管式耳内镜是由两端透镜组及中间为含气空间的封闭硬管构成的，并外接光源。当时内镜提供的视野小，亮度低，图像的分辨度及对比度差。现代所使用的内镜虽然保持了原有的基本设计。但在其内部透镜的设计上已得到完全的改良，克服了原来的不足。

Hopkins 光学系统即以透镜组取代原来的空气部分，正成为现代内镜的标准技术系统。与显微镜的基本组成一样，内镜同样包括基本的两个部分：图像传输与导光系统。

1. 图像传输系统

由 Hopkins 光学系统组成，而与早期内镜最大差别在于：用一组由小空间相间隔的大棒状石英透镜取代原来的大空间相隔的小透镜组；或者说用透镜取代原有镜内部分的空气。因为光线经玻璃传输比经空气传送要高效，从而使图像更清晰、亮度更高。由近至远镜管内含有 3 部分透镜系统：目镜、中间层透镜组和物镜。反射回来的光线所形成的图像首先经物镜进入内层中间透镜组，这些透镜组使图像互为倒转传送，足够数量的透镜组最终使图像回复正常方向的图像，再经目镜放大后而最终成像。耳内镜最终的成像是单目的二维图像，而不像显微镜那样形成具有景深的三维图像。但耳内镜可通过外接摄录系统把图像传送至电视监视器上，放大术野，有利于镜下操作。整个光学系统中具备放大功能的只有目镜。因此对某一型号的内镜来说，其放大倍数是固定的。但耳内镜可以通过调整工作距离来获得额外的放大，且二者呈反比关系，即纤维内镜越接近术野，则放大倍数越大。硬管式窥镜最大的优点之一在于通过镜体远端折射棱镜使其光轴的光线折射后返回，而获得不同的视角，从而可以“绕过”阻挡的解剖结构窥及显微镜固定光轴下的“盲区”。耳内镜受益于这样的构造和原理使手术进路以及手术模式产生了巨大变革。目前用于耳科的内镜有0°、30°、45°、60°、70°及90°。0°镜提供正前方术野的固定全景图像，直视线与光轴重叠。30°镜提供的镜像范围为直视线偏离光轴30°范围，用于窥视隐蔽的角落；60°或70°式主要用于观察侧壁;45°视角的产品提供介于30°与60°（70°）之间的前方术野范围。值得注意的是，使用有一定视角的内镜时，不仅其照明有损失，而且因改变了习惯下的直视线，容易造成解剖结构辨别上的混乱，尤其超过60°者不能看到镜的最远端部分，使用时应在裸眼监视下入镜或在显微镜引导下入镜，否则其镜远端易误伤及周围的结构。故使用角度内镜必须经过严格的训练，否则容易会引起严重的并发症。

2. 导光系统

在内镜管内外层的结构中，包裹内层透镜组的外层结构为导光纤维，其作用是使光线传输至远端术野进行照明。内镜的光源为外接冷光源并同光纤管相连接。目前使用的光源种类繁多，包括钨丝、卤素及氙灯泡等。目前内镜所传输的照明亮度通常高于手术显微镜，主要是由于相对于显微镜而言，纤维内镜的工作距离要更近。

3. 电视摄录系统

现代数码科技的发展可以使纤维内镜传输高分辨率的图像，并可在连接的电视监视器上成像，改变了传统的手术模式。目前的摄录系统一般分为两类：三晶片数码（3CCD）摄像仪及单晶片数码（1CCD）的摄像仪。与单晶片数码相比，三晶片数码摄像系统提供更好的分辨率及光亮度的图像，其原理是使用可将红、绿、蓝3种颜色光谱单独分离出来的3CCD动态技术，再由每个微晶片单独处理，并通过先进的降噪技术，使图像自然逼真，但价格昂贵。另外，还可通过计算机、刻录机等硬件及软件系统对获得的图像进行编辑、存储、打印等，有利于教学、讲学、论文发表等的需求。

（三）耳科手术显微镜与硬管式耳内镜的优缺点及适用范围

耳科手术显微镜与硬管式耳内镜是各具光学特点及不同性能的工具，具有各自不同的优缺点及适用范围。耳科显微镜手术已为耳科医师所熟悉，同时还可结合激光、耳内镜的辅助等微创技术，这些理念使传统的耳科手术方式不断变革、进步，焕发新的光彩。耳内镜技术在20世纪90年代开始推广并已成为耳科手术新的方式及手段，具有很好的实用性，推动了耳微创外科的发展。以下对两种工具进行比较。

1. 光学特性比较

两种工具的光学系统组成及工作原理前文已概述，它们的光学特点及工作性能各具优缺点，具体见表6–1。

表6–1 手术显微镜与硬管式耳内镜的光学特点及性能对比

光学特点及性能	手术显微镜	硬管式耳内镜
图像显示	直接经镜直视	外接电视摄录系统
图像质量	优良	优良
视觉图像	三维立体	二维
放大基本倍数	固定，取决于物镜及目镜组	固定，取决于目镜
倍数调节范围	较大，备有变倍装置	较小，通过改变工作距离调节
视野范围	较大，通过变换焦距及放大倍数调节	较小，通过变换工作距离调节
视角	固定	多种型号选择（0°、30°、45°、70°、90°）
视轴	通过改变目镜与镜身的相对位置	多种型号选择，单镜固定
工作距离	较长，调节物镜焦距变动	较短，接近术野，调节镜端位置变动
照明	优良，与放大倍数成反比，可受镜孔口径调节	优良，单镜固定；带角度的镜衰减
热效应损伤	可能：组织干燥等	可能：迷路热效应致眩晕等

2. 优点比较

（1）手术显微镜：

①放大倍数可调节能满足不同的需求；

②双目三维立体成像，可调节不同的景深；

③术者可进行双手操作，操作范围相对较大；

④助手可获得同步的单或双目成像；

⑤可进行录像、拍照或视频捕捉；

⑥成熟多样的配套手术器械。

（2）硬管式耳内镜：

①利于微创技术的开展；

②通过自然开口、管道、细小的切口或颅骨钻孔进入术腔；

③可以观察“死角”而无须牵拉或切除遮挡的结构；

④多种型号的视角系统选择，总的视角更宽阔；

⑤物镜焦距更短，可以非常接近被观察的结构，有利于照明和细节观察；

⑥连接于先进的电视摄录系统成像，教学功能更强；

⑦术者与患者可采取更为舒展的体位。

3. 缺点比较

（1）手术显微镜：

①体积较庞大，与内镜相比操作性能稍差；

②会看到视线以外的结构；

③光轴固定，视角范围及照明易受手术入路及切口大小的影响；

④须做额外切口；

⑤反复搬动患者头部；

⑥要求患者长时间保持固定的大角度偏头位；

⑦长时间直视操作，视觉易疲劳。

（2）硬管式耳内镜：

①术野范围较为狭窄，需采用不同视角内镜（30°、45°、70°、90°等）操作，要求术者具备熟练的内镜使用技巧和正常的解剖知识；

②立体视觉较差、缺乏景深；

③接近组织易致镜前端污染而影响成像；

④单手操作；

⑤潜在的热效应损伤；

⑥目前专门设计使用的器械不足。

4. 应用范围

（1）手术显微镜：

①手术显微镜为耳外科、耳神经颅底外科和显微神经、血管修复外科、整形外科必不可少的设备，对必须具备双目视野和立体视觉的手术操作而言不可缺少；

②手术显微镜与激光、内镜等设备联合应用。

（2）硬管式耳内镜：

①微创耳科手术，如鼓膜修补、中耳置管、胆脂瘤术后的复查等；

②微创耳神经外科，如前庭神经切除，听神经瘤切除等；

③与显微手术的结合或辅助使用，术腔的辅助照明及细节分辨“盲区”的病灶观察及切除。

第二节　耳内镜基本操作

耳内镜检查前应简要地向患者说明检查方法、检查目的及相关注意事项，消除患者的紧张心理，取得患者配合，协助患者摆好体位。原则上患者平仰卧于检查床上，健耳侧朝下，使患耳朝上，头部转侧 45°，此体位患者长时间也无疲劳感。在部分内镜检查治疗时，患者可取坐位，患儿可由家长怀抱并适当地固定，防止突发的头部运动。

持镜方式一般有手握式与执笔式。

1. 耳内镜调节

（1）调整焦距：在进行检查前，将耳内镜对准一物（一般为纱布），距离约为 10mm，调节摄像头焦距，直到图像清晰为止，进入外耳道后可对准鼓膜时可再轻微调整焦距，使鼓膜图像达到最清晰状态。

（2）调整白平衡：焦距调整后需将耳内镜成像调整至正常色调，即将耳内镜对准白纱布进行白平衡调节。

（3）方向调节：入镜前先调整好摄像头方向，以耳屏为标志，调整图像所见与实际方向一致，便于操作和辨认。进镜时可用镜杆轻压耳屏作支点，有助于检查过程中保持镜头稳定。

2. 进镜前镜面处理

由于人体温度与环境温度的差异，镜头进入外耳道后，表面会产生雾气，影响操作，故进镜前可先用 60 ～ 80℃的温水加热镜头或用聚维酮碘擦拭镜头后再导入外耳道，可有效防止镜面起雾。

3. 耳内镜操作常用器械

包括：一次性无菌冲洗针、耳科吸管、钩针、鳄鱼钳、杯状钳、刮匙、鼓膜穿刺针。需要强调的是无论使用何种器械均应确保在内镜视野下操作。

4. 耳内镜下治疗常用药物

包括：3% 过氧化氢溶液、复方间苯二酚洗剂、氧氟沙星滴耳液、30% 硝酸银、50% 三氯醋酸、甲泼尼龙琥珀酸钠、地塞米松、肾上腺素等。

耳内镜下止血多以压迫止血为主，常用止血材料包括：含肾上腺素棉粒、吸收性明胶海绵、碘仿纱等。

5. 门诊最常见的耳内镜治疗

就是对外耳道的清理，清理方式主要有负压吸引、钩除、钳除、冲洗、搔刮等。一般医院多采用 0.9mm 一次性无菌冲洗针及耳科吸管两种型号，其中一次性无菌冲洗针可根据不同情况弯曲成各种角度满足清理要求。一般黏脓性分泌物、小块耵聍或痂皮、吸收性明胶海绵、油脂性耵聍等可直接吸引清除。但需要注意，对已行人工听小骨置换术后的患者进行清理时，应尽量避免直接用吸管在鼓膜表面吸引，否则有可能引起人工听小骨移位。

（1）使用钩针清理干性耵聍及痂皮要先找到痂皮与正常外耳道壁交界，在痂皮与外耳道壁间制造间隙，用钩针或吸管向内推挤痂皮，扩大其与外耳道壁间隙由外向内逐渐分离，分离后使用鳄鱼钳将其整块或分块取出。清理过程中器械需尽量避免接触外耳道壁，以免引起疼痛或损伤外耳道壁。

（2）对于肉芽组织可用杯状钳直接钳除或激光烧灼清除。大块肉芽钳除时多有出血，此时可予含肾上腺素棉粒压迫止血后继续钳除，对肉芽基底部可予 50% 三氯醋酸进行烧灼。

（3）外耳道或鼓室清理的过程中，往往需要使用药物进行冲洗或局部涂抹。

耳内镜直视下能将药物准确涂抹于病变区域，避免患者因盲目涂药而未作用在病变部位，造成疾病迁延不愈。当中耳炎鼓室内有分泌物时，在分泌物清理后需选用无耳毒性的抗生素滴耳液进行鼓室内冲洗，冲洗时应注意冲洗的压力、方向以及冲洗液的温度。

（4）耳内镜下行鼓膜穿刺抽液视野清晰、操作简便、创伤较小，将积液抽出后可酌情注入药物冲洗鼓室。对于鼓室积液黏稠或胶耳的患者，可采用双孔穿刺法，即在鼓膜的前下和后下象限各做一穿刺孔，在气流通畅的情况下，更容易清除中耳分泌物。

（5）耳内镜下行鼓室注射术简便、经济，在鼓膜后下象限靠近中线处，并距鼓环约 2mm 处穿刺，缓慢注入药液并观察药液浸满圆窗即可停止注药。多数耳鼻咽喉科使用带软管鼓膜穿刺针给药，在治疗过程中穿刺针无须拔出，能确保药物足量充分停留鼓室，同时软管有一定弹性，即使患者治疗过程中头部轻微活动，穿刺针也不会对患者造成不适或损伤。

（6）耳内镜下行鼓膜置管术在门诊即可施行，不仅减少了患者的住院手术费用，还节省了时间。若术后出现并发症，也能及时处理。对于外耳道较为弯曲或狭窄的患者，创伤较显微镜下的鼓膜置管术更小。术中随着进镜深度的调整以及影像监视系统对图像的放大作用，可获得近距离、放大、清晰的影像，有利于对早期、隐蔽或微小病变的观察、诊断、治疗。

第三节　耳内镜操作的辅助用药

耳科疾病中炎性疾病多见，常需要药物保守治疗，用药途径包括全身用药和局部用药。由于耳颞区的解剖特点及血迷路屏障的存在，局部途径用药可使药物直接作用于病变部位，充分发挥最大药效。因此耳部疾病的治疗，耳局部用药已成为常用和有效的治疗手段。

与全身用药相比，耳局部用药有着不可替代的优势：①可以准确地投药至所需部位，在局部形成数十甚至数百倍于全身应用时的药物浓度，迅速达到峰值药物浓度，并长时间维持；②虽然局部形成极高的药物浓度，但用药总量及进入血液循环的药量明显少于全身用药，因而大大减少对全身重要脏器产生的毒性反应和副作用；③当局部软组织发生严重感染或其他病变时，由于机体的自然防御机制，造成这一区域缺乏血供，局部给药可以直接作用于病变部位，不需依赖血液将药物携带至这一区域，避免因病变局部缺血而导致的疗效影响。

传统的耳部局部用药方式主要以滴药、浸泡为主，药物可以直接作用于暴露的外、中耳，但对于一些局限性病灶反而不能针对性地精确用药，同时也限制了腐蚀性治疗药物的使用。耳内镜下的耳部给药则更为细致，如在内镜监视下使用腐蚀性药物对局灶性病变进行烧灼，可以避免损伤周围正常组织。对于传统的耳部滴药，在患者伴外耳道耵聍、痂皮及分泌物等堵塞时必然会影响药物到达作用部位。在用药前应用耳内镜充分清理后再进行药物滴注、浸泡，从而有效提高药物的使用效能。例如，在耳内镜下清除真菌感染时的真菌团块，或放射性颞骨坏死的死骨病灶后，再对炎症创面使用针对性的药物，进行反复浸泡、冲洗，能有效促进伤口的快速愈合。对于突发性耳聋、梅尼埃病等内耳疾病，耳内镜下鼓室内药物灌注已成为成熟的治疗手段。耳部局部使用的药物按照用途分类主要包括消毒防腐剂、清洁软化剂、激素以及抗生素溶液；根据剂型分类可分为粉剂、溶液、油剂、乳膏等。药物用途及剂型分类详见本节二、三小节。

一、耳内镜下治疗局部用药的选择

（一）药物剂型的选择

耳部局部用药一般优先选用溶液或油剂，药物在这类溶剂里能得到充分溶解，均匀分布于深在和形状不规则的病变部位，使用后可以自行溢出或易于清除，不会残留；也可以根据病情需要选用软膏。上述剂型十分适合在耳内镜直视下做术野的浸泡、冲洗或涂布。但不宜使用粉剂，因为溶解性差的粉剂喷入耳内后，不仅消炎作用差，且常与耳内分泌物胶合成团，造成堵塞而妨碍引流和继续治疗，严重者可引起颅内、颅外并发症。如必须使用，用量应小且选用易溶于水的药物，以利后续清理或溶于水后自行排出。

（二）耳局部抗生素的选择

耳部分泌物的病原菌复杂多变，由于多年来抗菌药的广泛应用，耐药菌株不断增加，真菌感染也逐年上升，正确选择有效的抗菌药并合理应用对于耳部疾病的治疗具有重要意义。耳局部选择使用的抗生素应根据药物剂型有效成分的稳定性、抗菌谱及药敏结果、耳毒性等因素决定，必要时可经验性选择。

常见的抗生素滴耳液有洛美沙星滴耳液、氧氟沙星及左氧氟沙星滴耳液、氯霉素滴耳液等，另外还有医院自制的复方新霉素滴耳液等，为主要含喹诺酮类及酰胺醇类的抗生素。除了这些制剂，耳部局部用药也可以选用即配即用的头孢类抗生素溶液。

喹诺酮类和氨基糖苷类抗生素在溶液中的稳定性较头孢类抗生素高。左氧氟沙星溶液在室温（25℃）下有效期达 1 年，洛美沙星溶液在室温有效期为 3.64 年，环丙沙星在室温保存 5 年未见异常。同时喹诺酮类对 G^+ 和 G^- 致病菌均存在较高敏感性，临床也有相应的滴耳剂，一般药房较常买到。其中 0.3% 氧氟沙星滴耳液是美国食品和药物管理局（FDA）批准可用于儿童急、慢性中耳炎及成人慢性中耳炎的首选耳局部用药。头孢类药物抗菌谱广，也可以作为耳部局部使用的抗生素，但该类药物半衰期短，在室温下不能长期保存，如头孢他啶、头孢唑啉等配药后稳定性不高，头孢唑啉在室温的有效期为 8.6h，头孢西丁室温下稳定期为 12h，头孢他啶配制后要求低温保存并在 24h 内使用。因为头孢类药物不能制成滴耳剂成品，只能即配即用，或存放于冰箱保存，限制了其在临床上推广使用。而氨基糖苷类抗生素有耳毒性，一般不作为首选抗生素。

研究表明，从中耳炎患者的中耳分泌物中分离得到的细菌最常见的是肺炎链球菌、流感嗜血杆菌和卡他莫拉菌，其次为金黄色葡萄球菌、化脓性链球菌、铜绿假单胞菌（即绿脓杆菌）、α－链球菌和 A 组链球菌，其他较少见的病原体有卡氏肺囊虫、肺炎支原体和沙眼衣原体。外耳道炎的主要病原体是铜绿假单胞菌和金黄色葡萄球菌，某些 G^- 菌如变形杆菌、克雷伯和大肠杆菌也很常见。耳部常见的局部真菌感染种类较多，主要有曲霉菌，占 80% ~ 90%。其他较多见的为青霉菌、帚霉菌、毛霉菌及念珠菌等。

药敏试验研究结果表明 G^+ 菌对头孢唑林、头孢西丁、左氧氟沙星等敏感，G^- 菌对头孢哌酮舒巴坦、头孢他啶、亚胺培南、美罗培南等敏感。MRS 菌株仅对左氧氟沙星敏感。G^+ 菌如金黄色葡萄球菌已经基本上对青霉素产生耐药，红霉素、克林霉素也存在高耐药率，已不适宜作为临床首选药物。三线药物包括头孢哌酮、舒巴坦、亚胺培南、美罗培南，应该在一、二线药物耐药的情况下方考虑采用，减少由于外膜蛋白缺失、产酶、外排泵、生物膜等耐药机制的发生而引起的耐药株过快形成。

即使是稳定性高、耐药性低的抗生素滴耳剂，也不宜长期滴用同一种类。因外耳道炎及中耳炎致病菌多为混合性感染，长期使用一种类型的抗生素滴耳剂可导致局部菌群失调，某类型致病细菌受到抑制后而其他种类的细菌又开始大量繁殖，同时耳内长期滴入广谱抗生素溶液也是造成外耳道真菌感染的重要因素，故应根据药敏交替使用不同种类的滴耳药物，发现真菌感染后及时选用局部抗真菌药治疗。

（三）糖皮质激素在耳局部用药中的应用

耳局部使用糖皮质激素，主要是利用激素较强的消炎、抗水肿、免疫抑制以及保护机体免于受细胞内毒素损害的作用。在炎症早期，该类药物能增强血管紧张性，减轻组织充血及降低毛细血管通透性；在炎症后期，能抑制成纤维细胞的增生和肉芽组织形成，减轻炎症引起的瘢痕和粘连。常用于耳科局部的糖皮质激素有地塞米松、甲泼尼龙等。

1. 外耳道炎

伴湿疹的外耳道炎可使用甲强龙或地塞米松等激素溶液进行局部浸泡，并可视情况与抗生素、抗真菌药或收敛药等合用。

2. 分泌性中耳炎

在耳内镜下鼓膜穿刺抽取积液后，使用激素鼓室冲洗，有助于控制病情进展和减少复发。

3. 急、慢性化脓性中耳炎活动期

局部激素溶液与抗生素溶液联合冲洗，可减少黏液分泌及炎性渗出，减轻黏膜的肿胀，抑制肉芽生长。

4. 中耳手术后的术腔处理

对未干水的乳突术腔，耳内镜下清理痂皮及分泌物后，使用激素溶液冲洗、浸泡术腔，可抑制炎性分泌及肉芽组织生长而重新获得上皮化。

5. 突发性耳聋及梅尼埃病

在全身使用激素与血管扩张药、维生素等的基础上，耳内镜下进行激素鼓室内注射是一种有效的治疗手段，尤其对于伴有糖尿病、高血压等基础疾病患者，激素的全身使用受到限制，鼓室内注射糖皮质激素成为首选的治疗方式。

（四）抗真菌药在耳局部用药中的应用

外耳道真菌病致病菌种类以曲霉菌为主，其次为白色念珠菌。常见的局部抗真菌药有成熟的制剂，如制霉菌素甘油，也有即配即用的注射液，如伊曲康唑注射液、氟康唑注射液。这些局部用药都为油剂和水剂，可耳内镜下行药物外耳道浸泡法，使药物充分直接作用于整个外耳道壁及鼓膜，不留治疗死角，不给病原菌留下生存空间。同时制成滴耳液使用方便，局部无刺激，无耳毒性，无全身不良反应发生，无引起听力下降、耳鸣、外耳道疼痛等不适症状产生，患者的依从性好。

伊曲康唑和氟康唑为新型的唑类抗真菌药，具有广谱的抗真菌活性，组织穿透力强，停药后皮肤角质层内仍存在 3 ～ 4 周的药物后效应而作用时间长。但这种药物的缺点为配制后需要立即使用，如果不能立即使用，需在 2 ～ 8℃保存下，且保存不超过 24h。相对地，复方制霉菌素溶液配制简单、安全性高、操作简单、治愈率高、易于推广，为临床常用。

中山大学孙逸仙纪念医院的自制药复方雷琐辛擦剂，含有间苯二酚、硼酸等成分，具有抑制细菌和真菌的作用，同时具有止痒和促进角质形成的作用，配合耳内镜涂抹外耳道，对真菌性外耳道炎有良好的治疗效果。

二、耳部用药常见剂型

耳部用药根据剂型分类可分为粉剂、溶液、油剂、软膏等。

（一）散剂（powder）

有干燥、保护、散热等作用，耳部使用后易残留和造成耳道堵塞及影响引流，故在耳部应用较少。

（二）溶液

溶液是药物的水溶液，有清洁、散热、消炎及促进上皮新生的作用，适于外耳道炎、各型中耳炎。部分制成专门的滴耳液，部分为通用的溶液。

（三）油剂

油剂是以植物油或矿物油类为溶剂，或以不溶性粉末混于上述油类而制成的剂型，有清洁、保护、减轻炎症的作用。

（四）软膏

用于皮肤的含脂类或油脂类物质（如凡士林、猪油、羊毛脂）为基质的半固体药物制剂，具有保护、收敛的作用。临床常用的有 10% 氧化锌软膏、白降汞软膏、艾洛松软膏及含抗生素或抗真菌药与激素软膏等。

三、耳部用药分类

（一）消毒防腐剂

1. 1% ~ 2% 苯酚甘油滴耳液

1% ~ 2% 苯酚甘油滴耳液又名酚甘油或苯酚甘油滴耳液。作用消炎、镇痛、杀菌、止痒。适用范围：急性弥漫性外耳道炎、急性鼓膜炎及急性化脓性中耳炎早期（鼓膜未穿孔者）。注意事项：苯酚甘油与水混合时，即形成酚水溶液，释放出苯酚，后者具有较强刺激性，故耳道分泌物多者不宜用，小儿慎用。

2. 3% ~ 4% 硼酸酒精滴耳液

作用杀菌、止痒。适用范围：耳道霉菌病、穿孔较小的化脓性中耳炎。注意事项：该药滴入耳内后有短暂刺痛感，故小儿及对疼痛较敏感的成人慎用。

3. 1% ~ 3% 醋酸溶液、2% 醋酸铅溶液

作用杀菌、抑菌、止痒。适用范围：耳道霉菌病、慢性化脓性中耳炎（对绿脓杆菌感染者特有作用）。注意事项：溶液必须密闭，不能久置。当浓度超过 3% 时，对耳道皮肤和鼓膜有较强的刺激作用，能破坏上皮组织，造成损伤。

4. 利凡诺溶液

利凡诺溶液又名依沙吖啶溶液或雷佛奴尔溶液。常用 0.1% ~ 0.2% 溶液。作用消炎、杀菌、止痒。适用范围：耳郭、耳周皮肤湿疹，急性及亚急性渗出性外耳道湿疹并伴有轻度感染者。注意事项：对耳郭及耳周较大面积的湿疹用以湿敷。入耳道可使耳道皮肤及鼓膜轻度染黄色。

5. 1% ~ 2% 苯氧乙醇

消毒、防腐作用，对绿脓杆菌抑制作用较强。适用范围：绿脓杆菌感染的外耳道炎和中耳炎。

（二）抗生素溶液

1. 0.3% 氧氟沙星滴耳液

氧氟沙星为新型氟喹诺酮类抗生素，抗菌谱极广，对 G^+ 和 G^- 细菌均有强大的抗菌活性。该制剂稳定性好，药液由中耳黏膜向血清移动、浓度低，对中耳和内耳未见损害报道。文献报道从外耳、中耳分离出的致病菌对该药敏感率为 92.1%，清除率为 93%，为一种高效安全药物。适用范围：外耳道炎和疖，小儿及成人急、慢性化脓性中耳炎、鼓膜炎以及乳突手术后未干耳伴感染的有效治疗。疗程一般为 1 ~ 2 周，开封后 1 个月内用完，有效期 3 年。

2. 盐酸洛美沙星滴耳液

适用范围：外耳道炎，鼓膜炎，敏感菌引起的急、慢性化脓性中耳炎。注意：洛美沙星为新型氟喹诺酮类抗生素。抗菌谱极广，活性强。对耳部各种致病菌敏感率为 93.6%，清除率为 87.6%，对绿脓杆菌清除率为 88.2%，为一种高效安全滴耳剂。有效期：3 年。

3. 0.25% ~ 0.5% 氯霉素滴耳液

对 G^+ 和 G^- 菌均有效，多用于变形杆菌和绿脓杆菌感染。适用范围：急、慢性化脓性中耳炎。注意事项：随药物浓度增加而作用增强，但至 1% 时已成浑浊液而效力不增加。

4. 1% ~ 2.5% 氯霉素甘油滴耳液

作用同氯霉素水液。甘油有助溶作用，可增加浓度而增强药效，且甘油吸水有助消肿。适用范围：外耳道炎及急、慢性化脓性中耳炎。

5. 0.5% 新霉素溶液

0.5% 新霉素溶液为氨基糖苷类广谱抗生素，对 G^+ 和 G^- 菌、抗酸杆菌等有抗菌作用。适用范围为急、慢性化脓性中耳炎。注意事项：有耳毒性，中耳炎并发混合性耳聋或有过眩晕等症状者慎用。

6. 复方新霉素可的松溶液

含 1% 新霉素、0.5% 氢化可的松，基质为甲基纤维素。作用消炎、消肿和抗过敏。适用范围：急性弥漫性外耳道炎及湿疹性皮炎，急、慢性中耳炎。

7. 复方多黏菌素 B 和磷霉素钠滴耳剂（又名耳炎灵）

每毫升含 1 万单位多黏菌素 B、30mg 磷霉素钠、0.1mg 地塞米松等成分。有强大的抗菌作用，对 G^- 杆菌和绿脓杆菌的作用显著，对金色葡萄球菌、肺炎链球菌均有抗菌作用。适用范围：急、慢性化脓性中耳炎及乳突术后不干耳等。有效率为 92.2%，疗效高于氯霉素滴耳液。注意事项：少数病例滴药时感轻度耳痛、耳痒，停药后即消失。

8. 0.5% 金霉素液

对多种 G^+ 及 G^- 菌有抑菌或杀菌作用，特别对葡萄球菌、肺炎球菌有效。适用范围：急性化脓性中耳炎等。注意事项：该液久置失效。

9. 10% 小檗碱溶液

抑菌作用。适用范围：急、慢性化脓性中耳炎。注意事项：滴药部位染成药物黄色。

10. 1% 制霉菌素液

基质为甲基纤维素。有抑制真菌生长作用。适用范围：外耳道霉菌病。

（三）清洁剂及软化剂

1. 3% 过氧化氢溶液

3% 过氧化氢溶液又名双氧水，有清洁、抗菌及除臭作用，适用于外耳道炎及脓液较多的中耳炎。注意事项：使用时以数滴滴耳，或耳科消毒棉签蘸液局部清洗脓液，用后将泡沫清除，然后滴入抗生素溶液。

2. 液状石蜡

滴入耳内软化耵聍栓及脓痂，便于取出。或使外耳道内昆虫异物的翅、足黏着，限制其活动，并使昆虫呼吸器阻塞、与空气隔绝而窒息死亡，便于取出。

3. 5% 碳酸氢钠甘油滴耳液

5% 碳酸氢钠甘油滴耳液又名耵聍液，用于溶解、软化栓塞的硬性耵聍栓，每日 5 ~ 6 次，每次数滴浸泡，用药 2 ~ 3d 后再行外耳道冲洗将耵聍洗出。

（四）其他

1.1% 水杨酸酒精

有抑制真菌和细菌的作用，并能止痒。适用范围：外耳道真菌病。

2. 水杨酸锌糊

水杨酸锌糊又名拉萨尔糊剂，作用为止痒、吸水、消炎。适用范围：耳部及外耳道湿疹，乳突术后皮炎。注意事项：每次用量不宜过多，第二次使用时，应将上次之药物拭去后再用，否则易阻塞耳道。

3. 30% 鸦胆子油

外耳道乳头状瘤术后局部使用。可每日涂患处一次，约用 2 周为一疗程。

4. 1% 丁卡因溶液

1% 丁卡因溶液又名丁卡因溶液、潘托卡因溶液，用于鼓膜穿刺、鼓膜切开前的表面麻醉。使用时以耳科细棉签蘸取少许，擦涂于鼓膜表面。丁卡因穿透黏膜能力强，作用迅速，擦涂后 1 ~ 3min 即可出现麻醉，可持续 60 ~ 90min。

5. 复方雷琐辛擦剂

方雷琐辛擦剂含有间苯二酚、硼酸等成分，具有抑制细菌和真菌的作用，同时具有止痒和促进角质形成的作用。

第四节　常见耳内镜下治疗的操作流程

一、鼓膜穿刺术及鼓室注射术

鼓膜穿刺术是指利用穿刺针穿破鼓膜从而使鼓室与外耳道相联通的手术操作，它既是分泌性中耳炎等中耳疾病的重要诊断方法，又是行之有效的治疗手段。鼓室注射术是在鼓膜穿刺的基础上，通过注射器将液态的药物经鼓膜切开口注入鼓室的手术操作，是治疗突发性聋、梅尼埃病等内耳疾病的重要手段。

（一）适应证

分泌性中耳炎，突发性聋或梅尼埃病需行鼓室内注射者。

（二）禁忌证

怀疑鼓室体瘤或血管瘤者。

（三）术前准备

（1）向患者或其家属充分解释鼓膜穿刺的目的和可能发生的问题，征得其同意和配合。

（2）备好无菌消毒的穿刺针头，针头斜面部分要短，约 1mm，坡度要小。

（3）外耳道和鼓膜表面用 70% 乙醇溶液消毒。

（4）麻醉：成人可在表面麻醉下进行，在鼓膜表面用含 2% 丁卡因的棉片麻醉 10 ~ 15min；对于儿童等无法配合治疗者，可采用全身麻醉。

体位：取平卧头侧位，患耳朝上。

（四）手术步骤

（1）用 70% 乙醇的卷棉子消毒外耳道和鼓膜。

（2）使用 0° 耳内镜进行观察，用 2% 丁卡因棉片行鼓膜表面麻醉。

（3）对于中耳积液者，持穿刺针在鼓膜前下或后下象限刺入鼓膜，进入鼓室，固定后连接负压吸引抽取鼓室内积液。

（4）对于突发性聋或梅尼埃病者，持穿刺针在鼓膜后下象限刺入鼓膜，进入鼓室，固定后用适宜浓度和剂量的激素或庆大霉素缓慢分次注入鼓室，可通过鼓膜观察到液体平面。若观察液体平面消失，可于 15min 后再次补充注射。整个过程叮嘱患者避免吞咽动作。

（五）注意事项

（1）术中严格遵循无菌操作原则。

（2）记录液体总量和性状，必要时送实验室检查。

（3）穿刺点不能超过后上象限和后下象限的交界处，针头要与鼓膜垂直，不能向后上倾斜，避免损伤听小骨、圆窗或前庭窗。

（4）吸引的压力不能过大，防止吸力过大损伤鼓室黏膜及强噪声损伤内耳。

（5）鼓室内冲洗或注射后数小时内，患者可能因为鼓室内残留药液而出现耳闷胀感、听力下降等，需术前向患者交代。

二、鼓膜切开术

鼓膜切开术是使用鼓膜切开刀等工具切开鼓膜形成一个小切口的手术操作，其切开口的大小及方向可根据手术目的进行调整，主要用于治疗急性化脓性中耳炎及分泌性中耳炎。

（一）适应证

（1）急性化脓性中耳炎鼓膜充血、膨隆；或虽然鼓膜已经穿孔，但穿孔很小，引流不畅，发热和局部疼痛症状无缓解；或疑有合并症，但无须立即行乳突切除者。

（2）压力性中耳炎或分泌性中耳炎，鼓膜穿刺治疗无效。

（二）禁忌证

（1）分泌性中耳炎，尚未经过鼓膜穿刺治疗者。

（2）怀疑鼓室体瘤或血管瘤者。

（3）严重心脏病和血液病者。

（三）术前准备

（1）向患者及其家属充分解释鼓膜切开的目的和可能发生的问题，征得其同意和配合。

（2）备好无菌消毒的手术器械，包括耳内镜、鼓膜切开刀、吸引管等。

（3）外耳道和鼓膜表面用 70% 乙醇溶液消毒。

（4）麻醉：成人可在表面麻醉下进行，在鼓膜表面用含 2% 丁卡因的棉片麻醉 10 ~ 15min；对于儿童等无法配合治疗者，可采用全身麻醉。

（5）体位：取平卧头侧位，患耳朝上。

（四）手术步骤

（1）用 70% 乙醇溶液的卷棉子消毒外耳道和鼓膜。

（2）在 0° 耳内镜下，持鼓膜切开刀从鼓膜后下象限向前下象限，或从前下象限向后下象限距离鼓膜边缘约 2mm 做弧形切口，也可在前下象限或后下象限做放射状切口。

（3）急性化脓性中耳炎，鼓膜切开后有脓血性分泌物流出，可取脓液做细菌培养和药敏试验，然后用吸引器吸尽脓液，滴入抗生素或抗生素激素滴耳液。

（五）注意事项

（1）切口后端不能超过后上象限和后下象限的交界处，避免损伤听小骨、圆窗或前庭窗。

（2）切口不可过小，应为鼓膜周长的 1/3 或 1/2，以保证通畅引流。

（3）切口过度靠下，有损伤颈静脉球而致出血的风险，如遇此情况，需做耳道内填塞压迫止血。

三、鼓膜置管术

鼓膜置管术是在鼓膜切开的基础上将中耳通气管置入鼓膜，防止鼓膜切开口自然愈合，从而使鼓室处于长期与外耳道沟通的状态，主要用于反复发生的分泌性中耳炎及需长期需进行鼓室用药的患者。

（一）适应证

（1）反复行鼓膜穿刺或切开无效的分泌性中耳炎。

（2）突发性聋、梅尼埃病等内耳疾病需行鼓室给药者。

（二）禁忌证

（1）分泌性中耳炎，尚未经过鼓膜穿刺或切开治疗者。

（2）怀疑鼓室体瘤或血管瘤者。

（三）术前准备

（1）向患者及其家属充分解释鼓膜置管术的目的和可能发生的问题，征得其同意和配合。

（2）备好无菌消毒的手术器械，包括耳内镜、鼓膜切开刀、吸引管等。

（3）外耳道和鼓膜表面用 70% 乙醇溶液消毒。

（4）麻醉：成人可在表面麻醉下进行，在鼓膜表面用含 2% 丁卡因的棉片麻醉 10 ~ 15min。对于儿童等无法配合治疗者，可采用全身麻醉。

（5）体位：取平卧头侧位，患耳朝上。

（四）手术步骤

（1）用 70% 乙醇溶液的卷棉子消毒外耳道和鼓膜。

（2）使用 0° 耳内镜进行观察，对于分泌性中耳炎者，持鼓膜切开刀在鼓膜前下或后下象限切开，吸取鼓室内积液。

（3）用鳄鱼钳将通气管放置于切口处，用钩针将通气管内环压入鼓室。也可用鳄鱼钳夹持通气管直接置入。

（4）对于突发性聋及梅尼埃病者，持鼓膜切开刀在鼓膜后下象限切开，置入吸收性明胶海绵并将其推至圆窗处，同法置入中耳通气管，再经通气管行鼓室内灌注。

（五）注意事项

（1）切口避免过大，避免中耳通气管完全落入鼓室。

（2）部分通气管尾端过长可予以剪短，减轻其对外耳道的刺激。

四、鼓室冲洗术

鼓室冲洗术是指经过鼓膜穿刺或切开处反复向鼓室内注入并吸出生理盐水或抗生素、激素等药物的手术操作，从而达到稀释并清除鼓室内分泌物及局部给药的目的，主要用于慢性化脓性中耳炎急性期及分泌物黏稠的分泌性中耳炎。

（一）适应证

慢性化脓性中耳炎活动期、鼓室内分泌物黏稠。

（二）禁忌证

慢性化脓性中耳炎静止期。

（三）术前准备

（1）向患者或其家属充分解释鼓室冲洗术的目的和可能发生的问题，征得其同意和配合。

（2）备好无菌消毒的手术器械，包括耳内镜、吸引管、注射器等。

（3）麻醉：无须麻醉。

（4）体位：取平卧头侧位，患耳朝上。

（四）手术步骤

（1）使用0°耳内镜进行观察。

（2）可采用左氧氟沙星滴眼液、复方妥布霉素滴眼液等溶液，也可现配头孢类抗生素溶液进行冲洗。

（3）注射器吸取1～2ml抗生素溶液，连接冲洗针头后，耳内镜下冲洗针头头端置入鼓膜穿刺或切开处，将抗生素溶液直接冲入鼓室。

（4）冲洗针头连接负压，吸净鼓室内溶液，可反复冲洗3～5次。

（五）注意事项

（1）冲入溶液时不宜过快，溶液可适当加温，避免冷刺激导致患者眩晕。

（2）对于积液黏稠的分泌性中耳炎，可行鼓膜切开后以激素、糜蛋白酶溶液进行鼓室冲洗。

五、鼓膜局限性病变切除术

鼓膜局限性病变切除术是利用钩针、鼓膜切开刀等将鼓膜局限性膨胀不全病灶切除的手术操作，局部切除病变，伤口愈合后可生成弹性劲度相对正常的鼓膜，对咽鼓管功能不良所致的鼓膜局限性膨胀不全有良好的治疗效果。

（一）适应证

鼓膜局限性膨胀不全。

（二）禁忌证

粘连性中耳炎、鼓室体瘤、颈静脉球高位等。

（三）术前准备

（1）向患者及其家属充分解释鼓膜局限性病变切除术的目的和可能发生的问题，征得其同意和配合。

（2）备好无菌消毒的手术器械，包括耳内镜、探针、鼓膜切开刀、吸引管等。

（3）外耳道和鼓膜表面用 70% 乙醇溶液消毒。

（4）麻醉：成人可在表面麻醉下进行，在鼓膜表面用含 2% 丁卡因的棉片麻醉 10 ~ 15min；对于儿童等无法配合治疗者，可采用全身麻醉。

（5）体位：取平卧头侧位，患耳朝上。

（四）手术步骤

（1）用 70% 乙醇溶液的卷棉子消毒外耳道和鼓膜。

（2）使用 0° 耳内镜进行观察。

（3）以探针于鼓膜局限性膨胀不全边缘约 0.1mm 处进行穿刺，形成穿刺环，以鼓膜切开刀沿穿刺环将病变鼓膜切除后取出。

（五）注意事项

（1）切口避免过大，损伤听骨。

（2）局部病变较大，切除范围较大者，有遗留鼓膜穿孔的风险，需行鼓膜修补术。

六、鼓膜激光烧灼术

鼓膜激光烧灼术是利用 CO_2 激光烧灼鼓膜局部病变，局部烧灼处愈合后，痂皮脱落，形成完整鼓膜上皮及纤维层，维持鼓膜正常的抵抗细菌及压力的能力，主要用于肉芽性鼓膜炎及鼓膜局限性膨胀不全等的治疗。

（一）适应证

（1）鼓膜局限性膨胀不全。

（2）肉芽性鼓膜炎。

（二）禁忌证

无绝对禁忌证。

（三）术前准备

（1）向患者或其家属充分解释耳内镜下激光烧灼术的目的和可能发生的问题，征得其同意和配合。

（2）备好无菌消毒的手术器械，包括耳内镜、吸引管等。

（3）外耳道和鼓膜表面用 70% 乙醇溶液消毒。

（4）麻醉：成人可在表面麻醉下进行，在鼓膜表面用含 2% 丁卡因的棉片麻醉 10 ~ 15min；对于儿童等无法配合治疗者，可采用全身麻醉。

（5）体位：取平卧头侧位，患耳朝上。

（四）手术步骤

（1）用 70% 乙醇溶液的卷棉子消毒外耳道和鼓膜。

（2）连接激光机光纤及手柄，根据说明书调整激光至合适强度。

（3）0° 耳内镜直视下烧灼病变部位。

（五）注意事项

（1）激光强度不宜过大，避免烧灼穿孔。

（2）建议点状烧灼，逐渐扩大烧灼范围，连续烧灼容易导致穿孔。

七、耳内镜下化学烧灼术

鼓膜化学烧灼术是利用三氯醋酸等腐蚀性药物烧灼鼓膜局部病变，形成烧灼痂皮，烧灼处愈合后形成完整鼓膜上皮及纤维层，维持鼓膜正常的抵抗细菌及压力的能力，主要用于肉芽性鼓膜炎及鼓膜局限性膨胀不全。

（一）适应证

（1）肉芽性鼓膜炎。

（2）鼓膜小穿孔。

（二）禁忌证

无绝对禁忌证。

（三）术前准备

（1）向患者或其家属充分解释耳内镜下化学烧灼术的目的和可能发生的问题，征得其同意和配合。

（2）备好无菌消毒的手术器械，包括耳内镜、吸引管等。

（3）外耳道和鼓膜表面用 70% 乙醇消毒。

（4）麻醉：成年人可在表面麻醉下进行，在鼓膜表面用含 2% 丁卡因的棉片麻醉 10 ~ 15min；对于儿童等无法配合治疗者，可采用全身麻醉。

（5）体位：取平卧头侧位，患耳朝上。

（四）手术步骤

（1）用 70% 乙醇溶液的卷棉子消毒外耳道和鼓膜。

（2）以冲洗器或棉签蘸取少许三氯醋酸。耳内镜直视下用蘸取三氯醋酸的冲洗器或棉签轻触病变部位，观察病变部位颜色变白后烧灼其他部位。

（五）注意事项

（1）应铺孔巾，避免烧伤正常皮肤及黏膜。

（2）应以点状烧灼，逐渐扩大烧灼范围为宜，一次性大范围烧灼容易导致穿孔。

八、鼓膜激光打孔

鼓膜激光打孔是利用 CO_2 激光局部烧灼鼓膜，形成小穿孔沟通鼓室与外耳道的操作。由于局部鼓膜烧灼在切口边缘形成局部痂皮，可延缓切口愈合，有助于维持鼓室与外耳道的沟通。

（一）适应证

分泌性中耳炎。

（二）禁忌证

怀疑鼓室体瘤或血管瘤者。

（三）术前准备

（1）向患者或其家属充分解释鼓膜激光打孔的目的和可能发生的问题，征得其同意和配合。

（2）CO_2 激光，调整瓦数至 5 ~ 8W。

（3）外耳道和鼓膜表面用 70% 乙醇溶液消毒。

（4）麻醉：成人在鼓膜表面用含 2% 丁卡因的棉片麻醉 10 ~ 15min；对于儿童等无法配合治疗者，可采用全身麻醉。

（5）体位。取平卧头侧位，患耳朝上。

（四）手术步骤

（1）用 70% 乙醇溶液的卷棉子消毒外耳道和鼓膜。

（2）使用 0° 耳内镜进行观察，用 2% 丁卡因棉片行鼓膜表面麻醉。

（3）将 CO_2 激光光斑对准鼓膜前下象限，激光探头接近鼓膜表面，激发激光，打孔大小以 1 ~ 2mm 为宜。对于分泌性中耳炎，打孔后抽出中耳积液，必要时结合鼓室冲洗。

（五）注意事项

（1）术中严格遵循无菌操作原则。

（2）在激光打孔过程中，注意保持打孔位置的稳定，避免激光误伤。

（3）液体对激光的吸收率高，鼓室内积液可吸收透过鼓膜的激光，避免激光损伤鼓室内黏膜。所以，激光打孔应在吸除鼓室内液体前进行，打孔后再吸除鼓室积液。若无积液，可于鼓室内注射少许地塞米松，再行激光打孔。

九、上鼓室内陷袋切除术

上鼓室内陷袋切除术是利用钩针、鼓膜切开刀等将上鼓室内陷袋病灶切除的手术操作，局部切除伤口愈合后可生成弹性劲度相对正常的鼓膜，对Ⅱ—Ⅲ级上鼓室内陷袋有良好的治疗效果。

（一）适应证

上鼓室内陷袋Ⅱ—Ⅲ级。

（二）禁忌证

表皮样瘤形成；粘连性中耳炎；气骨导差大于 30dB 的患者。

（三）术前准备

（1）向患者及其家属充分解释上鼓室内陷袋切除术的目的和可能发生的问题，征得其同意和配合。

（2）备好无菌消毒的手术器械，包括耳内镜、钩针、鼓膜切开刀、吸引管等，同时需准备 0.1% 肾上腺素棉粒。

（3）外耳道和鼓膜表面用 70% 乙醇溶液消毒。

（4）麻醉：成人可在表面麻醉 + 局部麻醉下进行，在鼓膜表面用含 2% 丁卡因的棉片麻醉 10 ~ 15min，予 1% 利多卡因 + 适量 0.1% 肾上腺素做外耳道局部麻醉；对于儿童等无法配合治疗者，可采用全身麻醉。

（5）体位：取平卧头侧位，患耳朝上。

（四）手术步骤

（1）用70%乙醇溶液的卷棉子消毒外耳道和鼓膜。

（2）使用0°耳内镜进行观察，用2%丁卡因棉片行鼓膜表面麻醉，外耳道局麻。

（3）以钩针及鼓膜切开刀于内陷袋边缘，找到间隙后沿锤骨颈及锤头表面翻起，清除内陷袋。

（五）注意事项

（1）动作要轻柔，避免大动作触动听骨引起听力损失。

（2）要连同黏膜层及瘢痕一同切除，确保各前方与中鼓室相通（冲水试验）。

（3）切除时出血常较多，需要肾上腺素棉粒耐心止血。

（4）定期复查，及时清除血痂，促进愈合，同时注意改善咽鼓管功能。

十、咽鼓管通水试验

咽鼓管通水试验是在鼓膜穿刺的基础上向鼓室内注入液体，增加鼓室内压力，观察患者咽鼓管咽口有无液体流出的手术操作，主要用于明确患者有无咽鼓管闭锁。

（一）适应证

分泌性中耳炎，无法确定是否伴有咽鼓管闭锁。

（二）禁忌证

怀疑鼓室体瘤或血管瘤者。

（三）术前准备

（1）向患者或其家属充分解释咽鼓管通水试验的目的和可能发生的问题，征得其同意和配合。

（2）0°耳内镜与30°鼻内镜，备好无菌消毒的穿刺针头，针头斜面部分要短，约1mm，坡度要小。

（3）外耳道和鼓膜表面用70%乙醇溶液消毒。

（4）麻醉：在表面麻醉下进行，在鼓膜表面用含2%丁卡因的棉片麻醉10～15min；鼻腔给予2%丁卡因＋麻黄碱（或肾上腺素）的棉片麻醉与收缩。

（5）体位：取平卧头侧位，患耳朝上。

（四）手术步骤

（1）用70%乙醇溶液的卷棉子消毒外耳道和鼓膜。

（2）使用0°耳内镜进行观察，持穿刺针在鼓膜前上方（咽鼓管鼓室口方向）穿刺鼓膜，进入鼓室，固定后连接负压吸引抽取鼓室内积液。将吸有地塞米松的注射器接到穿刺针，缓慢将地塞米松推入鼓室直至鼓室内充满药水。30°鼻内镜观察咽鼓管鼻咽口，嘱患者吞咽，注意是否有药液从咽鼓管溢出。若无，则注射器缓慢加压，同时嘱患者吞咽，一边观察咽鼓管鼻咽口药液溢出的情况。最大压力加到患者自觉耳痛难忍受。

（五）注意事项

（1）术中严格遵循无菌操作原则。

（2）记录咽鼓管鼻咽口的液体溢出情况。

（3）注意进针的方向，予靠近咽鼓管鼓室口为宜。

（4）加压力不能过大，缓慢加压，防止压力过大损伤鼓膜或内耳。

十一、鼓膜贴补试验

鼓膜贴补试验是将鸡蛋膜等小片膜状组织放至鼓膜表面，并使其与鼓膜贴合，从而增加鼓膜的弹性劲度或堵塞鼓膜穿孔，用于诊断咽鼓管异常开放和预测鼓膜穿孔手术效果。

（一）适应证

慢性化脓性中耳炎，怀疑咽鼓管异常开放患者。

（二）禁忌证

无绝对禁忌证。

（三）术前准备

（1）向患者或其家属充分解释鼓膜贴补试验的目的和可能发生的问题，征得其同意和配合。

（2）备好无菌消毒的手术器械，包括耳内镜、鳄鱼钳、钩针，清洁鸡蛋膜等。

（3）外耳道和鼓膜表面用 70% 乙醇溶液消毒。

（4）麻醉：可在不麻醉或表面麻醉下进行，在鼓膜表面用含 2% 丁卡因的棉片麻醉 10 ～ 15min。

（5）体位：取平卧头侧位，患耳朝上。

（四）手术步骤

（1）用 70% 乙醇溶液的卷棉子消毒外耳道和鼓膜。

（2）使用 0° 耳内镜进行观察。慢性中耳炎患者，根据鼓膜穿孔大小，剪出较穿孔直径为 1 ～ 2mm 的鸡蛋膜，贴于穿孔处，观察患者听力有无提高。

（3）咽鼓管异常开放者，将膜贴于鼓膜活动较大的区域，询问患者自听增强情况是否得到改善。

（五）注意事项

（1）动作轻柔，避免外耳道及鼓膜损伤。

（2）注意将贴膜与鼓膜紧贴，留有空隙则影响判断。

十二、术腔肉芽激光烧灼术

术腔肉芽激光烧灼术是利用 CO_2 激光局部烧灼术腔，形成烧灼痂皮的手术操作。局部烧灼处愈合后，可完成上皮化，有助于缩短术腔干水时间。

（一）适应证

中耳炎术后术腔肉芽形成。

（二）术前准备

（1）向患者或其家属充分解释肉芽激光烧灼术的目的和可能发生的问题，征得其同意和配合。

（2）备好无菌消毒的手术器械，包括耳内镜、吸引管、CO_2 光纤激光等。

（3）麻醉：术腔可在表面麻醉下进行，在鼓膜表面用含 2% 丁卡因的棉片麻醉 10 ~ 15min。

（4）体位：取平卧头侧位，患耳朝上。

（三）手术步骤

（1）用 70% 乙醇溶液的卷棉子消毒外耳道和鼓膜。

（2）连接激光机光纤及手柄，根据说明书调整激光至合适强度。

（3）耳内镜直视下烧灼病变部位，如果肉芽较多，可钳除后再予烧灼。

（四）注意事项

（1）烧灼前需先予充分止血，出血的情况下烧灼效果较差。

（2）烧灼后近期可能出现渗液较多，用含抗生素 + 激素滴耳效果会更佳。

第七章 头颈部肿瘤

第一节 甲状腺癌

一、概述

甲状腺癌是发病率最高的头颈部恶性肿瘤。好发于女性，预后较好。世界范围内，甲状腺癌的发病率为 0.5 ~ 10/10 万。2015 年 2 月 4 日美国《癌症》杂志在线发布了 WHO 国际癌症研究机构依据全球癌症流行病学数据库推测的 2012 年全球癌症发病情况，2012 年全世界女性新发甲状腺癌病例 229 900 例，发病率位列女性恶性肿瘤的第 8 位。

在我国，甲状腺癌发病率呈逐年上升趋势，甲状腺癌发病年龄为 0 ~ 14 岁年龄段处于较低水平，15 岁开始出现快速升高，50 岁达到高峰。60 岁之前死亡率都处于较低水平，60 岁后明显升高甲状腺癌好发于女性，女性发病率约为男性的 3.17 倍，女性死亡率约为男性的 1.89 倍。

二、危险因素

幼年接触电离辐射者，其甲状腺癌发病率是未接触电离辐射者的 30 ~ 40 倍，典型案例为切尔诺贝利核泄漏事件中接受过电离辐射的人群甲状腺癌患病率明显增高。幼年时期接触放射线史是罹患甲状腺乳头状癌（PTC）的危险因素。此外，PTC 也与淋巴细胞性甲状腺炎相关碘缺乏与甲状腺滤泡状癌（FTC）有关，遗传易感性也是甲状腺癌的危险因素之一。最典型的是甲状腺髓样癌（MTC），约 25% 的髓样癌属于多发性内分泌肿瘤 Ⅱ 型（MEN- Ⅱ）或家族性甲状腺髓样癌，这些病例几乎都存在 RET 基因的种系突变。还有一些文献提出 PTC 与主动

脉体副神经节瘤有相关性，目前，尚无肯定证据表明碘元素摄入量增多（如加碘盐、海鲜食物等）与 PTC 有因果关系

三、病理学

（一）大体形态

PTC 多为质地较硬的结节样肿物，肿瘤切面多呈灰白色、灰黄色，也有黄褐色、暗红色等，与周围正常组织界限不清，常可见肿瘤边缘的正常组织有皱缩，常伴微小钙化，故用刀片切割时有磨砂感。有些为囊实性肿物，囊性部分含有深褐色液体，囊内有多发乳头状突起。

FTC 大体观可与嗜酸细胞性腺瘤类似，诊断主要依靠镜下观察有无包膜或血管侵犯。

MTC 一般较硬，灰白至棕褐色，砂砾感，界限清楚但包膜不完整。散发性可为单侧病灶，家族性甲状腺髓样癌常为多灶或双侧病变。

甲状腺未分化癌，又称间变性癌（ATC）多体积较大，鱼肉样或白至棕褐色，常见坏死与出血，具有较强侵袭性，多数病变已取代大部分甲状腺实质。

（二）镜下形态病理类型

甲状腺癌的病理类型一般分为 PTC、FTC、MTC 和 ATC。其中 PTC 和 FTC 合称分化型甲状腺癌（DTC），肿瘤来源于甲状腺滤泡上皮细胞。MTC 来源于甲状腺滤泡旁细胞（C 细胞），该细胞分泌降钙素等多种物质，因此多数 MTC 患者血清降钙素明显升高。ATC 包括鳞癌、腺样囊性癌、大细胞癌、小细胞癌等多种类型，比较少见。除甲状腺癌之外，甲状腺原发恶性肿瘤还包括原发甲状腺淋巴瘤、甲状腺肉瘤等。

PTC 是最常见的病理类型，占甲状腺癌的绝大多数。中国医学科学院肿瘤医院 2009—2013 年收治甲状腺恶性肿瘤患者 6 616 例，其中 PTC 占 92.6%，FTC 占 1.1%，MTC 占 2.3%，其他类型恶性肿瘤占 4.0%。

不同病理类型的预后也不同：详见预后部分。

（三）基因检测

已发现的甲状腺癌基因突变有数十种，包括 *BRAF*、*RET/PTC*、*P16*、*RAS* 等。目前，已投入临床应用的是 *BRAFV600E* 检测。甲状腺乳头状癌常见 *BRAF* 突变或 *RET/PTC* 基因重排。与乳头状癌不同，遗传性甲状腺髓样癌的 *RET* 突变为基因种系突变，部分散发髓样癌的 *RET* 基因突变为体细胞突变，而髓样癌有关的 *RET* 基因突变多为点突变或小丢失。滤泡性肿瘤（包括滤泡性腺癌和滤泡状癌）常有 *RAS* 突变，滤泡状癌可有 *PAXδ/PPARγ* 重排。未分化癌常见的特征是 *TP53* 突变。

四、临床表现

（一）分化型甲状腺癌

分化型甲状腺癌（DTC）好发于女性，常见症状包括以下几方面。

1. 早期表现为甲状腺区的无痛性肿物

多数通过常规体检被发现。多数甲状腺乳头状癌生长比较缓慢，无症状的时间可达数年。随着肿瘤逐渐增大，可出现颈前区域肿块触诊可触及质硬结节，随吞咽动作可上下移动。

2. 侵犯周围器官组织症状

侵犯喉返神经出现声音嘶哑；压迫、侵犯喉、气管等，出现咯血、呼吸困难等症状。

3. 颈部淋巴结转移症状

部分患者初诊时已出现颈部淋巴结转移，表现为侧颈部无痛性结节，可活动。甲状腺乳头状癌较滤泡状癌更易出现淋巴结转移。由于甲状腺乳头状癌的发展比较缓慢，有些患者可以颈部淋巴结肿大为首要症状。

4. 远处转移症状

少数患者就诊时已是晚期，伴有远处转移，如肺转移，患者可出现咯血、胸闷等症状，骨转移患者可出现骨痛或病理性骨折等，此外较常见的还有肝转移、脑转移。甲状腺滤泡状癌较乳头状癌更易出现血行转移至肺、骨等处；多数甲状腺乳头状癌为散发，部分甲状腺乳头状癌为家族性。部分甲状腺乳头状癌为多灶性。一些研究发现，多灶性甲状腺乳头状癌中不同病灶的基因突变不同，因此可能是多点癌变，而不是一个癌灶的腺体内转移。

（二）甲状腺髓样癌

甲状腺髓样癌（MTC）是一种神经内分泌肿瘤，部分患者可出现类癌综合征的症状，如面色潮红、腹泻等。部分 MTC 患者属于 MEN- Ⅱ型，可合并其他内分泌器官肿瘤的症状和体征，如 MEN- Ⅱ A 患者合并嗜铬细胞瘤和甲状旁腺功能亢进，MEN- Ⅱ B 患者合并嗜铬细胞瘤和多发神经节瘤综合征等，一部分为家族性 MTC，可检测到 *RET* 基因的种系突变。

（三）甲状腺未分化癌

甲状腺未分化癌多见于老年人，多以颈部肿物就诊，且肿瘤生长迅速，部分患者因声音嘶哑、呼吸困难、吞咽困难或颈部疼痛就诊。查体常可触及质硬、弥漫增大肿块，比较固定。

五、诊断

（一）颈部超声检查

各种诊断手段中，超声检查最便捷、经济、准确，应用最为广泛。超声检查可以发现 2mm 的甲状腺结节，可以描述结节位置、测量结节大小、观察其与周围腺体组织界限是否清晰、血流是否丰富、有无钙化等。一些征象可能提示结节有恶性可能，如纵横比大于 1、边界不清、伴砂粒样钙化、内部血流丰富等。如果有 2 ~ 3 个征象同时出现时，恶性可能性较高。近些年来新出现的弹性评分、超声造影等技术，对于预测肿瘤良恶性有一定价值。

除了观察甲状腺外，超声还可同时观察甲状腺周围（颈部Ⅵ区）或侧颈部（Ⅱ、Ⅲ、Ⅳ、Ⅴ区）的淋巴结。有淋巴结转移时，超声可观察到肿大淋巴结，其结构常有异常表现，如淋巴结门结构消失、皮髓质分界不清、伴有点状强回声（即伴有微小钙化），或为囊性淋巴结等。

超声检查的主观性比较强，结果主要依赖于操作医师的经验和水平以及仪器分辨率。一名经验丰富的超声医师，其判断甲状腺结节良恶性的准确率可达 90%。

（二）计算机断层扫描

计算机断层扫描（CT）可发现大于 3mm 的甲状腺结节，但其对于甲状腺癌的诊断准确率低于超声检查。CT 图像上，甲状腺癌表现为甲状腺组织中的低密度区，密度常不均匀，边界欠清晰，可伴有点状密度增高影。注射增强剂后，肿瘤强化不均匀，CT 可观察双侧颈部、中央区及上纵隔的淋巴结情况，增强 CT 显示转移淋巴结不均匀强化，有些伴有点状强回声或有囊性变。CT 的一些优点是超声无法替代的。

（1）可以观察肿瘤与周闱结构器官的关系，如气管有无受压或受侵、喉有无受侵等。

（2）可以观察胸骨后甲状腺肿物的范围，以及与周围结构的关系，如与无名动脉、头臂干、主动脉弓胸段气管、食管的关系。

（3）可以发现咽旁、咽后淋巴结转移。

因此，对于肿瘤原发灶较大（如大于 2cm 或胸骨后甲状腺肿物）或者查体触诊发现侧颈部肿大淋巴结，或超声提示侧颈部有肿大淋巴结时，建议进一步行 CT 检查，以明确病变的范围以及转移的情况。因甲状腺癌最常见的远处转移部位是肺部，推荐行颈部至胸部的增强 CT 扫描，可同时评估颈部、上纵隔及肺部情况增强 CT 需要静脉注射碘造影剂作为对比，可能会使术后 ^{131}I 治疗时机延后，但相比之下行增强 CT 检查所获得的益处更大。因此，NCCN 甲状腺癌临床实践指南 (2019 版) 中已明确指出即使考虑术后需要 ^{131}I 治疗的患者，仍推荐术前的增强 CT 检查。

（三）磁共振成像

磁共振成像（MRI）在甲状腺癌的诊断中应用不如 CT 广泛。对于一些碘造影剂过敏的患者（无法行增强 CT 检查），则可选择增强 MRI。在 T1 加权像上，癌肿病灶与甲状腺等信号或略低信号，在 T2 加权像上呈高信号。注射增强剂后，肿瘤有强化，边界欠清。MRI 也可发现颈部及咽旁、咽后淋巴结转移癌。

（四）放射性核素扫描

患者服用 $^{99m}TcO_4$ 1h 后检查，可见甲状腺双叶显像，放射性分布均匀。也可使用 ^{131}I、^{123}I 作为显像剂。有甲状腺结节时，因不同结节吸收核素的多少，可呈现为热结节、温结节、凉结节、冷结节等。甲状腺癌多为冷结节或凉结节。但是核素检查的诊断准确率相对较低，目前已经不作为甲状腺癌术前诊断的必要检查。但核素扫描可以了解甲状腺结节的功能情况，可以确定远处功能结节转移（如颈部淋巴结转移癌、肺部转移结节）的情况，可以发现异位甲状腺组织，也用于核素治疗前的诊断评估。核素扫描在甲状腺结节的初步诊断中有一定作用。

（五）正电子发射断层扫描

正电子发射断层扫描（PET）对甲状腺癌的诊断符合率较高，其阳性预测值可与细针穿刺细胞学水平相当。相对而言，PET 是无创性甲状腺癌术前检查中准确率最高的。其主要缺点是费用高。目前并不推荐 PET 作为甲状腺癌患者的常规检查。

（六）细针穿刺细胞学检查

细针穿刺细胞学检查（FNA–C）需用注射器穿刺甲状腺结节，抽吸获取部分细胞后涂片，染色后镜检，其诊断准确率为 80% ~ 95%。为提高其准确性，常在超声引导下，对可疑结节进行穿刺。获取的细胞涂片可进一步查免疫细胞化学、检测 *BRAF* 基因突变等，能够提高诊断的准确率。目前甲状腺穿刺细胞学检查结果的规范化报告使用的是 Bethesda 系统，其诊断结果分为 6 大类（表 7–1）。

表 7–1　甲状腺细针穿刺细胞学检查报告 Bethesda 系统及恶性风险

诊断	Bethesda 系统预测的恶性风险（%）	通常的临床处理
标本无法诊断或不满意	—	重复超声引导下 FNA
良性病变	0~3	随访观察

续表

诊断	Bethesda 系统预测的恶性风险（%）	通常的临床处理
意义不明确的细胞非典型性病变或意义不明确的滤泡性病变	5~15	重复 FNA
滤泡性肿瘤或可疑滤泡性肿瘤	15~30	手术
可疑恶性肿瘤	60~75	手术
恶性肿瘤	97~99	手术

（七）血清甲状腺球蛋白、降钙素和癌胚抗原检测

甲状腺球蛋白（Tg）是甲状腺滤泡上皮细胞分泌的糖蛋白，储存在滤泡中，是体内碘在甲状腺内的贮存形式，经水解可释放甲状腺素（T4）和三碘甲腺原氨酸（T3）。结节性甲状腺肿、甲状腺癌等多种甲状腺疾病情况下，Tg 均可升高，没有特异性。但甲状腺癌经全甲状腺切除术后，Tg 常明显降低，如再配合放射性核素的“清甲”治疗，Tg 常能降到很低甚至测不出的水平。而术后 Tg 如有升高，则提示可能有甲状腺癌复发或转移。因而，对于分化型甲状腺癌患者，全甲状腺切除术后，Tg 可作为一个监测指标。但是，一部分患者体内存在甲状腺球蛋白抗体（ATG），这时 Tg 也常处于很低的水平，故对于 ATG 较高的患者，监测 Tg 用于预测复发的意义不大，有文献提出可检测 ATG 的变化。

甲状腺髓样癌起源于滤泡旁细胞（C 细胞），它属于神经内分泌细胞，可合成分泌多种生物活性物质，如降钙素、癌胚抗原（CEA）、促肾上腺皮质激素、组胺和血管活性肽等。降钙素是一种多肽类激素，主要功能是降低血钙。血清降钙素是髓样癌比较特异性的肿瘤标志物，多数髓样癌患者血清降钙素明显升高。但应注意，小部分髓样癌患者血清降钙素水平不高，这部分患者不能用降钙素来判断复发及预后。此外，降钙素升高也可见于其他恶性肿瘤（如燕麦细胞癌、肺癌、胰腺癌等）、某些异位内分泌综合征、严重骨病、肾病、嗜铬细胞瘤、自身免疫性甲状腺疾病、高促胃液素血症等。降钙素可作为髓样癌诊断及判断手术疗效和术后复发的指标，其水平与肿瘤大小和分期呈正相关。降钙素水平倍增时间可以反映肿瘤进展的快慢，与预后有关。术前降钙素水平增高的患者，术后 1 个

月时血清降钙素水平降至正常说明肿瘤切除彻底，降钙素仍高于正常的患者多有肿瘤残留，较易复发。术后随访过程中，血清降钙素水平进行性升高多提示肿瘤复发或远处转移，应行颈部B超、CT、MRI等检查，必要时可行PET-CT检查，如能手术治疗者，要选择二次手术或者进行放疗或靶向药物治疗。

CEA是大肠癌组织产生的一种糖蛋白，最初发现于结肠癌和胎儿肠组织中。CEA升高常见于大肠癌、胰腺癌、胃癌、乳腺癌、甲状腺髓样癌等，但也可见于吸烟、妊娠期、心血管疾病、糖尿病、非特异性结肠炎等，所以CEA不是恶性肿瘤的特异性标志。部分髓样癌患者血清CEA升高，但一般不像消化道肿瘤那样明显。CEA升高更容易发生在肿瘤分化比较差的病例中。如果降钙素水平稳定而CEA持续升高，往往说明肿瘤去分化，是预后不佳的标志。总之，动态检测甲状腺髓样癌患者的血清降钙素和CEA，对于判断手术效果和肿瘤复发具有重要意义。

（八）内镜检查

内镜检查主要用于术前评估，包括间接喉镜、鼻咽喉镜、气管镜、食管镜等检查。间接喉镜或鼻咽喉镜主要观察声带活动情况，常因肿瘤压迫或侵犯喉返神经所致。部分患者因声音嘶哑就诊，通过间接喉镜或鼻咽喉镜检查发现一侧声带麻痹，后发现甲状腺肿物。另外术前评估必须观察声带活动情况，以帮助医师明确喉返神经有无受侵犯，也可与术后声带活动情况比较。部分患者发病时，肿瘤已经侵犯甲状腺周围的结构器官，如喉、气管、食管，此时需要通过鼻咽喉镜、气管镜及食管镜观察病变情况，利于制订手术方案。

六、分期

采用最广泛的是美国癌症分期联合委员会（AJCC）制定的《TNM分期系统》，目前应用的是第8版（表7-2和表7-3）。

表 7-2　AJCC 第 8 版甲状腺癌 TNM 定义

分期	肿瘤情况
原发灶（T）分级	
Tx	原发肿瘤无法评价
T0	无原发肿瘤证据
T1	肿瘤局限在甲状腺内，最大径≤ 2cm
T1a	肿瘤局限在甲状腺内，最大径≤ 1cm
T1b	肿瘤局限在甲状腺内，1cm ＜最大径≤ 2cm
T2	肿瘤局限在甲状腺内，2cm ＜最大径≤ 4cm
T3	肿瘤＞ 4cm 但仍局限在甲状腺内，或侵犯带状肌
T3a	肿瘤局限在甲状腺内，最大径＞ 4cm
T3b	任意大小肿瘤，侵犯带状肌
T4	甲状腺外组织受侵
T4a	任意大小肿瘤，侵犯皮下组织、喉、器官、食管或喉返神经
T 分级可进一步分为（s）实性肿瘤，（m）多灶肿瘤。有多个病灶时最大者决定其 T 级别	
局部淋巴结（N）	
Nx	局部淋巴结无法评价
N0	局部淋巴结无转移
N0a	1 个或多个细胞学或病理证实的良性淋巴结
N0b	影像或淋巴无淋巴结转移证据
N1	有局部淋巴结转移
N1a	Ⅵ区或Ⅶ区转移（气管前、气管旁及喉前 /Delpian 淋巴结或上纵膈。单侧或双侧）
N1b	单侧、双侧或对侧颈部淋巴结转移（包括Ⅰ、Ⅱ、Ⅲ、Ⅳ、Ⅴ区）或咽旁淋巴结转移

续表

分期	肿瘤情况
远处转移（M）	
M0	无远处转移
M1	有远处转移

表 7-3　AJCC 第 8 版甲状腺癌分期

＜ 55 岁的分化型甲状腺癌（甲状腺乳头状癌或滤泡癌）			
分期		TNM 情况	
Ⅰ	任何 T	任何 N	M0
Ⅱ	任何 T	任何 N	M1
≥ 55 岁的分化型甲状腺癌			
分期		TNM 情况	
Ⅰ	T1−2	N0/Nx	M0
Ⅱ	T1−2	N1	M0
	T3a/T3b	任何 N	M0
Ⅲ	T4a	任何 N	M0
ⅣA	T4b	任何 N	M0
ⅣB	任何 T	任何 N	M1
未分化癌（ATC，所有 ATC 均为Ⅳ期）			
分期		TNM 情况	
ⅣA	T1−T3a	N0/Nx	M0
ⅣB	T1−T3a	N1	M0
	T1−T3a	任何 N	M0
	T3b−T4	任何 N	M1

续表

甲状腺髓样癌（MTC）			
分期		TNM 情况	
Ⅰ	T1	N0	M0
Ⅱ	T2-3	N0	M0
Ⅲ	T1-3	N1a	M0
ⅣA	T4a	任何 N	M0
	T1-3	N1b	M0
ⅣB	T4b	任何 N	M0
ⅣC	任何 T	任何 N	

七、治疗

DTC 及 MTC 的治疗以外科治疗为主，辅以术后内分泌治疗、放射性核素治疗，某些情况下需辅以放射治疗、靶向治疗。未分化癌的治疗，少数患者有手术机会，部分患者行放疗、化疗可能有一定效果，但总体来说预后很差，多数患者从确诊到死亡仅 6~12 个月。目前甲状腺癌的诊断与治疗规范主要参考几个比较著名的指南，如美国甲状腺学会（ATA）关于甲状腺癌治疗指南（2015 版）、美国国家综合癌症网络（NCCN）甲状腺癌临床实践指南（2019 版）等，这些指南的制订都是基于循证医学证据，而且更新速度较快，例如，ATA 指南每 5 年更新，NCCN 指南几乎每 1~2 年更新，参考价值较高。同时需要注意，肿瘤治疗的个体化很重要，每个患者病情、诉求不同，临床诊治有一定灵活性。

（一）颈部淋巴结分区解剖

见表 7-4。

表 7-4　美国头颈外科学会建议颈部淋巴结分区解剖分界

分区	解剖分界			
	上界	下界	前界（内侧界）	后界（外侧界）
ⅠA	下颌骨联合	舌骨	对侧二腹肌前腹	同侧二腹肌前腹

续表

分区	解剖分界			
	上界	下界	前界（内侧界）	后界（外侧界）
Ⅰ B	下颌骨	二腹肌后腹	二腹肌前腹	茎突舌骨肌
Ⅱ a Ⅱ b	颅底	舌骨水下缘平	茎突舌骨肌副神经平面	副神经平面胸锁乳突肌后缘
Ⅲ Ⅳ	舌骨下缘水平环状软骨下缘水平	环状软骨下缘水平锁骨	胸骨舌骨肌外缘	胸锁乳突肌后缘
Ⅴ A Ⅴ B	胸锁乳突肌与斜方肌交汇点与环状软骨下缘水平	环状软骨下缘水平锁骨	胸锁乳突肌后缘	斜方肌前缘
Ⅵ	舌骨	胸骨柄上缘	对侧颈总动脉	同侧颈总动脉
Ⅶ	胸骨柄上缘	无名动脉上缘	颈总动脉（左）	无名动脉

（二）外科治疗

1. 术前准备

术前应充分评估患者病情。采集病史时需特别注意有无声嘶、呼吸困难、吞咽哽咽感症状，有无甲状腺功能亢进或减退的表现，如心慌、多汗、消瘦、突眼或反应迟钝、面部水肿、胫前可凹性水肿等。个人史采集时需注意家族其他成员的甲状腺疾病史、幼年放射线接触史、是否生活在内陆缺碘地区等。

体格检查的重点是颈部甲状腺区的触诊及侧颈部淋巴结触诊。此外，必须对每个患者进行间接喉镜或鼻咽喉镜检查，记录声带活动情况。

术前实验室检查包括：血型鉴定、血常规、生化指标、凝血功能、病毒指标、甲状腺功能（至少应包括 T3、T4、FT3、FT4、TSH 及 Tg、ATG、TPO-Ab、PTH）。一般性检查包括：心电图、超声心动图、胸部 X 线片等。诊断性检查包括：超声、FNA、CT 或 MRI 等。胸部 X 线片或 CT 检查尤其应注意有无肺部结节。如需明确肿瘤侵犯喉、气管、食管的情况，还需查鼻咽喉镜、气管镜、食管镜等。

术前合并甲状腺功能亢进或甲状腺功能减退者，需在术前经药物治疗至甲状腺功能正常后手术。对于 MEN-Ⅱ型患者，甲状腺髓样癌合并肾上腺嗜铬细胞瘤的，可能需要先处理肾上腺嗜铬细胞瘤。

术前结合临床分期制订治疗方案。不仅包括手术的方式，还应包括术后的辅助治疗，如内分泌治疗、核素治疗等。术前应向患者详细交代病情，充分告知手术风险，并签署知情同意书。

手术前禁食水 8h。手术中患者为仰卧体位，头部向后过伸能较好地暴露甲状腺，因此术前可嘱患者适当练习头部向后过伸动作。对于合并颈椎病的患者，则注意手术时尽量避免头部过伸。

2. 分化型甲状腺癌的外科治疗

（1）T1、T2 病变：多局限于一侧腺叶，可行患侧腺叶及峡部切除，cN1a（术前超声评估患侧Ⅵ区有可疑肿大淋巴结）的加做患侧Ⅵ区淋巴结清扫（包括患侧气管食管沟、气管前及喉前），可患者是否常规行Ⅵ区清扫目前有争议。位于峡部的 T1 病变，可行扩大峡部切除，并根据局部淋巴结情况决定是否清扫。如果对侧气管、食管沟有可疑肿大淋巴结，术中探查送冰冻病理，如确有转移癌，则可考虑行全甲状腺切除。另外，家族性癌或者多灶癌应考虑全甲状腺切除。

（2）T3 病变：T3 病变肿瘤较大或已侵犯甲状腺被膜外组织，一般提倡行全甲状腺切除 + 患侧Ⅵ区清扫。但对于一些较靠近甲状腺被膜的病灶，其本身可能不大，但是已经侵犯被膜外组织，这类病例是否一律全甲状腺切除有争议，可以考虑患侧腺叶及峡部切除，同时切除受侵犯的部分被膜外组织。如最为常见的被膜外侵犯为胸骨甲状肌受累，行受累部分肌肉的切除即可。

（3）T4 病变：T4 病变已经侵犯周围结构器官。需要详细的术前评估，包括超声、增强 CT 或 MRI、鼻咽喉镜、气管镜、食管镜等。T4a 病变在切除甲状腺病灶的同时需要切除受累的部分结构器官，如部分喉（甚至全喉）、部分气管、下咽和部分食管等，并需要准备一定的修复方案，例如，切除部分气管壁后，行气管 – 皮肤造瘘，Ⅱ期再行瘘口关闭手术。

T4b 病变需根据具体情况判断有无手术机会。部分椎前组织受侵的病例仍有手术机会，肿瘤包绕颈动脉不足半周（180°）的病例也有手术机会。在一些治疗中心，颈动脉受侵、椎前肌肉、甚至部分椎体骨质受侵可能都不是手术技术方面的禁忌证，需要血管外科、骨科、神经外科协作，但总体而言，T4b 病变很难完全切净，预后不佳，手术风险较大，术后并发症较多。是否手术治疗需要仔细评估病情，重点考虑患者能否从手术中获益。有时，姑息性的减状治疗是必需的，例如，气管切开缓解呼吸困难等。

（4）中央区（Ⅵ区）淋巴结的处理：cN1a 提倡清扫患侧中央区。如果为一侧病变的话，中央区清扫常包括患侧气管食管沟及气管前。喉前区也是中央区清扫的一部分，但喉前淋巴结转移的病例不多见。cN0 是否行中央区清扫存在一定争议，尤其对于低危患者。对于 cN0 高危患者，可考虑行中央区清扫。中央区清扫的范围，下界为无名动脉上缘水平，上界为舌骨水平，外侧界为颈总动脉内侧缘，包括气管前，所以内侧界为另一侧的气管边缘。清扫该区域内的所有淋巴脂肪组织。右侧需特别注意喉返神经所在水平深面的淋巴脂肪组织。需要注意保护喉返神经，同时尽可能保护甲状旁腺及其血供，如无法原位保留甲状旁腺则应行甲状旁腺自体移植。

（5）颈部Ⅰ－Ⅴ区淋巴结的处理：DTC 侧颈部淋巴结转移最多见于患侧Ⅲ、Ⅳ区，其次为Ⅱ区、Ⅴ区，Ⅰ区较少见，多数遵循这个规律。如术前评估（超声、增强 CT 或 MRI）考虑有侧颈部淋巴结转移，术前穿刺或术中冰冻病理证实有转移，则需行侧颈部清扫，清扫范围包括Ⅱ、Ⅲ、Ⅳ、Ⅴ区。目前流行的术式为改良根治性颈部淋巴结清扫术，在常规保护颈动脉、迷走神经、膈神经的基础上，需要保留胸锁乳突肌、颈内静脉及副神经。Ⅰ区不常规清扫，影像学检查考虑有转移时需清扫。

（6）Ⅶ区淋巴结清扫：Ⅶ区淋巴结常通过 CT 发现。增强 CT 考虑上纵隔淋巴结转移时，应注意淋巴结的位置及其与周围动静脉的关系。Ⅶ区淋巴结清扫常需胸骨劈开入路，一般劈开胸骨柄及胸骨至第 2、3 肋间位置。手术时注意保护大血管以及喉返神经。

3. 甲状腺髓样癌（MTC）的外科治疗

家族性（遗传性）MTC 应行全甲状腺切除。散发性 MTC 多为多灶或弥漫性病变，建议行全甲状腺切除。MTC 较易出现颈部淋巴结转移，大部分患者就诊时已伴有淋巴结转移，切除原发灶同时还需行颈部淋巴结清扫术。MTC 的手术治疗宜略激进一些，应尽量保证切除彻底。根治性手术切除后，血清降钙素可有明显下降，术后复查血清降钙素处于较低水平。如复查期间出现血清降钙素逐渐升高，提示可能有肿瘤复发。

4. 未分化癌外科治疗

极少数未分化癌患者有手术机会，就诊时肿瘤较小，切除后获得病理报告才确诊为未分化癌。多数未分化癌患者就诊时颈部肿物已较大，且病情进展迅速，无手术机会。肿瘤压迫气管引起呼吸困难时可考虑行气管切开术。

5. 围手术期治疗

甲状腺癌术后除常规补液之外，为减轻神经水肿，可给予地塞米松、神经营养类药物辅助治疗。全甲状腺切除的患者术后注意复查甲状旁腺素、血钙，有低钙症状者注意补充钙剂，能进食后及时给予口服维生素 D 及钙制剂。一侧喉返神经损伤的患者急性期常有进食进水呛咳，对于一些高龄患者必要时可予鼻饲，以减少吸入性肺炎的发生，必要时需在床旁置气管切开器械包备用。双侧喉返神经损伤的患者一般术中即行气管切开，带气管套管，术后注意气管切开口的护理。术后拔管困难的患者，可能需要行声带后部切除颈部淋巴结清扫的患者，术后注意颈肩部的功能锻炼。术后应根据病理分期及危险分层制订辅助治疗方案，并告知患者。

6. 术后并发症

（1）出血：甲状腺癌术后出血的发生率 1% ～ 2%，多见于术后 24h 以内。主要表现为引流量增多，呈血性，颈部肿胀，患者自觉呼吸困难。如果引流量大于 100ml/h，应考虑可能存在活动性出血。一旦发现术腔出血应及时处理，回手术室在局部麻醉或全身麻醉下行清创止血术。患者出现呼吸窘迫时应首先控制气道，急诊情况下可床旁打开切口，首先缓解血肿对气管的压迫。甲状腺癌术后出血的危险因素包括合并高血压、患者服用抗凝血药或阿司匹林等。

（2）喉返神经损伤、喉上神经损伤：甲状腺手术喉返神经损伤的发生概率文献报道为 0.3% ～ 15.4%。部分原因是喉返神经受肿瘤侵犯而无法保留，其他则是手术操作对神经的损伤。对于 T3、T4 肿瘤，喉返神经被肿瘤包裹或严重粘连者，应考虑一并切除对于喉返神经轻微受侵犯的，可考虑仔细将肿瘤剥离，保留喉返神经，术后再辅以放射性核素治疗。喉返神经比较纤细脆弱，有时过度的牵拉即可导致术后出现声音嘶哑症状。另外，术中能量器械（电刀、双极电凝、超声刀等）的使用，可因其热效应导致喉返神经损伤，因此操作时应尽可能与喉返神经保持安全距离，也不要过度牵拉神经。因解剖、牵拉导致的喉返神经损伤多为暂时性，经过一段时间后功能可逐渐恢复。但如为热损伤或直接离断，则多为永久性。神经直接离断后，可同期行断端吻合，部分患者可恢复一定功能。一侧喉返神经损伤，术后患者一侧声带麻痹，出现声音嘶哑、饮水呛咳，经数月恢复期，对侧声带活动代偿后，声嘶和呛咳症状多有好转。如果双侧喉返神经损伤，术后双侧声带麻痹，患者出现呼吸困难，可危及生命，手术同期应行气管切开术，保证气道通畅。

喉上神经损伤后，患者无法维持患侧声带紧张度，发高频音有障碍，术后声音变低沉，原因多为处理甲状腺上极血管时离断结扎位置太高，因此术中处理甲状腺上动静脉时应注意，紧贴甲状腺腺体，断扎甲状腺上动静脉的分支而不是主干。

喉返神经和喉上神经都是迷走神经的分支，因此，迷走神经损伤时，也可出现喉返神经和喉上神经损伤的表现。

术中神经监测（IONM）技术可帮助术中定位喉返神经，取下标本检测喉返神经的功能，如有神经损伤还可帮助定位损伤的节段。但 IONM 本身并无防止神经损伤的功能，要保证神经结构和功能的完整性，还需在手术中精细操作。对二次手术的患者，因局部瘢痕化，再次寻找喉返神经多有一定困难，IONM 辅助定位神经的功能有较大优势。

（3）甲状旁腺功能减退：甲状腺术后甲状旁腺功能减退多见于全甲状腺切除 ± 双侧气管食管沟淋巴结清扫的患者。主要表现为术后低钙血症，导致神经肌肉兴奋性上升，患者出现手足发麻感、口周发麻感或手足搐搦，给予静脉滴注葡萄糖酸钙可迅速缓解。其原因可能是部分或全部甲状旁腺被切除，或者甲状旁腺血供受损。因术后急性期血管痉挛引起的甲状旁腺功能减退为暂时性的，一段时间后可逐渐恢复。部分患者为永久性的，需要终生补充钙剂及维生素 D。文献报道术后暂时性甲状旁腺功能减退发生率为 10% ~ 15%，永久性的发生率为 1% ~ 3%。甲状腺手术沿被膜的精细解剖十分重要，发现甲状旁腺后注意将甲状旁腺及其血供一并保留，原位保留甲状旁腺效果最好。如果血供受损，甲状旁腺无法原位保留，则需行甲状旁腺自体移植，有一定效果。一些染色技术可辅助术中辨别甲状旁腺，如纳米碳负显影、亚甲蓝静脉注射等。

（4）感染：甲状腺手术多为Ⅰ类切口，少部分涉及喉、气管、食管的为Ⅱ类切口。甲状腺术后切口感染的发生率为 1% ~ 2%。切口感染的危险因素包括癌症、糖尿病、免疫功能低下等。切口感染的表现包括发热、引流液浑浊、切口红肿渗液、皮温升高、局部疼痛伴压痛等。怀疑切口感染，应及时给予抗生素治疗，有脓肿积液的，应开放切口换药。浅表切口感染较易发现，深部切口感染常不易早期发现，可结合超声判断切口深部的积液。极少数患者可因感染引起颈部大血管破裂出血，危及生命。

（5）淋巴漏：颈部淋巴结清扫后，破裂的淋巴管渗出淋巴液，可形成淋巴漏。表现为引流量持续较多，每日为 500 ～ 1 000ml，甚至更多，多呈乳白色不透明液，类似牛奶样，也称为乳糜漏。淋巴漏多因较粗大的淋巴管破裂引起。因胸导管颈段位于左侧颈根部，因此淋巴漏多见于左侧颈部淋巴结清扫术后，右侧颈部相对较少。长时间淋巴漏可致血容量下降、电解质紊乱、低蛋白血症等。出现淋巴漏后，应保持引流通畅。首先可采取保守治疗，一般需禁食，给予肠外营养，数日后引流液可由乳白色逐渐变为淡黄色清亮液体，引流量也会逐渐减少。如果保守治疗 1 ～ 2 周无明显效果，则应考虑手术治疗。手术可选择颈部胸导管结扎、颈部转移组织瓣封堵漏口，或者选择胸腔镜下结扎胸导管。

（6）局部积液（血清肿）：甲状腺术后局部积液的发生率为 1% ～ 6%。手术范围越大其发生概率越高，主要与术后残留无效腔相关。术区留置引流管有助于减少局部积液形成。治疗包括密切观察、多次针吸积液以及负压引流。

（7）其他少见并发症：甲状腺手术还可引起一些其他的并发症，但是发生率低，如气胸（颈根部手术致胸膜破裂引起）、Homer 综合征（颈部交感神经链损伤）、舌下神经损伤引起伸舌偏斜、面神经下颌缘支损伤引起口角㖞斜等。

（三）内分泌治疗

甲状腺癌术后患者均需要内分泌治疗，即服用甲状腺素片或左旋甲状腺素（L-T4）制剂，按治疗目的可分为维持治疗和促甲状腺激素（TSH）抑制治疗两类。对于 DTC，术后多采用 TSH 抑制治疗，治疗目标是在维持甲状腺功能基本正常的基础上，尽可能使 TSH 被抑制到较低水平。按照危险分层，对 TSH 的建议目标值有不同。例如，对于低危的患者，ATA 指南建议 TSH 小于 0.5 μIU/ml 即可；而对于高危患者则应控制更严格，建议 TSH 小于 0.1 μIU/ml。全甲状腺切除后患者服用 L-T4，TSH 常可被控制到目标值。对于腺叶切除的患者，有时无法达到目标值对于 MTC 患者，采用维持治疗即可，目的是维持甲状腺功能在正常生理水平。服用 L-T4 应定期复查甲状腺功能，以减少药物性甲状腺功能亢进。

长期服用 L–T4 的患者，应注意其副作用，如心血管副作用、钙质及矿物质流失等，应相应地调整药量、补充钙剂等。

极少数患者体内脱碘酶功能异常或受抑制，无法将 T4 转化为 T3，这些患者除服用 L–T4 外，还需要服用 T3 制剂，或服用甲状腺素片（为 T3、T4 混合制剂）。

（四）放射性核素治疗

甲状腺癌术后的放射性核素治疗作用分为两个方面。一方面是术后通过 ^{131}I 对残余甲状腺组织进行消融（所谓“清甲”），其使用的 ^{131}I 剂量多为 30 ~ 100mCi（1.11 ~ 3.7GBq）。清甲后，可通过检测血清甲状腺球蛋白水平判断有无肿瘤复发。另一方面是对残存的肿瘤组织或远处转移灶（如肺部转移灶）进行治疗，但并不是所有甲状腺癌组织均吸碘，不吸碘的病灶用 ^{131}I 治疗无效。具体可参考中华医学会核医学分会制定的《^{131}I 治疗分化型甲状腺癌指南》（2014 版）。

（五）放射治疗

放射治疗不是 DTC、MTC 的常规治疗，而是适用于局部晚期的甲状腺癌，如无法达根治性切除或反复复发、伴有间变的肿瘤，以及未分化癌。

（六）靶向治疗、化疗及其他治疗

已有数个靶向药物的临床试验数据显示对晚期甲状腺癌有一定效果，如凡德他尼、索拉非尼、卡博替尼等。美国及欧盟已批准凡德他尼用于治疗无法手术的晚期或复发性 MTC。索拉非尼对部分晚期 DTC 有一定效果。

化疗不是 DTC 或 MTC 的常规治疗。化疗可选择性用于 ATC 的治疗。部分骨转移患者有应用双磷酸盐的指征。

八、预后

（一）分化型甲状腺癌（DTC）的危险分层

目前，DTC 的危险分层系统有多个，通常将患者分为高危、中危、低危，但是尚无国际统一的分层标准。各危险分层系统包含不同的指标，但多数包括了年龄、肿瘤大小或侵犯范围、有无远处转移等几个指标。下面列出 ATA 于 2009 年首次提出、2015 年修订的危险分层系统（表 7–5），目前临床比较常用。由于 DTC 患者生存期较长，危险分层系统多用于预测复发风险和指导术后辅助治疗，而不是预测患者死亡的风险。危险分层系统也在不断更新变化中，近些年新出现的一些基因突变（如 *MF*、*TERT* 等）状况可能会在将来被引入风险评估之中。

表 7–5　2015 ATA 分化型甲状腺癌患者危险分层系统

低危	（1）PTC 具备以下各条件 无局部或远处转移 肿瘤切净 局部无其他器官或结构受侵犯 非侵袭性强的亚型（如高细胞型、柱状细胞型等） 如果做 ^{131}I 治疗，术后首次碘扫描时除甲状腺床外，无其他远处吸碘灶 临床 N0 或病理 N1，≤ 5 个微小转移（转移灶最大径＜ 0.2cm） （2）包裹性滤泡亚型 PTC，完全在腺体内 （3）分化好的 FTC，肿瘤完全在腺体内，可有包膜侵犯，没有血管侵犯或轻微（＜ 4 处）血管侵犯 （4）甲状腺微小乳头状癌，单灶或多灶，包括 BRAF V600E 突变
中危	（1）肿瘤轻微侵犯甲状腺被膜外组织 （2）术后碘扫描可见吸碘的颈部转移灶 （3）侵袭性强的亚型（如高细胞型、柱状细胞型等） （4）PTC 侵犯血管 （5）cN1，或 pN1 且＞ 5 个淋巴结转移（最大径＜ 3cm） （6）多灶甲状腺微小乳头状癌，侵犯被膜外，有 BRAF V600E 突变
高危	（1）肿瘤明显侵犯甲状腺周围组织 （2）切除不净 （3）远处转移 （4）术后血清甲状腺球蛋白水平提示有远处转移 （5）pN1 且至少 1 枚转移淋巴结≥ 3cm （6）FTC 有明显血管侵犯（＞ 4 处）

（二）预后

根据 AJCCTNM 分期第 8 版统计结果。

DTC 的 10 年相对生存率（相对生存率：剔除本疾病外的其他死因）：Ⅰ期约 99%，Ⅱ期为 96% ~ 97%，Ⅲ期约 82%，Ⅳ期约 10%。

AJCC 分期第 8 版统计 MTC 的 5 年相对生存率：Ⅰ期为 100%，Ⅱ期为 97.9%，Ⅲ期为 81.0%，Ⅳ期为 27.7%（AJCC 第 7 版也是如此）。

AJCC 分期第 8 版统计 ATC 的 5 年相对生存率为 6.9%（3.8% ~ 10.0%）。

长期生存情况：美国梅奥医学中心对该中心 1940—1999 年诊治的 2 444 例 PTC 患者的统计数据显示，所有纳入分析的患者 pTNM 分期比例为：Ⅰ期为 60%，Ⅱ期为 21%，Ⅲ期为 18%，Ⅳ期为 1%；所有患者的 25 年总生存率为 95%，25 年总复发率为 14%。

九、随访

对甲状腺癌患者应进行终生随访。建议术后 2 ~ 3 年内每 3 ~ 6 个月复查 1 次，以后可 1 年复查 1 次。每次复查均应包括甲状腺功能检测、颈部超声扫描，必要时行 CT 检查。肺部情况应每年评估 1 次，可通过胸部 X 线正侧位片或胸部 CT。有肺转移的患者，建议复查肺部 CT。如患者出现骨痛，应考虑到骨转移可能性，可行骨扫描检查。此外，肝脏和脑部也可出现转移，应注意评估。DTC 患者多可长期存活，随访也应注意患者的生活质量评估。

MTC 属于神经内分泌癌，较为特殊，对于确诊 MTC 的患者，建议进行基因检测并接受遗传咨询。MTC 患者复查时需注意监测血清降钙素和 CEA。

第二节　喉　癌

一、概述

喉癌是头颈部常见恶性肿瘤。好发于男性，40 ~ 60 岁年龄段高发，96% ~ 98% 为鳞状细胞癌，其他病理类型少见。喉癌发病率虽然不高，但致残率较高，因此喉癌的诊治仍应予以特别的关注。

二、危险因素

众多的分析研究认为喉癌的病因与下列因素密切相关。

（一）吸烟

长期吸烟是声门型喉癌发生的重要因素。约 95% 的喉癌患者有吸烟史。吸烟者罹患喉癌的危险度是不吸烟者的 3 ～ 39 倍。

（二）饮酒

长期大量饮酒，特别是饮用白酒等烈性酒，主要增加患声门上型喉癌和下咽癌的危险。

（三）吸烟和饮酒的联合作用

吸烟和饮酒已被确定为喉癌和其他消化道肿瘤的主要危险因素，多数学者认为两个危险因素同时存在时，罹患喉癌的危险度高于任一单独因素。

（四）人类乳头状瘤病毒（HPV）感染

研究者已从喉癌中检出了 HPV，主要为 HPV16 和 HPV18 两种亚型，我国报道的喉癌患者的 HPV 感染率低于国外。

（五）基因 *p53* 突变

50% ～ 70% 的喉癌患者存在抑癌基因 *p53* 突变，这可能为部分患者的危险因素。

（六）环境

长期暴露于低温和粉尘环境的人群罹患喉癌的危险度增加。芥子气、硫酸等已被证明是增加喉癌的风险因素。

三、喉的应用解剖

喉的详细解剖本文不做赘述，这里主要介绍与手术相关的应用解剖及喉的淋巴系统。

（一）喉腔的解剖

喉腔是由喉支架围成管状空腔，上经过喉入口与咽腔相通，下通过环状软骨与气管相连，以声带为界，可将喉腔分为声门上区、声门区及声门下区 3 个部分。

1. 声门上区

位于声带上缘以上，其上口呈三角形，由会厌游离缘，两侧的杓会厌襞以及位于此襞内的楔状软骨、小角软骨及杓状软骨间切迹围成。声门上区前壁为会厌软骨，两侧壁为杓会厌襞，后壁为杓状软骨上部及小角软骨。声门上区还可分为两个亚区：上喉区和上喉区以外的声门上区。前者包括舌骨上会厌、两侧杓会厌襞和杓状软骨，后者包括舌骨下会厌喉面、室带及喉室。

2. 声门区

声门区包括两侧声带、声门、前联合和后联合。

3. 声门下区

声门下区为声带下缘以下至环状软骨下缘以上的喉腔，前界为环甲间隙，后界为环状软骨板。

（二）淋巴系统

喉内淋巴管在声门上较粗，为 0.03 ~ 0.4mm，且多层分布；声带淋巴管细而稀，为 0.01 ~ 0.04mm，呈单层。一些实验资料证明，喉内淋巴管分浅层与深层，浅层淋巴管在全喉相通，深层淋巴管则有间隔，左右喉不相通，声门上与声门不相通，这可能由于喉的胚胎发育来自两个原基，声门上来自咽颊原基，声门来自气管支气管原基，同样左右半喉各自发展而在中线融合。这一解剖特点决定喉内肿瘤在生长的一定时期内局限于一个分隔；也为部分喉手术提供解剖基础。声门下环状软骨部的血管和淋巴管为全周性交通，因此，声门下喉癌发展后易于呈全周性生长。喉淋巴引流汇流至喉外，以声带为界有两条通路：声带以上的淋巴管经杓会皱襞和梨状窝，穿甲舌膜至颈内静脉淋巴结上组；声带以下的淋巴管从声门下到气管前淋巴结和气管食管沟淋巴结到颈内静脉淋巴结中下组。

四、病理学

喉部恶性肿瘤主要为来源于上皮细胞的鳞状细胞癌，占 90% 以上，以高、中分化为主。其他恶性肿瘤较为少见，如腺癌、肉瘤样癌、疣状癌、淋巴瘤、小涎腺恶性肿瘤等。

（一）鳞状细胞癌

1. 原位癌

原位癌既可以是独立的病变，也可以位于浸润性癌的周边部，大约 75% 的浸润性鳞状细胞癌与原位癌相关。大体：黏膜增厚似斑或有糜烂表浅溃疡。镜下：不典型增生细胞累及全层。异型性显著，细胞失去极向，可见病理性核分裂。但基膜保持完好，乳头状原位癌是原位癌的一种，可形成有纤维血管间质的乳头状结构，上皮层呈原位癌改变。

2. 浸润癌

临床所见喉癌以浸润癌为主，肿瘤突破基膜向深层浸润，镜下可见形成不规则形或条索状癌巢。按照肿瘤生长方式可分为：浸润生长为主和外突生长为主；根据肿瘤的形态分为：溃疡型、结节型、菜花型和包块型。声门上喉癌多呈菜花型和深溃疡型，声门癌以浅溃疡型和结节型为主。

（二）特殊形态鳞状细胞癌

1. 乳头状鳞状细胞癌

乳头状鳞状细胞癌呈外生性生长，伴有局部原位癌。必须在多个部位取材，并肯定局部浸润的情况下做出此诊断。可依据细胞的异型性，与疣状癌相鉴别。

2. 疣状癌

肿物呈束状、抚状、乳头状生长，瘤细胞分化好，无明显异型，表面过度角化或角化不全、角化不良，肿瘤底部瘤细胞团块增大，呈杆状，膨胀性生长，全部钉突几乎在同一方向、同一水平呈“推进式”压迫性生长，此为疣状癌特有的生长方式。此外，间质中可见显著炎症细胞浸润，预后较好。

3. 基底细胞样鳞状细胞癌

基底细胞样鳞状细胞癌一种高度恶性肿瘤。由小而密集的细胞巢组成，呈原位癌或浸润癌，细胞核富含染色质，可见小的囊腔、坏死，并呈显著的透明变性，细胞巢周围呈栅栏状排列，这些特点都预示着肿瘤向腺样结构分化。

4. 肉瘤样癌

肉瘤样癌多位于声门上区，有鳞状细胞癌（并常呈原位癌或早期浸润癌）和多形性肉瘤样成分，并为病变的主体。

（三）其他恶性肿瘤

1. 小细胞癌

小细胞癌又称燕麦细胞癌，约占喉肿瘤的0.5%，常见于60 ~ 70岁的重度吸烟者。镜下见细胞小，排列成索状、带状，可见荧形团、假菊形团。免疫组化染色，NF、NSE嗜铬粒、突角素等可呈阳性，预后差。

2. 类癌

类癌起源于喉黏膜或小涎腺的神经内分泌细胞。大体：菜花状或表面黏膜完整的结节状，切面灰白，细颗粒状。镜下：瘤细胞排列成小梁状、腺管状或略呈巢状，间质少，瘤细胞大小较一致，多边形，胞质丰富，淡嗜酸，核较小，核膜较厚，核仁不明显。免疫组化嗜铬粒、突角素、NSE可阳性。

3. 腺样囊性癌

腺样囊性癌来源于小涎腺的多能干细胞，占喉部恶性肿瘤的0.7%左右。大体：表面黏膜完整或有浅表溃疡，呈浸润性生长。镜下：瘤细胞似基底细胞排列成多样结构，瘤组织可见圆形或椭圆形的囊腔，呈筛孔状，其间有蓝色或粉染的黏液，此为筛状型，有时形成小导管及小条索状，导管为两三层细胞形成管内充有红染黏液，此为管状型，排列成实性上皮团块，其中央细胞可变性、坏死，形成囊腔，称未分化型。腺样囊性癌容易局部复发，血行转移，易侵犯神经，但局部淋巴结转移少见。患者生存期较长，即使局部复发和肺转移后，能带瘤生存较长时间。小涎腺尚可发生其他涎腺型肿瘤，例如，恶性混合瘤、黏液表皮样癌、腺泡细胞癌，但均罕见。

4. 淋巴瘤、横纹肌肉瘤、血管肉瘤、脂肪肉瘤等

也可见于喉部，但均少见。

五、临床表现

喉癌的临床症状有：声音嘶哑、咽部不适、咽部异物感、咽部疼痛、颈部肿块、痰中带血、呼吸困难等。声门型喉癌以持续性的、进行性加重的声音嘶哑为主要症状，早期即可出现声嘶，晚期可出现呼吸困难。早期声门上型喉癌可无明显特殊症状，表现为咽部不适、异物感等慢性咽炎症状，有些患者以侧颈部肿块（转移淋巴结）为首发症状，后期可因局部炎症、侵犯声门区等出现咽部疼痛、声音嘶哑等，晚期患者可有呼吸困难、咯血、外耳道疼痛等，外耳道疼痛是因肿瘤侵犯下咽导致的耳咽反射所致。声门下型喉癌多以声音嘶哑、呼吸困难为首发症状，早期可有咳嗽等非特异性症状，但因该部位肿瘤不易被发现，因此确诊时多为晚期。

早期喉癌无特异性体征，颈部淋巴结转移可在侧颈中上部触及无痛性质硬肿块，肿瘤侵出喉外可导致喉的横径增宽、喉摩擦音消失和颈前肿块等。

间接喉镜检查是重要的筛查手段，可以观察喉内的状况，包括病变的外观、范围、喉内结构及声带运动情况等。良性病变多呈黏膜增厚、表面黏膜光滑的结节等，声带运动多正常；恶性肿瘤多表现为溃疡形或菜花样肿物，可见声带运动受限或固定。

颈部的查体应作为喉癌查体常规。声门上喉癌的同侧侧颈部淋巴结转移率在 60% 以上，对侧淋巴结转移率在 20% 左右转移部位以颈内静脉链的中上部为主表现为圆形或椭圆形质硬肿块，外侵时活动度受影响，伴有坏死感染时会有疼痛。

六、诊断

（一）内镜检查

电子纤维喉镜检查是喉癌诊治过程中不可缺少的检查方法，可以近距离清楚地观察喉内的病变范围和喉运动的变化，对小病灶和因肿瘤遮挡不能全面观察的病变更有意义。

（二）影像学检查

1. X 线检查

常规 X 线片对观察喉癌在喉内侵犯情况有一定价值。有两个位相。

（1）颈侧位相：可以看见会厌软骨、会厌前间隙与舌根、甲状软骨及环状软骨，观察气道及椎前软组织情况。

（2）喉后前位体层：通常有 4 张相，包括平静呼吸及发声相，可以看到喉前庭、会厌前间隙、杓状会厌皱襞、室带、声带、声门下、上段气管及梨状窝的状况。通过声带发声不同时态的体层相，可以动态地观察声带活动情况，有无肿胀或麻痹。X 线检查由于总体成像质量不如计算机断层扫描（CT）或磁共振成像（MRI），目前已很少使用。

2. CT 和 MRI

CT 及 MRI 均可以清晰显示肿瘤的深部浸润和周围组织的侵犯。尽管 MRI 对软组织的分辨率更高，但如果扫描时间长，会因患者的吞咽、咳嗽等运动而产生伪影，从而导致图像质量差，影响诊断。CT 的骨窗技术扫描可以更好地观察软骨及骨的改变。T2 以上的病变均应行 CT 或 MRI 检查，T1 病变，特别是表浅的声门型喉癌 T1，CT 或 MRI 可能不能明确显示病灶，但也有重要参考价值。增强 CT 和 MRI 对颈部淋巴结转移的判断和转移范围及侵犯程度有重要意义。薄层 CT 对喉内病变范围的显示更为详细。扫描范围应包括颈部和上纵隔、常见肿瘤侵犯的 CT 和 MRI 表现。

（1）会厌前间隙受侵：直接征象为会厌前间隙脂肪消失，CT 扫描示软组织密度，MRI 表现为高信号的脂肪被中等信号的肿瘤所取代。

（2）声门旁间隙受侵：直接征象为局部脂肪消失，有时候脂肪含量较少，CT 可以呈假阴性，需仔细对比两侧解剖结构才能发现，MRI 的 T1 加权像脂肪呈高信号，被中等信号的肿瘤所替代。

（3）软骨受侵：CT 表现为骨破坏，溶解消失，膨胀性改变或被肿瘤推压移位。MRI 观察软骨不如 CT 敏感。

3. 下咽造影

肿瘤侵犯环后区、下咽、颈段食管时，下咽造影可以观察咽部黏膜的柔软度及扩张度，梨状窝有无充盈缺损，食管入口是否正常。

（三）活检

喉癌治疗前需要有明确的病理诊断，通常采用术前活检。间接喉镜下活检钳咬取的组织量一般较大，在明确诊断的同时还可以进行病理分级。在肿瘤较小的情况下，活检钳往往不易操作，需要在电子纤维喉镜下活检，所取组织量一般较小，可以用于定性，但有时难以分级。另外，对上述方法均不能获取可靠组织进行病理诊断者，可以在全麻下手术探查获取病理组织。对于已有呼吸困难患者，可在气管切开同时或术后进行活检。

七、类型及分期

（一）喉癌的类型

喉癌按其原发部位的解剖分为声门上、声门和声门下 3 种类型。另外有一种特别类型，肿瘤生长贯穿声门，侵及声门上下，不易看出原发部位，有学者将其列为贯声门型，但大多学者认为这一类型肿瘤原发自喉室，早期不易发现，应归为声门上型。

在我国，声门上型喉癌以北方地区居多，以高 – 中分化鳞状细胞癌为主，淋巴结转移率高，预后相对较差。声门型喉癌是目前最常见的类型，以高分化鳞癌为主，早期较少发生淋巴结转移，预后较好；声门下型喉癌的发病率低，一般分期晚，预后差。

（二）喉癌的分期

采用最广泛的是美国癌症分期联合委员会（AJCC）制定的 TNM 分期系统，本书介绍的是 2016 年第 8 版。

1. 解剖部位和亚区

（1）声门上区：

①舌骨上会厌（包括会厌尖、会厌舌面和喉面）；

②杓状会厌皱襞、喉面；

③杓状软骨；

④舌骨下会厌；

⑤室带。

（2）声门区：

①声带；

②前联合；

③后联合；

（3）声门下区。

2. TNM 临床分类

T——原发肿瘤。

（1）声门上型：

Tx：原发肿瘤不能确定。

Tis：原位癌。

T1：肿瘤限于声门上一个亚区，声带活动正常。

T2：肿瘤侵犯声门上一个亚区以上、侵犯声门或侵犯声门上区以外（如舌根、会厌谷、梨状窝内壁黏膜），无声带固定。

T3：肿瘤限于喉内，声带固定，和（或）下列部位受侵：环后区、会厌前间隙、声门旁间隙和（或）甲状软骨内侧。

T4：病变中度进展期或病变重度进展期。

T4a：病变中度进展期：肿瘤侵透甲状软骨和（或）侵及喉外组织（气管，颈部软组织如舌外肌、带状肌，甲状腺，食管）。

T4b：病变重度进展期：肿瘤侵及椎前间隙，包裹颈总动脉或侵及纵隔结构。

（2）声门型：

Tx：原发肿瘤不能确定。

Tis：原位癌。

T1：肿瘤侵犯声带（可以侵及前联合或后联合），声带活动正常。

T1a：肿瘤限于一侧声带。

T1b：肿瘤侵犯两侧声带。

T2：肿瘤侵犯声门上或声门下，和（或）声带活动受限。

T3：肿瘤限于喉内，声带固定和（或）侵犯声门旁间隙，和（或）侵犯甲状软骨内侧。

T4：病变中度进展期或病变重度进展期。

T4a：病变中度进展期：肿瘤侵透甲状软骨和（或）侵及喉外组织（气管，颈部软组织如舌外肌、带状肌、甲状腺、食管）。

T4b：病变重度进展期：肿瘤侵及椎前间隙，包裹颈总动脉，或侵及纵隔结构。

（3）声门下型：

Tx：原发肿瘤不能确定。

Tis：原位癌。

T1：肿瘤限于声门下。

T2：肿瘤侵及声带，声带活动正常或受限。

T3：肿瘤限于喉内，声带固定，和（或）侵及声门旁间隙，和（或）侵犯甲状软骨内侧。

T4：病变中度进展期或病变重度进展期。

T4a：病变中度进展期：肿瘤侵透环状软骨或甲状软骨，和（或）侵及喉外组织（气管，颈部软组织如舌外肌、带状肌，甲状腺，食管）。

T4b：病变重度进展期：肿瘤侵及椎前间隙，包裹颈总动脉，或侵及纵隔结构。

N——局部淋巴结（颈淋巴结）。

临床 N 分期（cN）。

Nx：局部淋巴结无法评估。

N0：无局部淋巴结。

N1：同侧单个淋巴结转移，最大直径 3cm，ENE（–）。

N2：同侧单个淋巴结转移，3 ~ 6cm，ENE（–）；同侧多个淋巴结转移，最大直径为 6cm，ENE（–）；或对侧或双侧淋巴结转移，最大直径为 6cm，ENE（–）。

N2a：同侧单个淋巴结转移，3 ~ 6cm，ENE（–）。

N2b：同侧多个淋巴结转移，最大直径为 6cm，ENE（–）。

N2c：对侧或双侧淋巴结转移，最大直径为 6cm，ENE（–）。

N3：转移淋巴结 > 6cm，ENE（–）；或任何淋巴结临床上有明显的 ENE（+）。

N3a：转移淋巴结＞ 6cm，ENE（－）。

N3b：任何淋巴结临床上有明显的 ENE（＋）。

注：结外侵犯（ENE）：淋巴结结外侵犯。

病理 N 分期（pN）。

Nx：局部淋巴结无法评估。

N0：无局部淋巴结。

N1：同侧单个淋巴结转移，最大直径 3cm，ENE（－）。

N2：同侧单个淋巴结转移，3 ～ 6cm，ENE（－）；或直径小于 3cm，ENE（＋）；或同侧多个淋巴结转移，直径 6cm 以下，ENE（－）；或对侧或双侧淋巴结转移，直径 6cm 以下，ENE（－）。

N2a：同侧单个淋巴结转移，直径小于 3cm，ENE（＋）；或同侧单个淋巴结转移，3 ～ 6cm，ENE（－）。

N2b：同侧多个淋巴结转移，最大直径为 6cm，ENE（－）。

N2c：对侧或双侧淋巴结转移，直径 6cm 以下，ENE（－）。

N3：转移淋巴结＞ 6cm，ENE（－）；或单侧淋巴结转移，直径大于 3cm，ENE（＋）；或单侧多发转移，对侧或双侧转移，ENE（＋）。

N3a：转移淋巴结＞ 6cm，ENE（－）。

N3b：单侧淋巴结转移，直径大于 3cm，ENE（＋）；或单侧多发转移，对侧或双侧转移，ENE（＋）。

M——远处转移 M0：无远处转移。

M1：有远处转移。

3.TNM 分期标准

0 期：TisN0M0。

Ⅰ期：T1N0M0。

Ⅱ期：T2N0M0。

Ⅲ期：T3N0M0。

ⅣA 期：T4aN0M0；T4aN1M0；T1–4aN2M0。

ⅣB 期：T4b，任何 N，M0；任何 T，N3，M0。

ⅣC 期：任何 T，任何 N，M1。

八、治疗

喉是人体重要的器官之一，喉癌的治疗应关注两个方面。

（1）提高肿瘤的治愈率。

（2）提高喉功能的保留率。

喉功能包括 3 个方面。

（1）呼吸功能。

（2）语言功能。

（3）吞咽保护功能。

喉癌的治疗主要有开放性外科手术治疗、内镜下手术治疗和放射治疗。放射治疗不破坏喉结构，对喉功能保护好，但肿瘤的治愈率低，远期放疗副反应也会影响患者的生活质量。对于部分早期病变，放疗的疗效与手术治疗相当，可以作为首选治疗方法之一。手术治疗对喉结构均有不同程度的破坏，影响喉功能。如声带切除和喉垂直部分切除术，破坏了声门结构，会导致声音嘶哑、声门狭窄、呼吸不畅等；喉声门上水平部分切除术因切除了会厌，吞咽保护功能受到影响，出现吞咽误吸等。因此，外科手术治疗在切除肿瘤的同时，还应考虑喉功能的保护（表 7–6）。

声门上型喉癌和晚期声门癌的颈淋巴结转移率高，因此需同期行颈部治疗。

表 7-6　喉癌原发灶手术治疗方案

部位	T	肿瘤侵犯范围	治疗方案
声门上型	T1	肿瘤侵犯舌骨上会厌或舌骨下会厌或室带	喉声门上水平部分切除；激光治疗
		室带或杓状软骨	喉垂直部分切除
	T2	会厌及室带	喉声门上水平部分切除
		室带肿瘤侵及声门区，声带活动	喉垂直（扩大垂直）部分切除
		肿瘤侵及声门上一个亚区以上，已侵及声门区或声门上区以外，如舌根、会厌谷、梨状窝内壁黏膜，声带活动	喉声门上水平垂直部分切除；以上手术 + 口咽或下咽局部切除；喉环上部分切除（肿瘤尚在喉内）

续表

部位	T	肿瘤侵犯范围	治疗方案
声门上型	T3	声门上肿瘤侵及声门区，声带固定	喉声门上水平垂直部分切除；喉环上部分切除；喉次全切除术；喉全切除术
		肿瘤侵及会厌前间隙及声门区	喉声门上水平部分切除
		声门上肿瘤侵及舌根及声门区，声带固定	喉声门上水平垂直部分切除 + 舌根部分切除；喉次全切除术；喉全切除术
		肿瘤侵及环后区	喉全切除术 + 下咽部分切除术
	T4	肿瘤侵及甲状软骨，甲状腺，颈部软组织或食管	喉全切除术 + 相应器官扩大手术
声门型	T1a	一侧声带表浅肿瘤	激光治疗；喉裂开；声带切除
	T1b	双侧声带肿瘤，前联合受侵，声带活动正常	激光治疗；喉额侧部分切除；喉声门水平部分切除术；喉环上部分切除
	T2	声带肿瘤，侵及声门上或声门下	喉垂直部分切除；声门水平喉部分切除术；喉环上部分切除
	T3	一侧声带肿瘤，杓状软骨固定	喉扩大垂直部分切除；喉声门水平部分切除术；喉环上部分切除
	T4	肿瘤侵犯甲状软骨、颈部软组织、咽部、气管或甲状腺	喉全切除术 + 相应器官扩大手术；喉次全切除术
		声门下肿瘤，声带活动或受限	喉部分切除术
		声带固定或已有喉外侵犯	喉全切除术 + 相应器官扩大手术

（一）喉癌的外科治疗

1. 声门型喉癌的治疗

早期声门型喉癌的治疗方案有多种，各有优势。原位癌（Tis）虽然肿瘤表浅，但放疗效果不好，可首选内镜下手术。

声门癌 T1 病变可以选择单纯根治性放疗、内镜下激光手术切除或开放性喉裂开声带切除术。根治性放疗的优势在于可保护喉发音质量，发音质量可恢复至患病前，但前联合受侵的病变疗效会受影响，同时远期放疗不良反应会影响患者生活质量，如咽喉干痛、咽部不适、咽喉溃疡不愈等；内镜下激光手术的创伤小，通常无须气管切开，患者恢复快，但由于手术视野的限制，前联合不易显露，对于需要切除室带才能切除声带肿瘤的，喉内的创伤大于开放性手术。对于前联合受侵、肿瘤呈浸润生长的患者，开放性手术的治愈率更好，恢复期一般为1周。一侧声带病变累及对侧声带或双侧声带病变者（T1b），可行环状软骨上部分喉切除－环舌骨会厌吻合术（SCPL–CHEP）。

声门癌T2病变的单纯放疗效果较手术治疗差，有显著性差异，应以手术治疗为主。外科手术通常采取喉垂直部分切除术，内镜下激光手术在视野显露充分的情况下，可以达到与开放性手术相当的切除范围，有术后恢复快的优势，但不能进行同期喉缺损的修复。前联合受侵的病变存在内镜不能充分暴露手术视野的问题，应慎重选择。

声门癌T3病变以开放性手术为主，放疗作为术前、术后辅助治疗或姑息性治疗手段。手术方式以喉扩大垂直部分切除术、喉近全切除术和喉全切除术为主。喉扩大垂直部分切除术后，一般需要同期行喉缺损修复。

声门癌T4病变通常需行喉全切除，必要时扩大切除喉外组织，一般均可达到肿瘤根治的目标。少数患者通过术前放疗后再行喉部分切除，可以保留喉功能。对喉外组织侵犯较重者，术后可以给予辅助放疗。

声门癌累及声门上区者，同期应行侧颈部探查或清扫术。

（1）内镜下手术—激光治疗：主要采用CO_2激光，由于组织能够完全迅速地吸收CO_2激光能量，并于数毫秒内产生蒸发，所以可以快速达到气化、切割、凝固的作用。CO_2激光对小于0.5mm血管的止血作用好。术后水肿轻，避免了气管切开，符合现代“微创”外科原则，越来越受到重视，但适应证仍需明确。

手术切除组织包括：声带黏膜、声韧带和部分声带肌肉。

（2）喉裂开声带切除术：喉裂开声带切除术，顾名思义为喉裂开切除一侧声带及癌灶，是一种治疗早期喉癌的经典手术方法。肿瘤至前联合时，需切除前联合和相对应的甲状软骨，累及前联合时，需切除至对侧声带前端（约2mm）；累及声带突者，需切除声带突至后联合；病灶较大者，需切除喉室、部分声门下和相应的深部肌肉。

手术适应证：声门型喉癌T1a。

（3）喉环状软骨上部分切除－环舌骨会厌吻合术（SCPL-CHEP）：SCPL-CHEP手术切除范围包括甲状软骨、环状软骨上的声门下、会厌根和双侧声带、喉室及室带，可切除一侧的杓状软骨，但必须保留至少一侧运动功能正常的环杓结构（即杓状软骨、环杓关节、环杓侧肌、环杓后肌、喉上神经和喉返神经），保留环状软骨的结构完整性。

手术适应证：声门癌侵及双侧声带（T1b）；声门癌侵及对侧声带、室带、声门下等（T2）；原发室带、喉室的声门上型喉癌，侵及对侧室带、喉室，可向声门区生长，但会厌未受侵犯（T2）；病变范围同上，伴有一侧声带固定（T3）。

（4）喉垂直部分切除术：切除范围为一侧声带、喉室、室带及部分声门下区。如肿瘤接近或侵及前联合，需扩大切除前联合及相应的甲状软骨。如肿瘤侵及声门旁间隙至甲状软骨骨膜，需扩大切除甲状软骨板的前2/3。

手术适应证如下：

①肿瘤位于一侧的声门型T2病变，侵及范围在声带、喉室、室带，声门下侵犯不超过1.0cm；

②声门上室带或喉室肿瘤，包括T1病变及向下侵及声门区的T2病变；

③肿瘤侵及声门旁间隙导致声带固定的T3病变。

喉垂直部分切除术后，一侧半喉结构的缺损影响术后的发音质量，放疗后手术创面的外露，特别是软骨面的外露，易发生组织坏死，通常需要修复。修复的方法有：单蒂带状肌瓣、双蒂带状肌瓣、舌骨带状肌瓣等。

2. 声门上型喉癌的治疗

早期声门上型喉癌同早期声门癌一样，可以选择单纯根治性放疗、内镜下激光或开放性手术切除。由于手术不破坏声门区，一般不影响发声质量，在吞咽保护功能恢复后，对患者生活质量的影响小于根治性放疗，因此，倾向外科手术。声门上型喉癌的手术需进行颈部清扫，因此，开放性手术和内镜下手术各有利弊。T1病变可行声门上水平部分切除术，手术切缘应在5mm以上。T2病变以声门上水平部分切除术为主，如肿瘤累及单侧声门区，应行声门上水平垂直部分切除术，如肿瘤累及双侧声门区，可行环状软骨上部分喉切除－环舌骨（舌根）吻合术（SCPL-CHP）。老年患者在会厌切除后，吞咽保护功能的恢复差，由此导致长期误吸，并会引起严重肺炎及心脑血管意外的发生，因此可选择单纯放疗。

声门上型喉癌T3病变以开放性手术为主，放疗作为术前、术后辅助治疗或姑息性治疗手段。会厌前间隙受侵者，仍可行声门上水平部分切除术，需切除舌骨，必要时可以切除部分舌根组织；声门旁间隙受侵致声带固定者，部分患者可行声门上水平垂直部分切除术，累及环后区者，需行喉全切除术。老年患者（≥ 70 岁）的喉功能恢复差，不易克服术后呛咳，可选择喉近全切除术或全切除术。

声门上型喉癌 T4 病变以喉全切除术为主，对声门上甲状软骨部分受侵者，如能保证足够安全界，可行喉部分切除，术后放疗。也可行术前放疗，如肿瘤显著缩小，选择喉部分切除术。放疗后的组织愈合能力降低，应注意避免手术并发症。

声门上型喉癌的颈部淋巴结转移率高，可发生于原发灶早期病变，因此需同期行侧颈部淋巴结清扫，必要时行双颈清扫，后面将详细阐述。

（1）喉声门上水平部分切除术：常规声门上水平部分切除术要求切除会厌（包括会厌舌面黏膜）、会厌前间隙、杓状会厌皱襞（杓状软骨及其黏膜保留）及室带。为手术进入方便及保证会厌前间隙的完整切除，需要切除舌骨及甲状软骨板上半部。当肿瘤侵及会厌谷及少许舌根，可以扩大切除部分舌根；当肿瘤累及梨状窝内侧壁，可切除部分梨状窝；当肿瘤侵及会厌前间隙，手术必须切除舌骨。

手术适应证如下：

① T1：会厌、室带病变，包括会厌舌面。

② T2：原发于会厌、室带的病变，肿瘤可以累及会厌谷、舌根黏膜、梨状窝内侧壁和一侧杓会厌皱襞而杓状软骨活动正常，但肿瘤未侵及喉室、声门区。

③ T3：侵及会厌前间隙和（或）甲状软骨上半部分局灶破坏。

（2）喉声门上水平垂直部分切除术：喉声门上水平垂直部分切除是在水平切除声门上喉组织的基础上再垂直切除患侧声带和杓状软骨。手术切除范围为 3/4 的喉结构，主要包括会厌、会厌前间隙、杓会厌皱襞、室带及患侧声带和杓状软骨。因杓状软骨切除后声门区开放，需要对缺损区进行修复，以保证吞咽保护功能的恢复和改善发声质量。舌骨带状肌瓣简便易行，修复效果好，为最常使用的修复方法，该修复方法为中国医学科学院肿瘤医院首创。

手术适应证：声门上型喉癌向下侵及一侧声门区，杓状软骨运动正常（T2），或杓状软骨固定（T3）。同时有梨状窝或会厌前间隙侵犯，仍可用这一手术方式。

（3）喉环状软骨上部分切除 – 环舌骨（舌根）吻合术（SCPL–CHP）：手术

切除范围包括甲状软骨、会厌、会厌前间隙及双侧室带、喉室、声带和环状软骨上的声门下区。一侧的杓状软骨受侵，需切除患侧的杓状软骨及相应的环杓侧肌和环甲肌；会厌前间隙受侵者，需切除舌骨做环状软骨舌根吻合术；会厌谷受侵，则需切除舌骨及部分舌根，做环状软骨舌根吻合术。

手术适应证如下：

①声门上型喉癌 T2 病变侵及声门区或（和）声门下区，包括前联合及对侧声带、室带，未侵及舌根和环状软骨；

②上述病变侵及会厌前间隙（T3）；

③上述病变有单侧声带固定（T3）；

④上述病变侵犯甲状软骨（无甲状软骨外组织侵犯）（T4）。

（4）全喉切除术：无上述喉部分切除适应证者，均需全喉切除。全喉切除后，咽腔开放，需缝合咽腔，恢复食管，多采用 Y 字缝合。气管残端与胸骨上窝皮肤缝合造瘘恢复气道。

3. 声门下型喉癌的治疗

早期声门下型喉癌可选择喉垂直部分切除术、CHEP 或 THEP，但声门下型喉癌早期不易被发现，发现时多数为晚期，一般需喉全切除术。

4. 颈部治疗

颈部淋巴结复发是导致喉癌治疗失败的主要原因之一，因此喉癌的颈部治疗非常重要。声门上型喉癌因颈部淋巴结转移率高，N+ 者常规行同侧颈淋巴结清扫术，对侧颈部 N+ 者，需行双侧颈清扫；对侧颈部化者，如原发灶过中线，可直接行侧颈清扫术，如未过中线，可选择分区清扫，行Ⅱ、Ⅲ区清扫，或术中取Ⅱ、Ⅲ区可疑转移淋巴结做冰冻病理检查，如有转移，行侧颈清扫术。声门型喉癌未累及声门上区者（T1），侧颈部淋巴结转移率低，不需对 N0 患者常规做颈清扫术，但应常规行喉前淋巴结清扫；对累及声门上区者（T2 以上），可参照声门上癌的处理原则。声门下型喉癌的颈淋巴结清扫要包括Ⅵ区。

喉癌颈部淋巴结转移的部位主要在Ⅱ和Ⅲ区，其次Ⅳ区，Ⅰ和Ⅴ区转移很少。因此，Ⅱ以下者，清扫范围包括Ⅱ、Ⅲ、Ⅳ区，即侧颈清扫术。N2、N3 患者的清扫范围需包括Ⅴ区。传统颈淋巴结清扫术需切除胸锁乳突肌、颈内静脉、副神经等组织，近 20 年的观察证实，手术需扩大切除粘连及受侵的组织，正常神经、血管、肌肉等组织均可以保留，但要彻底清除清扫范围内的淋巴结和脂肪组织。

5. 术后并发症

（1）创口感染：喉手术为Ⅱ类伤口，需应用抗生素，同时伤口需充分引流。先期气管切开和大剂量放疗的患者更需加以重视，因为创口感染会导致咽瘘。

（2）咽瘘和喉瘘：主要见于喉全切除术者，大多发生在术后 1 周左右。咽瘘的发生原因有很多，主要在于手术缝合和伤口内无效腔，放疗可降低组织愈合能力，可能增加咽瘘的发生。

（3）误吸：表现为进食呛咳。在喉结构破坏后，特别是会厌和杓状软骨的缺失，喉的吞咽保护功能受影响，吞咽时出现食物进入呼吸道，引发呛咳。主要见于喉声门上水平部分切除术、声门上水平垂直部分切除术、环状软骨上部分切除术的患者。但绝大多数可以经过进食训练，恢复经口进食。以中国医学科学院肿瘤医院头颈部外科治疗的患者为观察研究对象，我们发现只有少数患者会因呛咳不能耐受，需要做喉全切除术。

（4）喉狭窄：多见于声门区受侵的患者。手术后喉的前后径缩短、瘢痕粘连、修复的组织过大、双侧杓状软骨固定等，均可造成喉狭窄，发生喉狭窄的患者通气量不足，不能撤除气管套管。

（5）肺部感染：较少见，多由误吸造成，主要为年老体弱者，应加强气道护理。

（6）气管造瘘口狭窄：喉全切除术后造瘘口应切除一块 2 ～ 2.5cm 的圆形皮肤，将气管拉开缝合，可以避免狭窄。

（二）放射治疗

1. 单纯放射治疗原则

（1）T1N0/T2N0M0 可首选根治性放射治疗。

（2）低分化癌或未分化癌可首选放射治疗。

2. 计划性术前放射治疗或放、化疗综合治疗的指征

（1）病变广泛，无根治性手术适应证，通过术前放疗或放、化疗综合治疗，可能达到根治性手术指征者（主要为 T4N0 或 N+）。

（2）符合术前放射治疗或放、化疗综合治疗临床研究计划入组条件者。

3. 术后放射治疗的指征

（1）手术后切缘不净、残存或外科安全界不够。

（2）T4 患者。

（3）有周围神经或血管或淋巴管受侵。

（4）广泛性的淋巴结转移或淋巴结包膜外受侵。

（5）治疗前行气管切开者。

4. 放射治疗的相对禁忌证

（1）肿瘤组织或周围组织明显水肿。

（2）肿瘤或周围组织有广泛坏死或严重感染者。

（3）肿瘤阻塞气道，有明显的吸气性呼吸困难者。

九、预后

喉癌患者的 5 年生存率总体约在 75%。一般认为影响预后的不良因素包括：老年患者、肿瘤分化不良、肿瘤分期晚、手术安全切缘不够、治疗方案选择不当等。喉癌的预后与肿瘤分期和治疗方法密切相关，分期越早预后越好，外科手术治疗患者的预后优于其他治疗方法。美国的统计数据显示，20 世纪 70—90 年代，在美国全身肿瘤治疗后 5 年相对生存率上升的同时，喉癌的生存率却呈下降趋势，对比喉癌的治疗方法，研究者发现在这一时期中，喉癌的外科治疗病例数下降，而放化疗的病例数急剧上升，这一现象提示喉癌生存率下降可能与以放化疗为主要治疗手段相关。另外，内镜下激光手术治疗喉癌不仅要掌握好手术适应证，还要求有较高的技术操作水平。临床接诊患者资料统计数据表明，激光手术后复发患者的比例较高。喉癌不同分期及类型的患者采用放射治疗或外科手术治疗后 5 年生存率的统计数据见表 7–7。

表 7–7　喉癌治疗后 5 年生存率

分期	声门上型		声门型	
	放射治疗（%）	外科（%）	放射治疗（%）	外科（%）
Ⅰ期	70 ~ 85	85 ~ 90	70 ~ 90	90 ~ 95
Ⅱ期	50 ~ 60	70	60 ~ 70	70 ~ 80
Ⅲ期	30 ~ 40	60	40	60 ~ 70
Ⅳ期	10 ~ 25	40	20 ~ 30	40 ~ 50

第三节　涎腺肿瘤

涎腺又称唾液腺，属于外分泌腺，包括腮腺、颌下腺和舌下腺 3 对大的涎腺，以及位于鼻腔、鼻窦、口腔、咽部及上颌窦黏膜下成百上千个小涎腺，通过腺泡分泌唾液，经导管排入口腔，从而保持口腔湿润。涎腺肿瘤又称为唾液腺肿瘤，是唾液腺组织最常见的疾病，其中绝大多数系上皮性肿瘤，间叶组织来源的肿瘤比较少见。唾液腺上皮性肿瘤的病理类型十分复杂，不同类型的肿瘤在临床表现、影像学表现、治疗策略和预后等方面均不相同。近年来，随着对涎腺肿瘤认识的提高，手术的指征及规范化逐渐趋向统一，其疗效进一步改善。

一、概述

（一）流行病学

涎腺肿瘤的现有流行病学资料不够丰富，许多研究的数据有限，或仅局限于腮腺肿瘤或大涎腺肿瘤。此外，多数涎腺肿瘤为良性，一些肿瘤登记机构的数据却只包括恶性肿瘤。文献报告涎腺肿瘤年发病率为（0.15 ~ 1.6）/10 万，不同国家发病率有显著差异，发病率最高的地区为北美，尤其是因纽特人，其男性发病率为 3.9/10 万，而女性发病率高达 7.7/10 万，具体原因不明。

国外报道涎腺肿瘤在全身肿瘤构成中所占比例低于 3%。国内林国础报道涎腺恶性肿瘤在全身恶性肿瘤构成比排序的第 10 位以后，约占头颈部恶性肿瘤的 5%。据北京、上海、成都、西安和武汉 5 所口腔医学院病理科统计，涎腺肿瘤占颌面部肿瘤的 22.7%。由于我国人口众多，涎腺肿瘤每年平均发病的病例绝对数仍然非常可观。

各涎腺腺体的肿瘤发病率不同。国内林国础报道：腮腺区肿瘤发生率最高，约占 80%；下颌下腺肿瘤约占 10%；舌下腺肿瘤约占 1%；而小涎腺占 9%。

国外报道腮腺区肿瘤约占 65%；颌下腺占 8%；其余 27% 发生于小涎腺，同国内的构成略有不同。小涎腺肿瘤中，最常见部位为腭腺（50%），而后依次为唇腺（15%）、颊腺（12%）、舌腺（5%）、口底小涎腺（5%）及其他。

涎腺良性与恶性肿瘤的构成比在不同腺体中存在差异。国外报道 75% 的腮腺肿瘤为良性，颌下腺中良性肿瘤约为 50%，但 80% 的小涎腺肿瘤都是恶性的。这一比例与国内的数据大致相仿。复旦大学附属肿瘤医院 1956—1990 年共收治大涎腺肿瘤 1 644 例，其中良性 856 例，恶性 788 例。恶性中女性 329 例（41.7%），男性 459 例（58.3%）；良性混合瘤 712 例（83%）。

不同的肿瘤组织类型在各涎腺中发生比例不尽相同。腮腺恶性肿瘤中黏液表皮样癌占比最高，其次是腺癌及腺样囊性癌；而在颌下腺及小涎腺中腺样囊性癌发病率最高，其次是腺癌及黏液表皮样癌；鳞癌的发生比例在腮腺中最高，颌下腺及小涎腺发生比例较低。在良性肿瘤中，涎腺沃率（Warthin）瘤、嗜酸性腺瘤几乎仅发生于腮腺。

涎腺肿瘤可以发生于任何年龄人群。国内黄绍辉报道小涎腺良性肿瘤患者平均发病年龄 47.58 岁，而小涎腺恶性肿瘤平均发病年龄 51.51 岁。小涎腺癌患者中女性多于男性，男女比例为 1 ∶ 1.4。有些涎腺肿瘤的性别差异较大，如 Warthin 瘤多见于男性，男女比例约为 6 ∶ 1。儿童涎腺肿瘤较少见，文献报道年龄低于 16 岁患者不到 3%，最常见的大多为良性混合瘤、血管瘤和淋巴管瘤。根据复旦大学附属肿瘤医院 1 644 例涎腺肿瘤的资料，年龄低于 16 岁患者有 25 例（1.5%），其中恶性肿瘤 18 例，混合瘤 7 例，年龄最小仅 4 岁。

涎腺肿瘤的病因不明，与其他头颈部肿瘤不同，吸烟、饮酒与恶性涎腺肿瘤发病的关系并不明确。国内俞光岩等研究发现，超过 95.2% 的 Warthin 瘤患者有吸烟史，涎腺的慢性炎症似乎也不是一个肯定的影响因素；营养状况可能是低危因素，低维生素 A 和维生素 C 与高发病相关。年轻时患过良性肿瘤的患者（如多形性腺瘤）有患恶性腮腺肿瘤的高危险性，可能这类肿瘤有恶性转换的可能（3% ~ 10%）。辐射可能是另外一个原因，日本核爆炸幸存者及儿童时期接受放疗的患者，其发病率增高，并且有病种的特异性。根据日本广岛和长崎原子弹爆炸后幸存者的数据显示，黏液表皮样癌的和 Warthin 瘤随着接受放射剂量的增加而发病率增高；多种病毒可以引起涎腺肿瘤，包括多形性腺瘤病毒、腺病毒及 EB 病毒等。另外，工业暴露与涎腺肿瘤相关，镍、铬、石棉工业接触者其涎腺肿瘤发病率增加，最后遗传因素在涎腺癌的发生中也可能发挥重要作用。

（二）临床特征和诊断

涎腺肿瘤最常见的临床特征是相应涎腺部位出现肿块腮腺肿瘤大多数（>80%）发生于浅叶，少数（15%）发生于深叶，极少数可发生于副腮腺。良性肿瘤大多生长缓慢，表现为腮腺区质韧、结节样的肿块，因为其几乎没有任何自觉症状，大多是患者无意中发现。良性混合瘤均不会出现面神经麻痹症状，即使肿瘤体积巨大，也不会出现面瘫症状。腮腺深叶肿瘤一般表现为下颌后区的腺体出现弥漫性肿胀、饱满。恶性肿瘤的生长通常比较迅速，可伴有疼痛，侵犯面神经时则可出现面瘫症状，有时甚至以面神经瘫痪为首发症状。恶性肿块通常质地较硬，边界不清，同周围组织粘连且活动性较差。

颌下腺肿瘤约占涎腺肿瘤的10%，其临床表现通常为颌下区内无痛性肿块。良性肿瘤通常生长缓慢，多为多形性腺瘤，病程较长；恶性肿瘤生长较快，患者常有局部疼痛感。如患者主诉一侧舌痛或舌体麻木应高度警惕舌下腺或颌下腺肿瘤的存在，此类症状表明肿瘤可能累及舌神经。肿瘤侵犯舌下神经时则会出现舌运动障碍，伸舌时偏向患侧，严重时可导致舌萎缩，并出现舌震颤症状。各病理类型中最常出现神经侵犯的是腺样囊性癌，其次是黏液表皮样癌。

小涎腺肿瘤的临床症状多为黏膜下的无痛性肿块，有时呈溃疡型。多数小涎腺肿瘤为恶性。腺样囊性癌在出现肿块的同时，1/3的患者会伴有疼痛和灼痛感。若小涎腺恶性肿瘤侵犯翼肌，常常导致张口受限；肿块向口内生长时，可充满口腔，严重时出现进食障碍。

涎腺肿瘤因可产生肿瘤细胞种植，故而不进行切取活检。细针穿刺可以很好地弥补这一缺点，其诊断准确率可以达到95%。迄今为止鲜有采用细针穿刺导致种植转移的报道。

（三）诊断与检查

涎腺肿瘤是临床上较为常见的病变，B超、PET/CT、^{99m}Tc显像、CT和MRI等是术前重要的影像学检查方法。

B超检查能确定涎腺内有无占位性病变，无创伤，费用低，可重复检查，B超对肿瘤的生长方式、大小及性质的判断也起到一定作用，囊性肿瘤内部常表现为无回声区，实性肿瘤内部多为低而均匀的回声，恶性肿瘤则多表现为边界不清楚，形态不规则的肿块，内部回声不均，后壁及后方回声减弱。

CT 和 MRI 检查在肿瘤的定位和定量方面显示出极大优点，能够清楚地显示涎腺内的肿瘤，特别是对腮腺深叶和小涎腺肿瘤的检出及诊断具有重要价值，但在确定肿块良恶性上却略显不足。CT 检查能够精确定位肿瘤所在位置，了解肿瘤与周围组织的关系，当肿瘤同颈部大血管界限不清时，可通过 CT 行动态增强扫描加以区分；对于小涎腺肿瘤，CT 扫描同样具有参考价值。比较而言，CT 检查对是否有骨质侵犯的判断更加准确，由于 MRI 对软组织的分辨率明显高于 CT，因而可以分辨肿瘤与神经的关系，同时也使得肿瘤与血管的关系能够得到更好的显示。密度差异可以区分良恶性肿瘤，良性涎腺肿瘤密度或信号较均匀；恶性肿瘤在 CT 上密度多不均匀，常有坏死和出血，在 MRI 上多表现为长 T1 短 T2，信号多不均匀，故推测肿瘤内部结构的不均匀性一定程度上提示恶性可能。

细针吸取检查是细胞学检查，不同于以往的吸取活检。其操作简单安全，能用来初步鉴别良性和恶性肿瘤，所以该方法目前应用甚广。但临床上认为是混合瘤时，诊断和手术可以一次完成，最好避免细针穿刺，从理论上讲，刺破混合瘤包膜，瘤细胞可能带至包膜外导致种植，增加术后复发的机会。对于晚期涎腺癌或非手术治疗的病灶，用细针吸取以明确病理性质是十分必要的。细针吸取也有不足之处，有时未吸到代表性组织误诊为良性肿瘤，所以诊断要结合临床，必要时可重复进行。涎腺肿瘤细针穿刺细胞学检查的灵敏度、特异度分别为 92% 和 100%。

FDG-PET 检查广泛应用于鉴别良性和恶性肿瘤。在一项研究中发现：Warthin 瘤、恶性腮腺肿瘤、良性腮腺肿瘤的标准化摄取值（SUV）值分别为：7.06 ± 3.99、5.82 ± 3.95、2.07 ± 1.33。Warthin 瘤作为一种良性肿瘤，其高 SUV 值是造成 PET 用于鉴别良恶性腮腺肿瘤的混淆因素。因此，PET 检查用于鉴别腮腺肿瘤一定要与其他检查相结合，首先将可能的 Warthin 瘤排除，这样才能增加根据 SUV 值来鉴别肿瘤良性和恶性的价值。另外，多形性腺瘤也具有高 SUV 值可能，这可能归因于其高的生长活性。

^{99m}Tc 不仅可用于甲状腺和骨的扫描，还可应用于涎腺肿瘤的诊断。几乎所有涎腺肿瘤，不论良性、恶性，用 ^{99m}Tc 扫描均有冷结节，只有 Warthin 瘤或嗜酸细胞腺瘤呈热结节。特别是应用维生素 C 刺激促使唾液排空后，Warthin 瘤内

仍有较多的 ^{99m}Tc 存留，所以 ^{99m}Tc 扫描对 Warthin 瘤有特殊的诊断价值。

（四）病理类型及分期

涎腺肿瘤的病理类型分类十分复杂。以黏液表皮样癌、腺样囊性癌为最常见肿瘤。恶性多形性腺瘤、腺癌、腺泡细胞癌、乳头状囊性癌较常见，鳞状细胞癌、伴有淋巴间质样未分化癌、涎腺导管癌、基底细胞腺癌、肌上皮癌、黏液腺癌等较少见。WHO 于 1973 年首次制定了涎腺肿瘤的组织分类，并分别于 1991 年及 2005 年进行了修订，目前所用的是 UICC2010 年版的国际 TNM 分类，大涎腺癌独立分期，而小涎腺癌的参照口腔癌的分类（表 7–9）。

表 7–8　TNM 分类

原发肿瘤（T）	
Tx	原发肿瘤不可测
T0	无原发肿瘤证据
T1	肿瘤最大直径≤ 2cm 且无实质组织外侵犯
T2	肿瘤最大直径＞ 2cm 但是≤ 4cm 且肿瘤无实质组织外侵犯
T3	肿瘤最大直径＞ 4cm 和（或）＞肿瘤有实质组织外侵犯
T4a	中度晚期疾病，肿瘤侵犯皮肤、下颌骨、耳道和（或）面神经
T4b	重度晚期疾病，肿瘤侵犯颅骨和（或）翼突内侧板和（或）包绕颈动脉
局部淋巴结（N）	
Nx	局部淋巴结不能评估
N0	局部无淋巴结转移
N1	转移局限于一侧单个淋巴结，转移淋巴结最大直径≤ 3cm
N2	转移局限于一侧单个淋巴结，转移淋巴结最大直径＞ 3cm 但是≤ 6cm；或者转移淋巴结一侧有多个，转移淋巴结最大直径≤ 6cm；或者转移淋巴结位于身体两侧或者有对侧淋巴结转移，转移淋巴结最大直径≤ 6cm
N2a	转移局限于一侧单个淋巴结，转移淋巴结最大直径＞ 3cm 但是≤ 6cm
N2b	转移淋巴结一侧有多个，转移淋巴结最大直径≤ 6cm

续表

局部淋巴结（N）	
N2c	转移淋巴结位于身体两侧或者有对侧淋巴结转移，转移淋巴结最大直径≤ 6cm
N3	单个转移淋巴结直径＞ 6cm
远处转移（M）	
M0	无远处转移
M1	远处转移

（五）治疗原则

国内于2010年由中华医学会口腔颌面外科专业委员会及涎腺疾病学组和中国抗癌协会头颈肿瘤专业委员会涎腺肿瘤协助组牵头，组织国内专家制定了《涎腺肿瘤的诊断和治疗指南》。复旦大学附属肿瘤医院头颈外科也于2012年提出《涎腺肿瘤诊疗指南》。涎腺肿瘤的治疗原则是以外科手术治疗为主，一般不做术前放疗及单纯放疗。

1. 手术治疗

（1）腮腺浅叶切除术：对于良性肿瘤，或位于腮腺浅叶的、较小的且无外侵的高分化黏液表皮样癌及腺泡细胞癌，可行保留面神经的腮腺浅叶切除术。

（2）全腮腺切除：对位于腮腺深叶的癌和位于腮腺浅叶的低分化黏液表皮样癌、分化差的腺癌、恶性混合瘤、鳞癌、未分化癌及腺样囊性癌，均应行保留面神经的全腮腺切除。如果肿瘤出现腺外侵犯，应切除临近的肌肉、下颌骨骨膜及骨组织。腺样囊性癌肺转移后可长期存活，原发灶复发可能是致死的原因，肺转移后仍可切除原发灶。

（3）面神经的处理：若面神经未被肿瘤包裹，或者虽然面神经与肿瘤粘连，均应保留面神经，术后给予放疗；若仅某分支受侵，应保留未受侵的分支。腺样囊性癌容易沿神经侵犯，局部复发率高，须切除至神经切缘阴性。

（4）颈淋巴结的处理：腮腺癌合并颈部淋巴结转移时，应行治疗性颈淋巴结清扫术。对临床N0病例，鳞癌、未分化癌、低分化黏液表皮样癌及分化差的腺癌可考虑行选择性颈淋巴清扫，对伴有面神经麻痹的病例应行选择性颈淋巴结清扫。

（5）颌下腺肿瘤：手术切除是主要的治疗方法。良性肿瘤及病变范围局限的高分化恶性肿瘤行肿瘤并颌下腺切除术即可，伴有侵犯周围组织的肿瘤需行扩大切除术，颈淋巴结清扫同腮腺癌。

（6）舌下腺恶性肿瘤：治疗以彻底切除原发灶切除为主，切除范围应根据肿瘤的大小决定，其淋巴清扫原则同同腮腺癌。

（7）小涎腺肿瘤：切除时要确保肿瘤周围有足够的安全边界。

2. 涎腺肿瘤放射治疗

（1）腮腺术后放疗的适应证：腮腺术后放疗的适应证如下。

①病理切缘阳性或肉眼观察有少量残留的病例。

②伴有面神经总干、颞面干或颈面干麻痹的病例。

③肿瘤贴近或累及颅底骨质。

④分化差的腺癌、恶性混合瘤、低分化黏液表皮样癌、腺样囊性癌、鳞癌和未分化癌。

⑤肿瘤同面神经贴近或粘连，行保留面神经的根治性手术的病例。

⑥复发性腮腺癌。

⑦伴有颈淋巴结转移的腮腺癌（放射野也应包括颈部）。

（2）颌下腺癌术后放疗的适应证：除 T1、T2 高分化黏液表皮样癌、无包膜外侵的高分化腺癌及恶性混合瘤外，均应行术后放疗。

（3）小涎腺癌术后放疗的适应证：除较小的高分化黏液表皮样癌和高分化腺癌外，均应行术前或术后放疗。放疗剂量要求如下。

① T4b 肿瘤或术后肉眼残留灶需根治性放疗。

②光子、光子 / 电子线或中子治疗。

③原发灶以及受侵淋巴结：＞ 70Gy（每次 1.8 ～ 2.0Gy）。

④未受侵淋巴结区域：44 ～ 64Gy（每次 1.6 ～ 2.0Gy）。

二、腮腺肿瘤

（一）临床表现

腮腺肿瘤以多形性腺瘤和涎腺沃辛瘤多见，大多生长缓慢，无明显自觉症状，多为无意中发现。Warthin 瘤多见于老年男性，男女之比（5 ~ 7）：1，同吸烟密切相关，吸烟者的发病率远高于非吸烟者。肿瘤大小差异较大，病程可长达数年乃至 20 年。患者偶有局部肿胀感，肿瘤可发生继发性炎症和纤维化改变，此时可出现面神经麻痹症状。多形性腺瘤是发病率最高的交界性肿瘤，通常生长缓慢，但是会在短期内突然加速生长并出现疼痛，提示可能出现恶变。多形性腺瘤的恶变率随时间延长而增加，文献报道，多形性腺瘤病史不足 5 年者，恶变率为 1.6%；病史在 15 年以上者，恶变率提高至 9.4%。大多情况下，面神经不受影响，即使肿瘤再大也不会出现面瘫症状，如果出现面瘫症状，要考虑恶性变可能。

腮腺深叶肿瘤因为位置深在，临床上一般不易发现突出的肿物。偶有患者因发现双侧腮腺区不对称而就诊，面瘫可以是深叶恶性肿瘤的最初症状，可在临床未探及肿块前即出现。根据肿块所在位置，临床上可将腮腺深叶肿瘤分为 3 型，瘤体位于下颌升支后缘与乳突间，或在耳垂稍下的颌后凹内的颌后型肿块最常见，此型通常无明显咽侧肿物突出；哑铃型瘤体双合诊时能够感到瘤体运动，其一端突向咽侧、软腭，另一端突向耳下区；咽侧突出型肿物由于肿瘤向咽侧及软腭突出，可使口咽腔缩小，伴有异物感，严重时可出现呼吸或吞咽困难。

（二）诊断及鉴别诊断

临床病史和体格检查仍是诊断的重要手段。腮腺浅叶部位表浅，发现肿块多无困难，Wanhin 瘤根据吸烟史、性别、年龄、发病部位、病史及肿块触诊检查的性质等特点，一般都可以诊断。一些低度恶性肿瘤，如高分化黏液表皮样癌及腺泡细胞癌，其临床表现类似于多形性腺瘤，细针活检有助于明确诊断。临床上需要与腮腺浅叶肿瘤鉴别的病变有：腮腺转移性癌、嗜酸性淋巴肉芽肿及面神经鞘瘤等。

腮腺深叶肿瘤，由于位置较深，常不易做出早期诊断，特别是咽侧突出型，一般都是肿瘤体积较大，出现症状时患者才就诊。CT 或 MRI 等影像学检查对于腮腺深叶肿瘤的临床诊断帮助很大。腮腺深叶肿瘤需与来自小涎腺或神经源性肿物及头颈部其他恶性转移瘤相鉴别。B 超检查可确定有无占位性病变，可作为首选的影像学检查方法，进一步明确诊断可采用 CT 检查。

（三）治疗

腮腺肿瘤的治疗以手术为主。早年曾行肿瘤单纯摘除术，但该术式术后复发率为 20% ~ 45%，特别是对多形性腺瘤，由于其包膜不完整，包膜内甚至包膜外可有瘤细胞侵入，单纯行肿瘤摘除，不能彻底清除肿瘤，目前已基本废弃不用。传统的腮腺深叶肿瘤切除术是先切除腮腺浅叶，显露面神经并加以保护，然后切除深叶肿瘤及腮腺组织。另有保存腮腺浅叶的腮腺深叶肿瘤切除术。北京大学临床肿瘤学院张乃嵩等报道，使用保留腮腺前叶的腮腺深叶肿瘤切除术，可使面神经损伤发生率降低，远低于国外 Gaillard 等报道的面神经损伤发生率。另外，由于腮腺浅叶得以保存。术后 Frey 综合征发生概率明显降低，腮腺肿瘤的手术一般包括以下方式。

1. 腮腺浅叶切除术

适用于腮腺浅叶的混合瘤和其他良性肿瘤，同样也是术前不能判断良性和恶性肿瘤的首次诊断手术。沿着面神经和面后静脉表面进行解剖，神经不易损伤，且失血量少，可将腮腺浅叶和肿瘤一并切除，是一种“干净”的符合生理解剖的手术。手术切口从耳屏前开始垂直向下，绕过耳垂折向耳后再转向前经下颌骨角和下颌骨下缘平行，距下颌骨下缘 2 ~ 3cm。切开皮肤和皮下脂肪及颈阔肌，沿腮腺筋膜向前游离，直至腮腺前缘。在极薄、透明的咬肌筋膜下可以隐约看到面神经的部分分支，接下去关键在于解剖面神经。寻觅面神经的方法很多，一种是静脉法，面神经下颌缘支和颈支在面后静脉前或后交叉而过，在该静脉的表面或深面即可找到下颌缘支，再向后追溯即可找到面神经总干。另一种是下颌角法，以下颌角为标志，在腮腺前缘轻轻切开咬肌筋膜就可看到下颌缘支。这两种方法都是先找到分支再追溯总干，部位表浅，位置恒定，操作比较简便。有学者主张直接寻觅面神经总干，利用乳突和二腹肌后腹作标志，将腮腺后下缘向前牵拉，在外耳道软骨和二腹肌形成的三角顶部钝性分离即可找到面神经总干。以上几种解剖面神经的方法最常用，主要根据肿瘤的部位和医师的习惯正确选用，但应熟悉多种方法，因为面神经的解剖标志并不总是恒定的。

2. 全腮腺切除术

适用于腮腺恶性肿瘤或位于腮腺深叶的混合瘤。先做腮腺浅叶切除，将面神经诸分支完全游离，于二腹肌后腹靠近下颌角处断扎颈外动脉，于下颌骨升支后缘结扎颌内动、静脉，于耳屏前方结扎颞浅动脉，最后将腮腺全部切下。有时咽突部腮腺组织较少，可从颈外动脉表面剥下，不必切除动脉。腮腺癌的切除范围还必须考虑其病理类型和病变的浸润程度，高度恶性的癌或复发性癌局部有广泛浸润者，除全腮腺切除外还需扩大切除范围，包括耳颞神经、咬肌、下颌骨、皮肤和其他有关组织。总之，凡肉眼可见的病灶应尽可能地切除，必要时根据术时发现，将可疑的切缘送冷冻病理检查，以确定切除是否足够。对于靠近肿瘤的面神经分支，必须一并切除，特别对富于神经侵袭性的腺样囊性癌，一般多不主张保留面神经。对于小病灶，在不影响手术彻底性的情况下，尽量保留下颌缘支和眼支。如果肿瘤是低度恶性，病灶又较小，肉眼未见面神经或周围组织浸润，做保留神经的全腮腺切除术还是可行的。

3. 咽旁间隙腮腺深叶肿瘤切除术

适用于少数来自腮腺深叶咽突部位的肿瘤，限于颅底和后壁的解剖，只能向咽旁间隙发展，造成患侧软腭和扁桃体移位。常规的手术入路无法暴露肿瘤。操作的方法改从下颌区入路，切断茎突下颌韧带进入咽旁间隙，此法适用于较小的肿瘤。另一种手术入路是切断下颌骨升支，充分暴露肿瘤前壁，肿瘤切除后下颌骨可以复旧。

4. 部分腮腺切除术

适用于体积较小（直径＜ 2cm）的多形性腺瘤及位于腮腺后下极的涎腺沃辛瘤。该术式是指腮腺肿瘤及瘤周部分正常腺体的切除术，该术式在正常腮腺组织内完整切除肿瘤，有别于剜除术，能够避免肿瘤包膜破裂及肿瘤的残存，可以达到根治效果。

5. 整块切除牺牲面神经的手术方式

适用于用于恶性程度高、肿瘤明显侵犯面神经或其他周围组织的腮腺肿瘤，如伴有皮肤侵犯，则需要进行组织瓣修复。临床上无面瘫的腮腺肿瘤是否能够保存面神经主要取决于术中表现，并非完全取决于病理类型，但腺样囊性癌除外。手术中如面神经和肿瘤紧贴而不是穿通，只要手术当中可以分离，应尽可能予以保留。

（四）预后

腮腺良性肿瘤术后少有复发，恶性肿瘤的预后则相对较差，根据复旦大学附属肿瘤医院 300 例腮腺恶性肿瘤手术后的随访资料，黏液表皮样癌 15 年生存率为 84%，而淋巴上皮癌则为 52%；Ⅰ期腺样囊性癌 5 年生存率为 100%，而Ⅲ期降至 66%，其他影响预后的因素因研究不同而不同。Carrillo 等在对 127 例大涎腺恶性肿瘤患者的资料随访研究中发现肿瘤 T 分类、外科切缘、年龄、肿瘤分级是与复发和生存率相关的危险因素，年龄小的患者预后相对较好。美国 Johns Hopkins 医院的资料多因素分析表明，面神经麻痹、未分化病理类型及皮肤侵犯是重要的不良预后因素。美国 MD. Anderson Cancer Center 资料多因素分析表明，是否有颈淋巴结转移、肿瘤位于深叶还是浅叶以及肿瘤的大小是局部控制重要的影响因素，而组织学分级、病灶大小、颈淋巴结转移和神经是否受侵则对生存率产生影响。PMH 的资料显示，肿瘤大小、局部淋巴结转移是影响疾病相关生存率的两个最主要因素。

三、颌下腺肿瘤

颌下腺是位于颌下间隙内的唾液腺，为混合腺，但 80% 以上为浆液性腺泡。颌下腺肿瘤约占涎腺肿瘤的 10%。

（一）临床表现

颌下腺肿瘤均表现为颌下腺肿块。良性肿瘤生长缓慢，即使肿瘤体积增大明显，临床上也常无自觉症状。触诊检查肿瘤表面多光滑，边界清楚，活动度可，无神经累及症状。

颌下腺恶性肿瘤一般生长较快。少数腺样囊性癌及癌在多形性腺瘤中的患者病期较长。局部常有麻痛感，若累及神经则出现相应的颅神经受损体征，如舌神经受累出现半侧舌痛或舌麻木，累及舌下神经时出现伸舌向患侧偏斜，甚或舌肌萎缩出现震颤。

（二）诊断及鉴别诊断

根据病史及临床检查，基本能判断肿瘤的良恶性。常规的口内、外双合诊检查可确定有无颌下腺肿物。对于肿瘤固定活动度差者，应考虑骨质破坏可能，应行 X 线片及 CT 明确。对于腺样囊性癌，常出现骨髓腔内弥漫浸润，骨质破坏不明显，故对于此类肿瘤不能以 X 线片判断肿瘤有无骨髓腔内浸润。颌下区肿物一般可根据病史和临床检查区别非肿瘤与肿瘤性病变，但是还须与舌下腺囊肿口外型、鳃裂囊肿、颈动脉体瘤、神经鞘瘤、慢性硬化性颌下腺炎、慢性颌下淋巴结炎及颌下淋巴结结核相鉴别。

（三）治疗及预后

对于颌下腺肿瘤，手术切除是主要的治疗方法。良性肿瘤及病变范围局限的高分化恶性肿瘤行肿瘤并颌下腺切除术即可。触诊肿瘤活动性差，影像学检查及探查发现肿瘤侵及下颌骨者，需切除部分下颌骨。如肿瘤活动度差但术中病理活检显示尚未累及下颌骨骨膜，则可保留下颌骨，若病理活检显示肿瘤已经侵及骨膜，则应行相应范围的下颌骨切除术。除常规的半侧下颌骨切除外，如X线片仅显示骨质斑点状破坏，则可选择下颌骨下缘的矩形切除术，可保留牙槽骨的完整性，保留完整的咀嚼功能，对患者术后的面部改变小。若为恶性肿瘤，可行局部性淋巴结清扫术。若存在颈部淋巴结转移，可行相应范围的颈部淋巴结清扫术。若不存在颈部淋巴结转移，则不建议行预防性的颈部淋巴结清扫术。

由于腺样囊性癌侵袭性强，常常侵入肿瘤周围正常组织，如肌肉、骨膜和骨等，肉眼观察仍近似正常的组织，往往在病理检查已见癌细胞浸润，因此难以确定肿瘤的侵犯范围及手术的边界。所以，如确定颌下腺肿瘤为腺样囊性癌，为了尽量切除肿瘤以减少复发，则不应选择下颌骨矩形切除术，需行半侧下颌切除术，同时需切除二腹肌前、后腹、下颌舌骨肌、舌下腺及翼内肌，因肿瘤易循神经侵犯，所以建议同时切除舌神经及下牙槽神经。

颌下腺切除术的手术入路有多种，包括传统的颈横径路、口腔径路、颏下径路及耳后发际径路等，近年来随着技术的临床应用，腔镜辅助下颌下腺切除手术及机器人手术也应用到临床，对于美容要求高的患者，可以选择使用。因此，在选择切除颌下腺的手术径路时，需根据患者的病情及要求，术者的技能与经验，选择最合适的方法进行，但对于颌下腺恶性肿瘤手术，仍建议选择传统的颈横径路入口手术。

颌下腺肿瘤总体预后较其他涎腺肿瘤差。其预后同肿瘤的性质、手术的彻底性、复发的次数及淋巴结转移情况相关。中国医科院报道颌下腺肿瘤3年和5年的生存率分别为60%和42.9%，北京大学医学院报道的3年和5年生存率分别为57.7%和41.2%。究其原因可能与颌下腺腺样囊性癌发病比例高，该种肿瘤恶性程度高有关。

四、舌下腺肿瘤

舌下腺肿瘤临床少见，绝大多数为恶性肿瘤，其中又以腺样囊性癌最为常见。四川大学华西医院1955—2000年共收治30例舌下腺肿瘤，其中17例为腺样囊性癌，占比56.7%。

（一）临床表现

舌下腺肿瘤患者可能无任何自觉症状，一般以无症状的口底包块就诊，部分患者伴有舌部麻木和运动障碍，舌下腺肿瘤体积较大时，可压迫颌下腺导管引起阻塞症状。触诊检查可扪及舌下腺硬性肿块，有时与下颌骨舌侧黏膜相粘连而不活动，口底黏膜常完整，舌下神经受累者伸舌时歪向患侧，舌肌萎缩或震颤。

（二）诊断及鉴别诊断

舌下腺肿瘤的确诊有赖于精确度高的穿刺组织检查，舌下腺恶性肿瘤早期易被误诊为炎性包块，抗感染治疗无效可以鉴别。舌下腺恶性肿瘤还易与该区原发于小涎腺的恶性肿瘤混淆，小涎腺癌早期溃疡位置表浅，临床上容易鉴别；而晚期由于向周围组织浸润难以确定原发位置，易与舌下腺恶性肿瘤混淆，此时只有影像学检查和组织学检查才能提供有价值的参考信息。

（三）治疗及预后

舌下腺恶性肿瘤的治疗以彻底切除原发灶为主，切除范围应根据肿瘤大小决定。舌下腺肿瘤早期诊断与手术治疗对于预后极为关键，特别是有神经侵犯的肿瘤，需要扩大切除。对于舌下腺恶性肿瘤术后口底缺损的修复，前臂皮瓣或者是胸大肌皮瓣可作为首选。当肿瘤直径小于2cm时，应采取原发灶的广泛切除，并彻底摘除舌下腺及周围淋巴组织；当肿瘤直径大于2cm时，特别是侵犯了舌神经、舌下神经和下颌骨骨膜时，还应当切除舌神经、舌下神经和部分下颌骨。高度恶性肿瘤，特别是腺样囊性癌，往往需要行扩大切除术才能达到根治要求，舌下腺恶性肿瘤淋巴结经常可以转移至Ⅰ－Ⅲ区，故临床上即使未发现肿大的淋巴结，术中也应考虑施行择区性的颈淋巴清扫术。

舌下腺良性肿瘤的预后良好，很少会出现复发。舌下腺恶性肿瘤受限于口腔内解剖条件的限制，手术切除范围常达不到根治要求，术后复发率较高，预后较差，四川大学华西口腔医院的病例中，手术治疗后局部复发 9 例（30.0%），远处转移最早发生在治疗后 8 个月，最晚发生于治疗后 4.8 年，平均转移时间为 2.4 年。

五、小涎腺肿瘤

小涎腺所分泌的唾液约占人体刺激性与非刺激性唾液分泌总量的 8%。小涎腺肿瘤占头颈部肿瘤的 3% ~ 10%，而 9% ~ 23% 的涎腺肿瘤发生在小涎腺。小涎腺肿瘤相对少见，主要分布于唇、颊、舌、腭、咽、口底和上下颌骨的黏膜下层组织内。腺体均无包膜。小涎腺肿瘤组织结构复杂，其病理组织学类型多样，临床表现和诊断治疗都不尽相同。

（一）临床表现

小涎腺肿瘤的临床表现同小涎腺的发生部位相关，但小涎腺肿瘤无论良恶性均以腭部好发。腭腺为小涎腺肿瘤最常见的发病部位。根据中国医科院在东北地区统计，小涎腺肿瘤的发生部位以腭部最多（占全部小涎腺的 64.74%），良性肿瘤多于恶性肿瘤，良性肿瘤占所有小涎腺肿瘤的 83.96%。腭腺肿瘤多见于一侧硬腭后部及软硬腭交界区。良性肿瘤患者多因偶然发现肿物就诊，肿物界限清楚，活动度较好，质软无压痛，恶性肿瘤多表现为界限不清，质地大多较硬，触之较易出血，表面容易出现溃疡，患者可伴有疼痛或灼烧感，累及鼻腔和上颌窦可出现鼻出血，如果患者出现张口受限症状，可能为肿瘤侵及翼肌。外生型肿瘤类型，肿物可充满口腔，造成进食困难，良恶性肿瘤对骨质都有破坏，但其影响方式不同，良性肿瘤可致压迫性骨吸收，恶性肿瘤可以造成骨质侵蚀性破坏。唇腺肿瘤临床少见，良恶性肿瘤均可发生于唇腺，上唇肿瘤发生比率明显多于下唇。磨牙后腺肿瘤，以黏液表皮样癌最为常见。常见症状是磨牙后垫肿胀，第三磨牙松动，临床表现类似阻生齿智齿冠周炎。舌腺肿瘤好发于舌根部，恶性肿瘤居多。首次就诊症状多为局部疼痛、异物感及吞咽障碍，触诊可触及肿块，但表面黏膜完整。由于后方为咽部，早期常无自觉症状，临床不易发现，出现症状就诊时肿瘤常较大。

（二）诊断及鉴别诊断

小涎腺肿瘤大多部位表浅，除舌根部肿瘤外，多数肿瘤较易发现，可通过细针穿刺明确诊断。和腮腺及颌下腺肿瘤不同的是，小涎腺肿瘤需要时可通过切取活检组织在术前确定诊断。

恶性小涎腺肿瘤 CT 表现多为形态不规则，边界不清，常伴有出血和坏死，周围可见骨质破坏，淋巴转移多见，MRI 上 T1 呈混杂或低信号，T2 多混杂或稍低信号。

小涎腺肿瘤的鉴别诊断主要依赖影像学的鉴别，其中 CT 及 MRI 可以发挥不同的作用，对于骨质改变和病灶内钙化的显示 CT 较优，而对神经侵犯的显示及确定肿瘤的边界 MRI 则为较好的选择，不同的肿瘤其 CT 及 MRI 表现不同，可据此进行鉴别诊断。

（三）治疗及预后

小涎腺肿瘤的治疗主要是手术治疗，良性肿瘤一般在肿瘤外 0.5cm 正常组织内切除可达到根治，术后复发主要与第一次手术彻底程度有关。对于恶性肿瘤，仍应以手术为主要治疗方式，一般需在肿瘤外 1.0 ~ 1.5cm 做广泛切除术，局部彻底切除是治愈的关键。如颈部有肿大淋巴结，应做颈淋巴清扫术。黏液表皮样癌低度恶性多为囊性，含有黏液，术中应避免肿瘤破裂，造成肿瘤种植。腺样囊性癌由于侵袭性强，临床上难以确定安全边界，术中切缘冰冻检查有无残余瘤细胞是非常必要的。另外腺样囊性癌常浸润神经，若术中发现神经侵犯，则需要将神经一并切除，手术中特别注意不应因为顾及功能而使手术方式趋于保守。

一般认为小涎腺恶性肿瘤的预后与肿瘤的组织类型、分化程度、肿瘤的大小、部位和是否有远处转移有关。高度恶性的肿瘤如腺样囊性癌、腺癌、恶性多形性腺瘤、鳞状细胞癌、高度恶性的黏液表皮样癌及未分化癌等预后较差，而低度恶性的肿瘤，如腺泡细胞癌、低度恶性的黏液表皮样癌等预后较好。

六、涎腺其他肿瘤

涎腺其他肿瘤包括舌下腺囊肿、腮腺囊肿、涎腺黏液囊肿及副腮腺肿瘤，临床上最常见的包括舌下腺囊肿及小涎腺黏液囊肿，统称为黏液囊肿，其发病原因主要是局部创伤后导管破裂，黏液外渗入组织间隙，因此称为外渗性黏液囊肿，少部分囊肿可由于导管阻塞、唾液滞留，导致导管扩张所致。副腮腺肿瘤临床少见。

（一）舌下腺囊肿

1. 临床表现

舌下腺囊肿可发生于任何年龄段，但最常见于青少年。根据囊肿突出的部位，临床上可分为口内型、口外型及哑铃型 3 种。口内型多半表现为口底区的半透明囊性肿物，囊肿位于下颌舌骨肌以上的舌下区，由于囊壁菲薄并紧贴口底黏膜，囊肿呈现紫蓝色。这种类型临床最为常见；口外形，又称潜突型，属于一类临床表现比较特殊的舌下腺囊肿，主要表现为颌下或颈上区肿物，而口底囊肿表现不明显；哑铃型为上述两种囊肿的混合，即在口内舌下区及口外颌下区均可见囊性肿物。

2. 诊断及鉴别诊断

单纯型舌下腺囊肿囊壁菲薄并紧贴口底，黏膜囊肿呈浅紫蓝色，扪之柔软有波动感，容易确诊，需要与其鉴别诊断的疾病包括鳃裂囊肿、淋巴管畸形、口底及颌下区血管瘤、甲状舌骨囊肿相鉴别。穿刺液的性状不同可以鉴别不同的疾病，鳃裂囊肿穿刺抽出的液体为黄色或棕色清亮液体，而甲状舌骨囊肿穿刺物为蛋清样黏液，B 超及 CT 等影像学检查可进一步明确诊断。

3. 治疗

舌下腺囊肿的治疗方法包括手术治疗和非手术治疗两种，以手术治疗为主，因为舌下腺囊肿无完整的上皮内衬结构，为纤维结缔组织和肉芽组织，因此手术完整摘除舌下腺是治愈的关键，囊壁尽可能切除但不作绝对要求。对于口外型和混合型舌下腺囊肿只需从口内切口，全部切除舌下腺后，将囊腔内的囊液吸净，在下颌下区加压包扎，不必在下颌下区做切口摘除囊肿，手术切除舌下腺时，应注意避免损伤颌下腺导管，舌神经及血管，防止术后出现进食时颌下区肿大及术后舌尖麻木，因舌下腺前外侧有较多无名的细小血管，在手术操作中应止血彻底，舌下腺动静脉到舌下腺的分支血管，应予以结扎，否则容易导致出血并发症。对于不能耐受舌下腺切除的患者及婴幼儿，可做简单的成形型囊肿切开术，切除覆盖囊肿的部分黏膜和囊壁，放尽黏液，填入碘仿纱条，待全身情况好转或婴儿长至 4 ~ 5 岁后再行舌下腺切除。

（二）黏液囊肿

1. 临床表现

黏液囊肿可发生于任何年龄，无明显性别差异，其好发部位为下唇、口底、舌及颊黏膜。这是因为舌体运动时受到下前牙摩擦以及不自觉地咬下唇动作，致使黏膜下腺体受伤而致。黏液囊肿为无痛性肿块，多呈圆形或卵圆形，质地韧而有弹性，大小可从数毫米至 1cm，位置表浅者表面透明，位置深则表面黏膜与正常黏膜色泽一致，触诊时可感知肿物。囊肿可自行破裂，流出蛋清样透明黏稠液体，囊肿消失，破裂愈合后，又被黏液充满，再次形成囊肿。

2. 治疗

黏液囊肿治疗方法包括手术治疗和非手术治疗两种，以手术治疗为主，局部注射麻醉后，纵向切开黏膜，在黏膜下，囊壁外分离囊肿壁，应将囊肿及其相连的腺体一并切除，减少复发机会。非手术治疗主要应用于不能配合手术的患者，可以选择在囊腔内注射药物，如碘酊等，破坏上皮细胞，使其失去分泌功能，从而不再形成囊肿。

（三）副腮腺肿瘤

副腮腺肿瘤中良性肿瘤占 50% ~ 74%，恶性肿瘤占 26% ~ 50%。

1. 临床表现

副腮腺肿瘤临床少见，占腮腺肿瘤总数的 1.0% ~ 7.7%，南京大学医学院口腔医院从 2000—2011 年共收治 1 294 例腮腺肿瘤患者，其中 14 例为副腮腺肿瘤，所占比率约为 1%。副腮腺肿瘤临床上容易误诊，其主要临床表现为颧颊部无痛性肿块，多位于颧弓或颧突下方，多为无意中发现，一般体积不大，多无面瘫及淋巴结肿大表现。

2. 诊断及鉴别诊断

副腮腺肿瘤的临床特征，如面颊部中份质地中等或偏硬的肿块、肿块位置不随体位变化而改变等，应与发生于该部位的其他疾病如颊部淋巴结炎、脂肪瘤、纤维瘤及血管瘤病变作鉴别。细针穿刺、影像学检查等有助于进一步区分。

3. 治疗及预后

副腮腺肿瘤的常用治疗方法是手术彻底切除肿瘤。副腮腺肿瘤的切除不一定需要切除腮腺浅叶，如果副腮腺肿瘤为一孤立的、与腮腺浅叶组织分离的肿物，则可不进行腮腺浅叶切除术。术中需注意保护面神经和腮腺主导管，手术路径主要有标准腮腺切口、口内切口及面颊部肿块表面直接切口等，一般推荐使用标准腮腺切除的类“S”形切口。文献报道选择经发际内小切口行内镜下副腮腺肿瘤切除，更符合美学要求，但受技术、设备等因素限制，目前尚未得到广泛应用。

副腮腺肿瘤患者的预后主要取决于肿瘤的性质，副腮腺良性肿瘤手术治疗后预后较好，恶性肿瘤多为局部复发，复发后可再次手术切除。

七、涎腺肿瘤术后常见并发症及其处理

涎腺肿瘤所属部位为头颈部血管神经密集分布的地方，因此术后的并发症常常伴有神经损伤及术后出血，一些特殊部位的手术涉及术后重建，其并发症更加复杂。

（一）神经损伤

1. 面神经损伤

腮腺切除术后有 30% ~ 60% 的患者发生暂时性的面神经功能减退，4% ~ 6% 发生永久性的，下颌缘支是最常见的面神经损害支，在腮腺及颌下腺手术过程中经常会损伤面神经，面神经损伤以机械性损伤为主，故术中对面神经的确切显露是防止损伤的关键。面神经在手术过程中可有程度不等的损伤，但只要神经未切断，一般有望在 3 ~ 6 个月内恢复，但若手术过程中对面神经牵拉过度，可以发生全部或某一支分支的神经瘫痪，一般给予积极治疗也能恢复，少数患者可有轻度的后遗症。腮腺手术后出现面神经下颌缘支损伤的概率要远高于其他分支的损伤，这可能是因为面神经下颌缘支细长、位置表浅走形较长，分支较多造成的。颌下腺手术过程中，也最容易损伤面神经下颌缘支，下颌缘支的损伤可造成明显的患侧下唇瘫痪。术中面神经不得不或意外被切断或切除者，除非恶性肿瘤未能切净，一般应立即进行面神经修复，行端端吻合，这种情况下面神经恢复时间比较长，一般需要 8 ~ 12 个月。术后面神经麻痹者，可进行表情肌功能训练以促进神经功能恢复。预防面神经损伤的方法最重要的是需要全程显露面神经的分

支，避免钳夹及持续牵拉；若术后出现面神经损伤症状，可行局部注射维生素或通过面肌功能训练促进恢复。

2. 舌神经损伤

在行颌下腺肿瘤切除过程中，容易损伤舌神经，舌神经损伤常见症状是舌麻木，以舌尖麻木最为明显。如舌神经未完全切断，则麻木症状可逐渐恢复。如果舌神经完全切断，可以使用神经缝合术、移植术、套管术等进行修复，但目前的研究表明，舌神经修复效果有限。

3. 舌下神经损伤

舌下神经损伤常见症状是伸舌向患侧偏移，舌体活动不灵活，患侧舌体可出现体积增大，肌张力降低或震颤症状。易出现于结扎面动脉近心端时不慎损伤。舌下神经位于二腹肌中间腱上方，分离时应注意贴近腺鞘分离。

4. 耳大神经损伤

耳大神经主要感知耳郭及其周围的皮肤感觉，关于耳大神经在腮腺手术中的保留问题一直存在争议，有学者认为在不影响肿瘤切除的情况下，应常规保留，术中耳大神经切断可致术后耳垂麻木，若不可避免地切除了神经，手术后随着时间的推移可有感觉神经末梢再生，耳垂麻木感将逐渐减轻。

（二）术后出血

头颈部血管网密集，功能复杂，术后的吞咽、呕吐等动作极易造成血凝块的脱落，术中止血不全面或者结扎不牢靠，常常导致术中及术后出血，严重者可造成灾难性的后果。如舌下腺术后出血，如果不能及时发现，常导致口底血肿而影响呼吸，严重时可致窒息死亡。出血主要原因包括舌深动静脉损伤，紧急处理方法是结扎颈外动脉，清除血凝块，必要时需行气管切开术。预防术后出血最关键的是术中止血必须彻底，对于重要血管应双重结扎，必要时缝扎。

（三）术后复发

涎腺肿瘤术后都有可能出现复发，腮腺肿瘤术后的复发临床比较常见，复发多为混合瘤及腺淋巴瘤。一般认为肿瘤的复发率与手术切除不彻底或肿瘤细胞种植有关，术中不可随意切破包膜，对于可能为多中心的肿瘤主张采用扩大切除术，是预防复发的有效手段。

（四）涎瘘

涎瘘发生的原因是腮腺是一个多突起不规则腺体，完全切除不可能，由于残留的腺体仍有分泌功能造成，一般涎瘘发生在术后 5 ～ 7d。涎瘘是腮腺手术常见的并发症，其临床表现为术后耳下或耳后区轻度肿胀，伴或不伴有波动感，穿刺可抽出容量不等的清亮液体，并随进食咀嚼运动而增加，其原因可能为术后残存的腺体较多，或术中遗漏结扎叶间导管所致，所以腮腺术后需注意保持负压引流通畅，保证皮瓣与创面贴合良好，可一定程度预防或减少局部积液的发生。预防涎瘘的关键在于腮腺分支导管的仔细分离与结扎及彻底切除腺体。

（五）味觉性出汗综合征

味觉性出汗综合征又称耳颞神经综合征、Frey 综合征，其典型的三联征是：味觉性出汗、颜面潮红、耳前区和颞区的湿热感。其发生率在不同的研究中变化较大，很可能是由评价标准不同造成的，应用碘淀粉实验证实 90% 的患者发生该并发症。味觉性出汗综合征通常术后 3 ～ 6 个月出现，也有报道在术后 1 周出现，味觉性出汗综合征在腮腺切除术后的患者中很常见，因对生活质量影响不大而未引起临床医师的重视，国内的患者也比较少对这一疾病提出治疗需求，此症发生的原因主要是因为术中切断了的副交感神经分泌神经支与皮肤汗腺和浅表血管的交感神经支错位再生连接，导致刺激涎液分泌后，出现皮肤出汗与潮红。预防味觉性出汗综合征的方法是手术中利用颞肌筋膜瓣及胸锁乳突肌瓣等覆盖创面，可明显降低味觉性出汗综合征的发生率。保守治疗上采用抗胆碱药如 20% 氯化铝的乙醇溶液及 3% 的毛果芸香碱等局部涂抹等有暂时效果。

第八章 各种药物在眼科临床的合理应用

第一节 抗菌药在眼科的合理应用

一、抗菌药的选择

（一）常见眼病的病原微生物

对于眼部感染性疾病药物治疗成功的首要因素在于对感染性质的准确诊断、分离病原菌、做药敏测定，然后选用最敏感的抗菌药进行治疗。但在临床实践中往往不易做到，治疗须凭经验进行。

1. 结膜炎

结膜炎是轻度眼部感染，在实验室结果出来之前感染就已痊愈，故无须做细菌培养和药敏测定，一般凭临床经验给予抗菌药治疗。

2. 角膜溃疡

首先进行共聚焦显微镜检查，如果细菌培养为阴性结果，可凭临床经验进行治疗，有树枝等植物类损伤多考虑真菌感染。

3. 睑缘炎、睑腺炎、眼睑脓肿、泪囊炎

大多是金黄色葡萄球菌引起。

4. 眼内炎

在眼部细菌感染的病原菌中，革兰阳性菌以葡萄球菌为主，其次是链球菌、肺炎球菌等。

5. 眶蜂窝织炎

常见致病菌有溶血性乙型链球菌和金黄色葡萄球菌等，多选择广谱抗生素治疗。

（二）药物的抗菌作用

1. 抗生素后效应

在抗生素被清除后，细菌生长仍受抑制。各种抗生素对多数细菌产生抗生素后效应。抗生素后效应的临床意义：各种抗生素的抗生素后效应呈浓度依赖性，即药物浓度越大，抗生素后效应越长。同时，抗生素后效应也与细菌暴露于抗菌药的时间成正比。减少给药次数，增大单次给药剂量，取代传统给药方案，可获得相同、甚至更佳疗效，减少毒性反应，同时降低患者费用。

2. 细菌对抗菌药的耐药性

随着抗菌药临床上的广泛应用，细菌常会出现耐药性，造成临床治疗中的疗效不佳或无效。因此，在选择用药时应充分考虑所用药物对细菌的敏感性和耐药性。

（三）药物的眼内通透性及给药途径

1. 眼内通透性

选用的药物应能在感染部位达到有效治疗浓度，并存留一定时间，才能发挥药效功能。血 – 眼屏障和角膜上皮的存在使抗菌药物在眼内的应用具有一定特殊性。临床中必须熟悉各种药物的眼内通透性，以便准确选用有效的药物和恰当的给药途径，从而保证在感染局部达到有效的治疗浓度。

2. 给药途径

外眼感染对通透性较差的药物，配成溶液或眼膏点眼，即可达治疗目的；对眼内感染则须选用通透性较好的药物点眼，并配合结膜下注射。严重感染患者更须用多种给药途径，如全身用药、结膜下注射和局部滴眼同时应用，必要时须做前房内注射或玻璃体内注射。

（四）抗菌药的不良反应

选用抗菌药治疗眼部感染性疾病时，应充分考虑到各种药物可能出现的各种不良反应。应该清醒地认识到，由于滥用抗菌药而产生的不良反应的结果，有时甚至比眼部感染本身更严重。常见的不良反应主要分为全身反应和局部反应。

1. 全身反应

全身应用抗菌药物所致的主要不良反应见于以下。

（1）肾毒性：大多数抗菌药自肾排泄，药物可在肾积聚，因此对肾的毒性最常见。其中肾毒性抗菌药（氨基糖苷类抗生素、万古霉素与去甲万古霉素、多黏菌素、两性霉素 B 等）虽然已引起人们的重视，但如何早期发现还成问题。通常肾毒性的最早表现为蛋白尿和管型尿，继而尿中出现红细胞、尿量改变、酸性尿转为碱性尿、氮质血症、血肌酐增高，内生肌酐清除率下降、尿钾增高，直至出现肾衰竭、尿毒症。一般在用药 3 ~ 6d 或以后发生，受损程度与剂量、疗程成正比。相比之下，氨基糖苷类抗生素的肾毒性大小的顺序大致为新霉素＞庆大霉素＞妥布霉素＞阿米卡星＞奈替米星＞链霉素。

由于万古霉素类的纯度已明显提高，故肾毒性远低于以往的制剂。同样，两性霉素的脂质体的肾毒性也明显低于两性霉素 B。

（2）神经精神系统毒性：青霉素剂量过大或静脉给药速度过快时，可引起青霉素脑病，肾功能不全者，小儿、老年人脑膜有炎症时或颅脑外伤、手术后血－脑屏障破坏，或鞘内、脑室内给药时更易发生，此时脑脊液中药物浓度常大于 8mL/mL。这类反应表现为头痛、颈强、呕吐、感觉过敏、尿频、背与下肢疼痛、发热，以及脑脊液中蛋白质、细胞增加等，甚者出现高热、惊厥、昏迷、呼吸循环衰竭，临床易与原发病的表现相混，必须引起重视。除对症处理外，应停用或减量应用青霉素，加快药物排泄。

喹诺酮类药物静脉给药时偶可发生兴奋、失眠、眼球震颤，甚至惊厥、癫痫，脑膜炎症时易发。

氨基糖苷类抗生素的耳毒性已广为认识，但滥用于一般感染很普遍，故不容疏忽，特别对老年人、儿童用药，以及其他耳毒性药物合用时更应注意。耳蜗毒性以新霉素、卡那霉素为强，表现为耳饱满感、头晕、耳鸣，继以重听、耳聋。必要时做电测定。其实，万古霉素、多黏菌素类、米诺环素、氯霉素也可能引起听力损害。与此同时，第Ⅱ对脑神经损害表现为前庭功能紊乱却常忽视，以链霉素、庆大霉素为著，其次为妥布霉素、阿米卡星、奈替米星等，多表现为眩晕、呕吐、眼球震颤、平衡失调、步态不稳等。大剂量氨基糖苷类抗生素所致的神经肌接头阻滞，引起呼吸麻痹现已很少报道，钙剂和新斯的明能改善症状，而多黏菌素所致者，主要依赖人工呼吸抢救。重症肌无力和肌营养不良患者应用这些药物应特别引起注意。近年来静脉给林可霉素类产生的呼吸麻痹陆续发生，与应用广泛有关。

乙胺丁醇、氯霉素、异烟肼可引起视神经炎、视神经萎缩易漏诊。伏立康唑也会致视觉异常。

普鲁卡因青霉素肌内注射时误入血管，其制剂的微粒阻塞肺、脑血管引起气促、幻觉、躁狂等精神症状，其血压大多正常，并非青霉素过敏反应，部分医护人员尚不认识。

（3）肝毒性：抗结核药、红霉素酯化物、四环素类、磺胺类药等的肝毒性临床上已予重视，而内酰胺类、喹诺酮类、林可霉素类、大环内酯类抗生素引起的短暂性血清转氨酶增高容易误诊。β－内酰胺类、呋喃类抗菌药所致不良反应多为变态反应，常伴嗜酸性粒细胞增高。林可霉素类所致的转氨酶和高胆红素血症多因药物干扰比色测定结果而致。

（4）血液系统毒性反应：氯霉素致再生障碍性贫血已众所周知，其发生与剂量无关，多见于女性儿童，大多有过敏性疾病，其病死率高达50%。有资料称，氯霉素的骨髓抑制作用主要因其乙酰化代谢产物所致，因此若需选用，应静脉滴注直接入血到感染部位发挥抗菌作用，而口服给药药物先达肝脏代谢易表达毒性反应。两性霉素B、β－内酰胺类、某些喹诺酮类可引起溶血性贫血。许多抗菌药会致白细胞和血小板减少，如氯霉素，磺胺类、内酰胺类、大环内酯类、氨基糖苷类、四环素类抗生素，两性霉素B，氟胞嘧啶等。由于骨髓受抑、免疫反应所致，抗菌药血液系统毒性反应大多可逆。

（5）消化道毒性反应：多数抗菌药口服，或注射给药后胆汁中浓度高者均可引起恶心、呕吐、腹胀、腹泻等消化道反应，其中以四环素类、大环内酯类抗生素较突出。林可霉素类、氨苄西林、四环素等引起的假膜性肠炎在临床大多无条件获得培养艰难梭菌的病原学依据，但大便镜检有时却可见致病菌，即使见大量的革兰阳性球菌，菌群失调的表现也可提示为假膜性肠炎的可能。

2. 局部反应

（1）变态反应：局部应用青霉素类和磺胺类药等易引起局部的变态反应。

（2）二重感染：长期应用广谱抗菌药滴眼能导致角膜真菌或病毒感染。

（3）角膜毒性：现有的抗菌滴眼液大多浓度较高，一方面具有高度的抗菌活性，另一方面则不同程度地对角膜产生毒性，造成角膜上皮点状着色，延缓角膜创伤愈合等。

（4）视网膜毒性：氨基糖苷类抗生素玻璃体内注射可引起不同程度的视网膜毒性。

（5）全身毒性：氯霉素滴眼液（或眼膏）点眼可引起造血系统损害。

二、第一、二、三、四类抗菌药正确的联合应用

（一）抗菌药的分类

1. 第一类

繁殖期抗菌药如青霉素类抗生素的青霉素、氨苄西林、羧苄西林。头孢菌素类的头孢唑林、头孢噻肟。喹诺酮类抗生素的诺氟沙星、氧氟沙星等。

2. 第二类

静止期抗菌药如氨基糖苷类抗生素、多黏菌素类等含庆大霉素、链霉素、卡那霉素等。

3. 第三类

速效抗菌药如大环内酯类抗生素的红霉素、四环素、氯霉素、螺旋霉素、阿奇霉素等。

4. 第四类

慢效抗菌药如磺胺类药的磺胺嘧啶、柳氮磺胺吡啶等。

（二）联合用药的目的

（1）治疗多重细菌感染。对于含有两种或两种以上的致病菌的感染患者，加强疗效。

（2）防止耐药菌株的产生。

（3）用于治疗病原菌不明的急性重症感染。如术后眼内炎等，此时抗菌药联合应用最普遍。

（三）联合用药的结果

（1）第一类和第二类都是抗菌药，合用常可获得增强作用，如青霉素和链霉素合用、多黏菌素类和青霉素类或氨基糖苷类抗生素合用，均可增强它们的

疗效。

（2）第一类和第三类合用则可能使抗菌活性降低，如青霉素类与氯霉素或四环素类抗生素合用，由于第三类药物使蛋白质合成迅速被抑制，细菌处于静止状态，致使青霉素（繁殖期抗菌药）干扰细胞壁合成，导致壁缺损的作用不能充分发挥，故有降低其抗菌活性的作用。

（3）第一类中的喹诺酮类与第三类药合用，第一类中的喹诺酮类如诺氟沙星为细菌繁殖期杀菌药，对生长繁殖阶段的细菌杀菌力最强。第三类如红霉素为速效抗菌药，其抑制了细菌的代谢后，能明显影响诺氟沙星的杀菌作用，故一般不宜配伍使用。第一类繁殖期抗菌药与第四类慢效抗菌药联用呈无关作用。

（4）第二类和第三类合用常可获得增强或相加作用，一般不产生拮抗作用。

（5）第三类和第四类合用，由于都是抗菌药，一般可获相加作用；第四类慢效抗菌药与第一类速效抗菌药合用一般无重大影响。

三、抗菌药与糖皮质激素有机联合

对于细菌感染性眼病，如严重的细菌性角膜炎和眼内感染，若在高效抗菌药应用的同时，适当配合皮质激素治疗，有利于限制炎症反应所致的眼组织损伤，对加速治愈过程、保护残余视力是十分有益的。对于手术将清除感染病原菌，手术前后应用激素（同时配合有效抗菌药治疗）的目的，在于减轻术后的炎症反应，有利于手术的成功，因此，抗菌药与糖皮质激素有机联合是有必要的。

临床上抗菌药与糖皮质激素配伍的复方滴眼剂有妥布霉素 + 地塞米松（商品名：典必殊），新霉素 + 地塞米松（商品名：的确当、科恒），新霉素 + 多黏菌素 B+ 泼尼松龙（商品名：帕利百）等。但是联合应用能诱发感染，延缓创伤愈合，升高眼压和引起晶状体混浊等。因此，必须权衡利弊、谨慎使用，更不能长期滥用，必须在抗感染的同时少量应用。一般在应用 1 ~ 2 周或以后即应逐渐减量停用。

四、抗菌药在眼科临床合理应用的新概念

（1）药动学 / 药效学用药原则：将药物体外生物学活性与体内药动学过程结合起来，将宿主、病原体、药物三者联系在一起，用来预测临床中微生物治疗效果及预防耐药，使临床用药更加科学合理。

（2）防突变浓度和突变选择窗：抗菌药浓度低于最低抑菌浓度时，耐药突变菌株易被诱导产生，从而导致细菌耐药。因而，大于最低抑菌浓度的药物治疗剂量时，可以达到抑制大部分敏感细菌生长的目的，这在临床上取得了明显的疗效。

（3）根据突变选择窗理论提出的治疗策略是选择更理想的药物；药物的眼内通透性好；药物的防突变浓度低；药物的突变选择窗窄；选择恰当的给药途径；联合用药等。

第二节　抗病毒药在眼科的合理应用

一、眼科常见病毒的分型

眼科常见的病毒及其所导致的感染性眼病如下。

（一）单纯疱疹病毒Ⅰ型（HSV-Ⅰ）

角膜炎、虹膜炎、急性视网膜坏死综合征。

（二）单纯疱疹病毒Ⅱ型（HSV-Ⅱ）

角膜炎。

（三）水痘-带状疱疹病毒（VZV）

眼睑炎、结膜炎、角膜炎、急性视网膜坏死综合征。

（四）牛痘病毒（VV）

角膜炎、虹膜炎。

（五）腺病毒（ADV）

流行性角结膜炎、点状角膜炎。

（六）巨细胞病毒（CMV）

视网膜 – 脉络膜炎。

（七）微小核糖核酸病毒（PRV）

流行性出血性角结膜炎。

二、各型病毒感染在眼科的临床表现

（一）病毒性角膜炎

分初发感染与复发感染两型。

1. 初发感染

临床可见眼睑水肿，睑缘上有时可见疱疹，结膜充血，角膜知觉减低，有时甚至完全消失。初起时，角膜有成团成簇、类似大头针大小的水疱，由于不时眨眼极易溃破。溃破后疱内液体流出，形成树枝状浅层溃疡。经过 2 ~ 3 周，常可自限。愈后常不留瘢痕，但严重者也可影响视力。

2. 复发感染

发生于曾有过病毒感染、血清中已有中和抗体者。使原发感染后潜伏于体内的病毒再活化，引起复发感染的真正原因尚不明。

（二）急性视网膜坏死

根据病程将本病分为急性期、缓解期和晚期 3 期。

1. 急性期

（1）自觉症状：眼部不适、红痛、畏光、视物模糊、眼前有黑点飘动或眼眶周围疼痛等。

（2）视力：轻者视力正常或轻度下降；重症者视力严重下降。

（3）视野：早期正常，晚期缩窄或有缺损。

（4）眼前节：睫状体充血，角膜后壁有细小灰色沉着物或羊脂状沉着物，前房有细胞浮游，或纤维蛋白渗出，偶有积脓；眼球触痛，少数眼压增高。

（5）玻璃体：有细胞核渗出，逐渐加重，严重者玻璃体混浊致看不清眼底。

3 ~ 4 周或以后玻璃体有膜形成，或以后有玻璃体后脱离。偶见玻璃体积血。

（6）视网膜：典型病变为视网膜有白色或黄白色浸润和肿胀，呈多数局限，圆形或不规则形斑，广泛分布在眼底周边部，中周部和锯齿缘之间，逐渐向后极部发展。视网膜有少许散在出血点。重者出血较多可位于视网膜后极部或视网膜下。视网膜动脉壁有黄白色浸润、管径粗细不均，有的呈串珠状。以后动脉变窄，血管周围出现白鞘，小动脉闭塞，小静脉受累可有浸润、阻塞、出血和鞘化。视盘和黄斑正常或有出血和水肿。

2. 缓解期

大约 1 个月后，前节炎症逐渐减轻或消退；视网膜渗出吸收，留下色素紊乱和视网膜脉络膜萎缩灶，视网膜血管闭塞呈白线。

3. 晚期

2 ~ 3 个月或以后，前节炎症已不明显，但玻璃体混浊加重，有膜形成，机化收缩牵拉视网膜形成多发性破孔，可位于各个象限。破孔常位于正常和萎缩的视网膜之间导致视网膜脱离。

三、抗病毒药的正确选择及合理应用

（一）碘苷

Kaufman 首先使用碘苷治疗疱疹性角膜炎，获得满意疗效。治疗开始呈树枝状图形即不再增加，12 ~ 24h 或以后病情显著减轻，3d 内上皮明显愈合，残存的点状着色通常在 10d 内消失，所治 76 例患者中仅 1 例对碘苷无反应，经清创术后再用碘苷治疗仍有效。

（二）曲氟尿苷

1% 曲氟尿苷溶液，每隔 2h1 次，连续 1 周；或 1% 眼膏每日 5 次，连续 3 周，治疗浅层和深层单疱角膜炎有效。与碘苷、阿糖腺苷相比，有疗程短、治愈率高的优点。

（三）阿糖胞苷

主要用于治疗单纯疱疹病毒、牛痘病毒、带状疱疹病毒引起的眼部感染性疾病。0.1% 溶液滴眼，开始每 1 ～ 2h 1 次，待病情好转后改为每日 4 次，静脉注射或静脉滴注，每日 100mg/m^2，治疗带状疱疹，10 ～ 14d 为 1 个疗程。

四、抗病毒药在眼科临床应用中不良反应的预防及对策

（一）碘苷

碘苷溶液每隔 lh 点眼，连续 2 周，与对照组比较，不明显延缓兔眼角膜上皮创伤的愈合，也未见晶状体有何变化。即使连续 1 个月晶状体上皮细胞的有丝分裂活性也无变化。但兔眼实验表明碘苷溶液或眼膏点眼能明显延缓角膜实质层创伤愈合。因而在眼科手术创伤愈合期间忌用碘苷治疗。

（二）曲氟尿苷

曲氟尿苷抗病毒作用的选择性差，全身应用毒性大，仅限于局部应用。1% 溶液滴眼可引起点状角膜上皮病变、丝状角膜炎、角膜水肿、泪点狭窄、急性结膜局部缺血反应及接触性皮炎等。

（三）阿糖胞苷

其主要不良反应为细胞毒性，对角膜细胞 DNA 和病毒 DNA 生物合成之间的选择抑制作用较碘苷小。文献报道和临床实践均表明 0.1% 溶液点眼，最初造成角膜上皮下的点状浑浊，逐渐发展为点状着色，甚至形成角膜溃疡，此种角膜毒性限制了其在眼科临床的应用。

第三节 糖皮质激素及免疫抑制药在眼科的合理应用

一、糖皮质激素在眼科中的主要药理作用

糖皮质激素对机体的作用广泛而复杂，且随剂量不同而异。在生理情况下，分泌的激素主要影响正常物质代谢过程。缺乏时，引起代谢失调以致死亡。超生理剂量，除影响物质代谢外，还有消炎、抗毒、抗免疫和抗休克等作用。研究表明，糖皮质激素是通过与细胞内特殊的受体蛋白结合而发挥作用的，人体内几乎各个组织都含有这种激素受体，它们能与糖皮质激素类结合，形成激素－受体复合物，然后该复合物移行入细胞核，参与调节蛋白质的合成，产生多种生理与药理作用。

（一）抗炎作用

（1）稳定溶酶体膜，减少溶酶体内水解酶的释放。

（2）同时抑制致炎物质缓激肽、5-羟色胺和前列腺素的产生。

（3）增加血管张力和降低毛细血管通透性。

（4）抑制白细胞和巨噬细胞移行管外，减少炎症浸润性组织反应。

（5）抑制成纤维细胞的合成，阻碍细胞分裂和增生。

（6）增加肥大细胞颗粒的稳定性，减少组胺的释放。

（二）抗毒素作用

（1）糖皮质激素能缓解机体对各种内毒素的反应（对外毒素无作用）减轻细胞损伤。

（2）糖皮质激素还可抑制致热原的释放和直接作用于下丘脑体温中枢，使热度下降或防止发热。

（三）对新陈代谢的作用

1. 糖代谢

糖皮质激素在维持血糖的正常水平和肝与肌肉的糖原含量方面起重要作用，能增加肝、肌糖原含量和升高血糖。

2. 蛋白质代谢

促进多种组织如胸腺、淋巴组织、肌肉、皮肤和骨组织中的蛋白质分解，抑制蛋白的合成。

3. 脂肪代谢

促进脂肪分解、抑制其合成并抑制外周组织对糖的利用。促进脂肪酸的氧化分解，对糖尿病患者可能诱发酮症。

4. 水代谢

糖皮质激素也有一定盐皮质激素样作用，能保钠排钾，长期大剂量应用时作用较明显。它对水的平衡也有重要影响，有利尿作用。

5. 电解质代谢

糖皮质激素过多时，还可引起低血钙，长期用药将造成骨质脱钙。而肾上腺皮质功能不全时，则伴有高血钙。

（四）抗休克作用

糖皮质激素尚有对抗各种原因所致的休克、提高中枢神经系统的兴奋性、增强机体应激的能力。

（五）对眼组织的作用

1. 角膜和结膜

糖皮质激素尚能改变角膜代谢，如醋酸可的松阻止缺氧状况下的角膜水肿；泼尼松龙、地塞米松、氟米龙明显抑制角膜上皮再生。

2. 房水和玻璃体

正常眼房水存在有糖皮质激素。糖皮质激素可使玻璃体的黏多糖成分升高，并伴黏滞性增加。

3. 晶状体

大鼠全身应用糖皮质激素后，能使其晶状体上皮细胞有丝分裂数目减少。

4. 视网膜

糖皮质激素能影响网膜代谢和血管收缩扩张力，降低氧耗量和增加糖原含量。

（六）其他

抗过敏和免疫抑制作用。

二、糖皮质激素眼内通透性

糖皮质激素的眼内透性良好，无论全身用药、点眼、结膜下注射还是球后注射均能不同程度地渗透入眼。糖皮质皮质激素眼内通透性的比较，大致可归纳为以下内容。

当点眼时，其角膜渗透力的顺序为：甲泼尼龙＞地塞米松＞泼尼松、泼尼松龙＞氢化可的松、可的松＞曲安西龙、氟米龙＞甲羟松；当全身应用时，甲泼尼松龙、地塞米松的眼内通透性较氢化可的松、可的松强。

三、糖皮质激素在眼科临床中主要适应证

（一）眼睑

过敏性睑缘炎、接触性皮炎等。

（二）结膜

变应性结膜炎、泡性结膜炎、春季结膜炎等。

（三）角膜

角膜移植排斥反应、带状疱疹性角膜炎、单疱疹病毒性盘状角膜炎、边缘性角膜溃疡、浅点状角膜炎、泡性角膜炎等。

（四）葡萄膜

虹膜炎、虹膜睫状体炎、前葡萄膜炎、后葡萄膜炎、交感性眼炎、贝赫切特（白塞）综合征、葡萄膜大脑炎等。

（五）巩膜

巩膜炎等。

（六）视网膜

视网膜血管炎等。

（七）视神经

视神经炎、球后视神经炎、视盘血管炎等。

（八）眼眶

眼眶假瘤、格雷夫斯病等。

（九）其他

内眼手术。

四、糖皮质激素在眼科临床应用中不良反应的预防及对策

（一）激素性青光眼

长期应用皮质激素治疗（特别是局部应用），一部分患者可引起眼压升高，产生激素性青光眼。大多数早期激素性青光眼停药后无须治疗，眼压可逐渐恢复正常，其他青光眼体征也可在停药后 1 个月内消除。一般来讲，缩瞳药、肾上腺素和碳酸酐酶抑制药能使激素性青光眼的眼压降至正常。少数病例用内科治疗无效时，需做抗青光眼手术（一般采用滤过性手术）。预防方面，须认真询问患者病史，有青光眼病史及家族史者，激素性青光眼的发生率较正常人高，产生视野损害的可能性也大。高度近视、糖尿病等患者具有相同的素质，有产生激素性青

光眼的可能。这些患者若必须使用激素时，应谨慎用药。

若以常用浓度的强效制剂点眼，疗程一般不应超过 1 ～ 2 周。若用 0.1% 地塞米松点眼，每日 3 次，1 周后眼压升高 0.67kPa 以上者，是发生激素性青光眼的危险信号。

（二）激素性白内障

长期服用皮质激素可引起后囊下白内障，发生率与剂量和疗程有关。多数患者症状轻微，不影响视力，少数病例发展为浑浊密集的白内障，影响视力而需做晶状体摘除，此情况约占激素性白内障总数的 7%。

五、免疫抑制药在眼科临床的适应证及不良反应

近年来，随着对免疫机制在眼科疾病中作用的进一步了解，在对眼病和伴有眼部疾病的全身性疾病研究中发现，眼科常见的免疫性疾病有各种葡萄膜炎、角膜移植术后排斥反应、视网膜脉络膜炎、蚕蚀性角膜溃疡、巩膜炎、干眼症、视神经炎等。

（一）常用药物的适应证

临床上眼科常用的免疫抑制药主要有环孢素、苯丁酸氮芥、环磷酰胺、硫唑嘌呤、甲氨蝶呤、他克莫司、秋水仙碱等。

1. 环孢素

环孢素是从真菌培养中提取出的脂溶性代谢产物，主要用于交感性眼炎、白塞综合征、小柳原田综合征及各类复发性葡萄膜炎、角膜移植术后排斥反应、干眼症、鸟枪弹样视网膜脉络膜病变、结节病等。

2. 苯丁酸氮芥

苯丁酸氮芥主要用于复发性贝赫切特综合征、交感性眼炎、巩膜炎患者。

3. 环磷酰胺

环磷酰胺主要用于 Weneger 肉芽肿眼部炎症、类风湿关节炎引起的眼病、蚕蚀性角膜溃疡、眼瘢痕性类天疱疮、复发性软骨炎、结节性动脉炎等。

4. 硫唑嘌呤

硫唑嘌呤主要用于葡萄膜炎、巩膜炎、视神经炎等。

5. 甲氨蝶呤

甲氨蝶呤主要用于巩膜炎、葡萄膜炎。

6. 他克莫司

他克莫司主要用于角膜移植术后、自身免疫性角膜炎、过敏性结膜炎等。

（二）不良反应

多数免疫抑制药可致骨髓抑制导致的贫血、再生障碍性贫血、白细胞减少，肝肾功能损害，脱发，胃肠道反应，高血压，不孕不育等，因此，在用药期间要定期随诊，复查血常规，肝肾功能，精液，卵巢功能，减少不良反应发生，及时对症处理。

第四节　各种眼科疾病药物简述

一、眼睑病药物概述

（一）睑腺炎

本病是由化脓性细菌侵入眼睑腺体而引起的，表现为：患眼有多处红肿、热痛的一种急性炎症。主要的致病菌为葡萄球菌，特别是金黄色葡萄球菌。

根据本病的特征相似中医学“针眼”，按其辨证论治可分下列三证。

1. 风热外袭证

患眼睑微红肿，局部硬结，压痛明显，伴头痛全身发热不适。方药用：银翘散（《温病条辨》）加减（金银花、连翘、桔梗、薄荷、竹叶、荆芥穗、芦根、栀子、野菊花、牛蒡子、赤芍、甘草）；局部湿热敷，鱼腥草滴眼液，盐酸乙酰螺旋霉素片。

2. 脾胃热毒证

患眼眼睑红肿明显，疼痛，渐重，硬结开始变软欲成脓。方药用：黄连解毒汤（《外治秘要》）加减（黄连、黄芩、金银花、蒲公英、防风、赤芍、甘草）；鱼腥草滴眼液，盐酸乙酰螺旋霉素片。

3. 脾胃虚弱证

患眼眼睑腺炎反复发作，眼睑红肿，疼痒不甚，经久不消。方药用：人参养营汤（《和剂局方》）加减（人参、白术、茯苓、黄芪、当归、川芎、白芍、金银花）、桔梗、白芷、皂角刺、甘草；庆大霉素双氯芬酸钠滴眼液，妥布霉素眼膏。

本病是由睫毛毛囊及其附属腺体的慢性或亚急性化脓炎症，致病菌多为金黄色葡萄球菌。屈光不正、视疲劳、营养不良、不良卫生习惯可能是本病的诱因，根据本病的特征相似中医学“睑弦赤烂”，按其辨证论治可分下列三证。

1. 热邪偏盛证

患眼睑缘充血，脓血并见，睫毛脱落，灼热痒痛。方药用：防风遍圣散（《审视瑶函》）加减（防风、荆芥、麻黄、栀子、连翘、赤芍、石膏、滑石、大黄、甘草）；生理盐水清洗，氧氟沙星滴眼液，除去病因。

2. 风邪偏盛证

患眼睑缘鳞屑脱落，灼痛刺痒，睑缘充血，干涩不适。方药用：清风散（《和剂局方》）加减（羌活、防风、茯苓、薄荷、僵蚕、蝉蜕、白蒺藜、黄芩、藿香、甘草）；硼酸水清洗，妥布霉素滴眼液，地塞米松眼用凝胶，除去病因。

3. 湿邪偏盛证

患眼睑缘糜烂，黄色脓水外溢，上下睑胶黏，痛痒兼作。方药用：除湿汤（《眼科纂要》）加减（车前子、滑石、木通、白鲜皮、茯苓、黄芩、苦参、荆芥、防风、甘草）；硼酸水清洗，妥布霉素、地塞米松眼膏，除去病因。

（三）带状疱疹病毒性睑皮炎

本病是由带状疱疹病毒感染三叉神经、半月神经节或三叉神经节一支所引起的眼睑病变，多见于老年患者或体弱者，多发于感冒，高热或身体抵抗力低时，眼睑出现多个或成群的针尖大小半透明的疱疹，常伴剧烈疼痛。若不及时治疗，易侵犯角膜、虹膜，并易复发。根据本病的特征相似中医学“风赤疮痍”，按其辨证论治可分下列二证。眼睑皮肤可外涂炉甘石洗剂。

1. 脾胃湿热证

患眼眼睑红肿，出现多个或成群的针尖大小半透明的疱疹，全身伴发热，恶寒，剧烈疼痛。方药用：清脾除湿饮（《眼科纂要》）加减（茵陈、泽泻、黄芩、金银花、紫花地丁、连翘、蒺藜、甘草）；3% 硼酸洗眼，更昔洛韦滴眼液、眼用凝胶，干扰素，阿昔洛韦注射液。

2. 肝胆湿热证

患眼睑红肿、疼痛，水疱成群，结膜混合充血，畏光流泪，角膜混浊，荧光素色染色有着色点、前房闪光。方药用：龙胆泻肝汤（《医方集解》）加减（龙胆草、栀子、连翘、生地黄、车前子、紫花地丁、木通、柴胡、板蓝根、蒲公英、甘草）；3% 硼酸洗眼，复方托吡卡胺、妥布霉素滴眼液，更昔洛韦滴眼液、眼用凝胶，干扰素，维生素 B_1、维生素 B_2，阿昔洛韦注射液。

（四）眼睑痉挛

本病是指由眼轮匝肌的痉挛性收缩，是一种不随意的不断重复的闭眼，严重时可伴有不同程度颜面部不自主间断性肌肉收缩。根据本病的特征相似中医学“胞轮震跳”，按其辨证论治可分下列二证。

1. 气血亏虚证

患眼眼睑不断地痉挛性收缩，时频时疏，劳累后加重，不能久视，体倦乏力。方药用：八珍汤（《银海精微》）加减（熟地黄、白芍、当归、川芎、党参、白术、茯苓、木瓜、僵蚕、甘草）；维生素 B_1、维生素 B_{12}，复方樟柳碱注射液，除去病因。

2. 血虚生风证

患眼睑肌肤震跳，牵及眉际面颊，频频不已，头晕眼花。方药用：当归活血饮（《审视瑶函》）加减（当归、川芎、熟地黄、白芍、生黄芪、羌活、苍术、薄荷、防风、甘草、天麻、钩藤、僵蚕、全蝎）；维生素 B_1，维生素 B_{12}，复方樟柳碱注射液，肉毒毒素注射液，除去病因。

（五）目眨

本病是指患眼睑频频眨动，不能自主控制的状态，临床上多为双眼发病，并多见于小儿。根据本病的特征相似中医学“目札”，按其辨证论治可分下列四证。

1. 风热上袭证

患眼眼睑不自主眨动，干涩发痒、畏光、结膜充血，角膜水肿、浑浊。方药用：银翘散合桑菊饮（《温病条辨》）加减（金银花、菊花、连翘、牛蒡子、淡竹叶、荆芥、薄荷、黄芩、蝉蜕、白蒺藜、甘草）；鱼腥草滴眼液。

2. 肺阴亏虚证

患眼眼睑频频眨动，眼内干涩、并有灼热感。方药用：清燥救肺汤（《重楼玉钥》）加减（桑叶、石膏、阿胶、麦冬、黑芝麻、人参、杏仁、枇杷叶、甘草）；复方右旋糖酐 –70 滴眼液，重组牛碱性成纤维细胞生长因子眼用凝胶。

3. 脾虚肝旺证

双眼频频眨动，眼干涩喜擦拭，结膜干燥无泽，形体消瘦，烦躁不安。方药用：肥儿丸（《医宗金鉴》）加减（党参、白术、茯苓、胡黄连、芦荟、神曲、炒麦芽、山楂、甘草）；复方熊胆滴眼液、眼膏。

4. 血虚有风证

患眼眼睑不时眨动，面色无华。方药用：四物汤《和剂局方》加减（熟地黄、白芍、当归、川芎、枸杞、白蒺藜、蝉蜕、菊花、党参、黄芪、甘草）；重组牛碱性成纤维细胞生长因子滴眼液。

（六）上睑下垂

本病是指上睑的提上睑肌和 Miiller 平滑肌的功能不全导致上睑部分或全部下垂，轻者影响外观，重者部分或全部遮盖瞳孔或影响视功能。根据本病的特征相似中医学“上胞下垂”，按其辨证论治可分下列三证（先天性服药难以奏效，宜尽早手术治疗）。

1. 脾虚气陷证

患眼眼睑上睑下垂，晨起较轻，午后加重，上睑提举无力，遮盖瞳孔，肢体倦怠，精神疲乏。方药用：补中益气汤《脾胃论》加减（黄芪、人参、白术、柴胡、升麻、当归、陈皮、甘草）；新斯的明、复方尿维氨滴眼液，病因治疗。

2. 风痰阻络证

起病突然，偶然发现患眼上睑下垂伴有复视感，眼球各方运动受限。方药用：正容汤《审视瑶函》加减（羌活、防风、关白附、胆南星、僵蚕、秦艽、半夏、丹参、红花、松节、甘草）；新斯的明、复方尿维氨滴眼液，病因治疗。

3. 血虚气弱证

患眼上睑下垂，伴头晕目眩，面色少华，气短乏力。方药用：人参养荣汤

《和剂局方》加减（人参、白术、茯苓、当归、白芍、熟地黄、黄芪、肉桂、陈皮、炙远志、五味子、大枣、丹参、川芎、丝瓜络、甘草）；新斯的明，病因治疗。

二、结膜病药物简述

（一）超急性细菌性结膜炎

本病是由奈瑟菌属细菌（淋球菌或脑膜炎球菌）引起的眼睑红肿，球结膜充血水肿，并伴有大量脓性分泌物，超急性细菌性结膜炎，起病急，病情严重。根据本病的特征相似中医学“暴风客热”，按其辨证论治可分下列三证。

1. 风重于热证

眼睑肿胀，怕光、流泪，脓性分泌物多，痒痛明显，球结膜充血，全身伴有头痛，鼻塞，恶心，发热。方药用：羌活胜风汤（《原机启微》）加减（柴胡、荆芥、防风、前胡、羌活、独活、薄荷、川芎、白芷、白术、金银花、野菊花、枳壳、黄芩、桔梗、甘草）；生理盐水洗眼，氧氟沙星滴眼液，盐酸乙酰螺旋霉素片，头孢硫脒注射液。

2. 热重于风证

眼睑红肿，怕热畏光，热泪如汤，脓性分泌物黏稠，红痛明显，球结膜充血水肿，口渴，便秘。方药用：泻肺饮（《眼科纂要》）加减（石膏、黄芩、桑白皮、栀子、连翘、木通、羌活、防风、荆芥、白芷、赤芍、大黄、甘草）；生理盐水洗眼，左氧氟沙星滴眼液，头孢呋辛钠注射液。

3. 风热并重证

眼睑红肿似桃，痛痒难忍，恶热畏光，热泪频流，脓性分泌物胶黏，球结膜充血水肿明显，头痛鼻塞，恶寒发热。方药用：防风通圣散（《宣明论方》）加减（荆芥、防风、薄荷、麻黄、大黄、滑石、栀子、黄等、连翘、石膏、桔梗、当归、白芍、川芎、白术、甘草）；生理盐水洗眼，加替沙星滴眼液，头孢曲松钠注射液。

（二）急性细菌性结膜炎

本病又称“急性卡他性结膜炎”，俗称“红眼病”。常见病原因为流感嗜血杆菌、肺炎链球菌、Kock-weeks 杆菌、葡萄球菌等。发病急，眼睑肿胀，结膜充血伴有大量黏液性分泌物，根据本病的特征相似中医学“暴发火热”，按其辨证论治分下列二证。

1. 风热并重证

患眼眼睑肿胀，球结膜充血水肿，痛痒交作，灼热畏光，热泪如汤。方药用：防风通圣散（《审视瑶函》）加减（防风、荆芥、麻黄、桔梗、薄荷、连翘、栀子、黄芩、黄连、金银花、川芎、当归、白芍、甘草）；加替沙星滴眼液、鱼腥草滴眼液，盐酸乙酰螺旋霉素片。

2. 热毒壅盛证

眼睑明显红肿，球结膜重度充血水肿。方药用：五味消毒饮合黄连解毒汤（《医宗金鉴》）加减（金银花、野菊花、蒲公英、紫花地丁、黄芩、黄连、栀子、防风、白芷、赤芍、生地黄、车前子、甘草）；鱼腥草滴眼液，氧氟沙星滴眼液，头孢呋辛钠注射液。

（三）慢性细菌性结膜炎

本病是指因急性细菌性结膜炎未及时治愈而转为慢性。眼干涩微痒，常流泪，晨起时内眦角有少许脓性分泌物，时轻时重。根据本病的特征相似中医学“赤丝虬脉”，按其辨证论治可分下列三证。

1. 热郁脉络证

患眼球结膜充血眼涩痒，灼热不适。方药用：退热散（《审视瑶函》）加减（生地黄、赤芍、牡丹皮、紫草、栀子、黄芩、当归尾、丹参、红花、甘草）；复方尿维氨滴眼液，新霉素滴眼液。

2. 脾胃湿热证

球结膜充血，颜色污秽，球结膜血管纵横交错。方药用：清脾散（《审视瑶函》）加减（栀子、黄芩、赤芍、薄荷、防风、藿香、车前子、茵陈、甘草）；复方熊胆滴眼液，复方尿维氨滴眼液。

3. 虚火上炎证

球结膜充血时轻时重，干涩不适。方药用：知柏地黄丸（《医宗金鉴》）加减（生地黄、山药、山茱萸、茯苓、泽泻、牡丹皮、知母、黄柏）；鱼腥草滴眼液，新霉素滴眼液。

（四）流行性角膜结膜炎

本病是由病毒 8、19、29 和 37 型腺病毒引起的传染性强，发病急剧的病毒性结膜炎。主要为眼睑水肿，睑结膜球结膜显著充血，球结膜水肿，伴有水样黏液性分泌物，根据本病的特征相似中医学“天行赤眼暴翳”，按其辨证论治可分下列三证。

1. 风热偏盛证

患眼疼痒，畏光流泪，眼睑红肿，结膜充血，角膜荧光染色有散在性着色点。方药用：银翘散（《温病条辨》）加减（金银花、连翘、薄荷、淡竹叶、黄芩、荆芥、牛蒡子、芦根、木贼、蝉蜕、白蒺藜、龙胆草、甘草）；更昔洛韦、氟米龙眼用凝胶。

2. 肝火偏盛证

患眼疼痛，畏光流泪，结膜充血较前加重，角膜荧光素染色着色点也较前增多。方药用：龙胆泻肝汤（《医方集解》）加减（龙胆草、柴胡、栀子、黄芩、木通、车前子、泽泻、当归、生地黄、桑白皮、甘草）；更昔洛韦滴眼液，眼用凝胶，氟米龙、复方托吡卡胺、干扰素滴眼液，利巴韦林。

3. 余邪未尽证

患眼干涩不适，球结膜充血较前减轻，但角膜仍然残留少许星点状浑浊面。方药用：滋阴退翳汤（《眼科临床笔记》）加减（玄参、麦冬、生地黄、天花粉、荆芥穗、防风、木贼、蝉蜕、密蒙花、白蒺藜、薄荷、黄芩、甘草）；复方熊胆滴眼液，更昔洛韦眼用凝胶。

（五）急性出血性结膜炎

本病是由肠道病毒 70 型引起的一种暴发流行的自限性眼部传染病。患眼疼痒，畏光流泪，眼睑红肿，结膜充血球结膜下出血。根据本病的特征相似中医学“天行赤眼”，按其辨证论治可分下列二证。

1. 初感疫疠证

患眼湿灼痛，畏光流泪，眼睑红肿，睑结膜球结膜充血水肿，分泌物呈水样清稀。方药用：驱风散热饮子（《审视瑶函》）加减（防风、羌活、牛蒡子、薄荷、连翘、栀子、当归、川芎、赤芍、牡丹皮、生地黄、金银花、大黄、甘草）；

眼部冷敷，更昔洛韦、鱼腥草、庆大霉素双氯芬酸钠滴眼液。

2. 热毒炽盛证

患眼痛痒，畏光流泪，热泪如汤，眼睑红肿，球结膜充血伴水肿，结膜下出血，角膜荧光染色有散在性着色点。方药用：泻肺饮（《眼科纂要》）加减（石膏、黄芩、桑白皮、栀子、连翘、木通、大黄、防风、荆芥、白芷、赤芍、龙胆草、甘草）；更昔洛韦、加替沙星滴眼液，更昔洛韦、加替沙星眼用凝胶，庆大霉素双氯芬酸钠滴眼液，头孢呋辛钠注射液。

（六）泡性角膜结膜炎

本病是机体对微生物蛋白质发生迟发型免疫反应的一种结膜病变。主要是患眼有异物感、流泪、结膜充血，位于角巩缘外有一圆形红色隆起。根据本病的特征相似中医学“金疳”，按其辨证论治可分下列三证。

1. 肺经燥热证

患眼涩痛，常流泪而有干涩感，位于角巩缘处有一圆形红色小隆起，其周围结膜充血。方药用：泻肺汤（《审视瑶函》）加减（桑白皮、黄芩、地骨皮、知母、麦冬、桔梗、防风、赤芍、甘草）；50% 可的松滴眼液、黄芩滴眼液，马应龙眼膏。

2. 肺阴不足证

患眼球结膜充血，角巩缘处红色圆形隆起不大，周围结膜充血不明显，且属久病难愈，或反复发作。方药用：养阴清肺汤（《审视瑶函》）加减（生地黄、玄参、沙参、麦冬、白芍、牡丹皮、浙贝母、薄荷、甘草）；双黄连、氟米龙滴眼液。

3. 脾肺两虚证

患眼球结膜轻微充血、角巩缘处可见红圆形隆起细小节结，但不充血，角巩缘处红圆形节结经久不愈，或反复发作。方药用：参苓白术散（《和剂局方》）加减（党参、白术、茯苓、薏苡仁、淮山药、桔梗、陈皮、黄芪、大枣、甘草）；复方熊胆、氯替泼诺混悬滴眼液。

（七）春季结膜炎

春季结膜炎又称春季卡他性结膜炎，是一种季节性反复发作的免疫性的结膜炎，患眼奇痒，畏光，流泪、异物感等。根据本病的特征相似中医学“时复证”，按其辨证论治可分下列二证。

1. 风邪外侵证

患眼痒难忍，结膜充血，呈暗红色，睑结膜布满乳头，形似小卵石排列。方药用：清风散（《和剂局方》）加减（羌活、防风、荆芥、茯苓、党参、僵蚕、蝉蜕、蛇床子、藿香、黄芪、甘草）；色甘酸钠、盐酸氮卓斯汀滴眼液。

2. 湿热上犯证

患眼奇痒难忍，泪多黏稠，结膜微黄色。方药用：凉有膈清脾饮（《审视瑶函》）加减（苦参、黄连、黄芩、大黄、石膏、柴胡、前胡、牡丹皮、赤芍、夏枯草、甘草）；氯替泼诺混悬液、氯苯那敏滴眼液、环孢素、他克莫司滴眼液。

（八）沙眼

沙眼是由 A、B、C 或 Ba 抗原型沙眼衣原体感染所致的一种致盲性慢性传染性结膜角膜炎。患眼眼红，眼痛，异物感，流泪及黏液脓性，分泌物为其特征。临床有急性、慢性期之分。根据本病的特征相似中医学“沙眼”，按其辨证论治可分下列三证。

1. 风热初犯证

患眼痒涩不适，睑结膜血管模糊不清，内外眦部睑结膜有乳头增生，滤泡形成。方药用：银翘散（《温病条辨》）加减（金银花、连翘、淡竹叶、荆芥穗、菊花、牛蒡子、芦根、赤芍、红花、甘草）；利福平、酞丁安、新霉素滴眼液。

2. 湿热挟风证

患眼涩痛痒，上下睑红肿，结膜充血，上下睑结膜及下穹隆部有较多滤泡，病程时间较长。方药用：除风清脾饮（《审视瑶函》）加减（广陈皮、连翘、防风、知母、玄明粉、黄芩、玄参、黄连、荆芥、大黄、桔梗、生地黄、苦参、苍术、地肤子）；四环素、金霉素眼膏，阿奇霉素、利福平、酞丁安、氧氟沙星滴眼液。

3. 血热瘀滞证

患眼重坠难开，刺痛灼热，沙涩、流泪，晨间脓性分泌物较多。眼睑厚硬，睑结膜暗红色，血管模糊不清、粗糙不平，整个上睑结膜布满瘢痕。方药用：归芍红花散（《审视瑶函》）加减（当归、大黄、栀子、黄芩、红花、赤芍、防风、生地黄、连翘、甘草）；新霉素、利福平、酞丁安、重组人表皮生长因子衍生物滴眼液，马应龙八宝眼膏。

（九）翼状胬肉

翼状胬肉是因紫外线照射、气候干燥接触、风尘等因素所造成结膜慢性充血，伴有昆虫翅膀样新生组织从角巩缘伸向角膜中央，鼻颞侧角巩缘均可发生或两侧同时存在，以鼻侧多见。患眼结膜充血，有异物感。根据本病的特征相似中医学“胬肉攀睛”，按其辨证论治可分下列五证。

1. 风热壅盛证

患眼有异物感，痒涩、畏光、流泪，内外眦角巩缘球结膜充血肥厚。方药用：栀子胜奇散（《原机启微》）加减（白蒺藜、蝉蜕、谷精草、决明子、菊花、密蒙花、蔓荆子、木贼、栀子、黄芩、川芎、羌活、防风、荆芥、甘草）；鱼腥草、黄芩滴眼液，珍珠八宝眼膏。

2. 脾胃实热证

患眼痒涩不适，结膜充血，分泌物黏稠，胬肉伸向角膜中央约 2mm，位于角膜中央的头部高起。方药用；凉膈连翘散（《银海精微》）加减（大黄、芒硝、黄连、黄芩、栀子、连翘、车前子、茺蔚子、防风、桔梗、玄参、夏枯草、甘草）；双黄连、熊胆、酞丁安滴眼液，八宝拔云散眼药。

3. 心火上炎证

患眼痒涩刺痛，胬肉头部充血较剧，头尖体厚伸向角膜中央方向约 2.5mm。方药用：泻心汤合导赤散（《银海精微》）加减（黄连、黄芩、大黄、生地黄、淡竹叶、木通、甘草）；妥布霉素地塞米松、复方熊胆、利福平滴眼液，马应龙眼药并配合手术治疗。

4. 三焦壅热证

患眼痒涩刺痛，结膜充血患眼分泌物多，胬肉头体部充血肥厚，伸向角膜中央方向约 3mm。方药用：黄连鲜毒汤（《外治秘要》）加减（黄芩、黄连、黄柏、栀子、大黄、牡丹皮、桃仁、芒硝、甘草）；庆大霉素、氟米龙、新霉素滴眼液，白敬宁眼膏，八宝眼药，并配合手术治疗。

5. 阴虚火旺证

患眼痒涩时轻时重，结膜充血、胬肉、淡红体薄伸向角膜中央方向 3mm 大小。方药用：知柏地黄丸（《医宗金鉴》）加减（知母、黄柏、熟地黄、淮山药、山茱萸、牡丹皮、茯苓、泽泻、黄连、麦冬、五味子、甘草）；庆大霉素双氯芬酸钠滴眼液，酞丁安滴眼液，八宝眼药，双黄连眼用凝胶，并配合手术治疗。

（十）角膜结膜眼干燥症

本病是指由诸多原因引起的泪液质量或动力学异常而导致的泪膜不稳定，患眼干感灼烧感，眼痒、畏光，眼红、视物模糊。根据本病的特征相似中医学“神水将枯”，按其辨证论治分下列三证。

1. 肺阴不足证

患眼畏光，干涩明显。方药用：生脉散合清燥救肺汤（《眼科集成》）加减（参须、麦冬、五味子、玉竹、桑叶、薄荷、枇杷叶、天花粉、甘草）；卡波姆、复方右旋糖酐-70、鱼腥草滴眼液，重组牛碱性成纤维细胞生长因子眼用凝胶。

2. 肝肾亏虚证

患眼干涩畏光，头晕眼花。方药用：杞菊地黄丸《医级》加减（枸杞、菊花、熟地黄、淮山药、山茱萸、茯苓、牡丹皮、沙参、麦冬）；复方熊胆、玻璃酸钠滴眼液，紫金定眼膏，茶多酚眼用凝胶。

3. 脾虚气弱证

患眼干涩畏光，全身及四肢无力。方药用：归脾汤（《济生方》）加减（党参、黄芪、白术、当归、大枣、酸枣仁、龙眼肉、麦冬、石斛、甘草）；羟糖苷滴眼液，双黄连滴眼液、眼用凝胶。

（十一）溢泪症

本病是指排除泪器、结膜、角膜、急性炎症，并且泪道冲洗通畅的情形下，而出现迎风流泪并为冷泪。根据本病的特征相似中医学“冷泪症”，按其辨证论治可分下列四证。

1. 肝血不足、复感外邪证

患眼无红痛，结膜不充血，迎风流泪，头晕目眩，面色少华。方药用：止泪补肝散（《银海精微》）加减（蒺藜、当归、熟地黄、川芎、白芍、木贼、防风、夏枯草）；八宝眼药，复方尿维氨滴眼液。

2. 肺气不足、感受外邪证

患眼无红痛，结膜不充血，迎风流泪，清稀而冷，自汗、畏光，声音低怯。方药用：补肺汤（《永类钤方》）加减（党参、熟地黄、黄芪、五味子、紫菀、桑白皮、白芷、防风、浮小麦）；八宝眼药，硫酸锌尿囊素滴眼液。

3. 气血不足、收摄失司证

患眼不红不痛，冷泪频频，面色少华，神疲体倦，心神不宁。方药用：八珍汤（《正体类要》）加减（当归、川芎、白芍、人参、熟地黄、白术、茯苓、炙甘草、防风、白芷）；马应龙眼膏，复方尿维氨滴眼液。

4. 肝肾两虚、约束无权证

患眼冷泪常流，清而不稠，黏而不结，拭之遂生，视物不清，头晕，耳鸣，腰膝酸软。方药用：左归饮（《景岳全书》）加减（熟地黄、山茱萸、枸杞、淮山药、茯苓、巴戟天、肉苁蓉、桑螵蛸、甘草）；八宝眼药，复方尿维氨滴眼液。

二、角膜病药物简述

（一）匐行性角膜溃疡

本病主要由金黄色葡萄球菌，肺炎双球菌，溶血性链球菌等毒力较强细菌感染角膜所致，患眼出现异物感、疼痛、畏光、流泪、视力下降。角膜暗灰色水肿，溃烂伴前房积脓。根据本病的特征相似中医学“凝脂障”，按其辨证论治，可分下列三证。

1. 肝经风热证

本病在初起患眼疼痛、畏光、流泪、视力下降，眼睑痉挛，球结膜充血，角膜溃烂面呈黄白色或灰白色，表面污浊，边缘不清。方药用新制柴连汤（《眼科纂要》）加减（柴胡、黄芩、黄连、赤芍，蔓荆子、栀子、龙胆草、防风、荆芥、千里光、金银花、甘草）；复方托吡卡胺、复方熊胆滴眼液，左氧氟沙星眼用凝胶，头孢硫脒注射液。

2. 肝胆火炽证

患眼疼痛难忍，热泪如汤，眼睑红肿痉挛，球结膜混合充血，角膜水肿浑浊，溃烂向周围扩展并向深部侵蚀并附大量脓性分泌物，房水浑浊，瞳孔变小，前房有脓性液平面。方药用：龙胆泻肝汤（《医方集解》）加减（龙胆草、栀子、黄芩、柴胡、生地黄、泽泻、木通、防风、蔓荆子、当归、黄连、连翘、金银花、甘草）；阿托品、鱼腥草、加替沙星滴眼液，妥布霉素眼膏，头孢呋辛钠注射液。

3. 正虚邪留证

患眼稍有疼痛、畏光，流泪减轻，球结膜充血，角膜溃烂面，开始收复，但未愈合，时轻时重。方药用：托里消毒散（《外科正宗》）加减（黄芪、白参、金银花、当归、川芎、白术、白芷、皂角刺、桔梗、白芍、茯苓、甘草）；重组牛碱性成纤维细胞生长因子滴眼液、眼用凝胶，双黄连、左氧氟沙星滴眼液。

（二）铜绿假单胞菌性角膜溃疡

本病是由铜绿假单胞菌（绿脓杆菌）所引起的急性化脓性角膜感染。患眼疼痛剧烈，畏光，流泪，眼睑红肿痉挛，热泪如汤，视力锐减，球结膜混合充血水肿，角膜呈灰白色浸润浑浊，后弹力层有褶皱，角膜溃烂表面附有大量黄绿色分泌物，同时前房伴有黄绿色积脓。根据本病的特征类似中医学“凝脂翳”范围，按其辨证论治分下列二证。

1. 肝胆火炽证

患眼疼痛剧烈、畏光、流泪，眼睑红肿痉挛，热泪如汤，球结膜混合充血，角膜溃烂表面有大量黄绿色分泌物，同时前房伴有少许黄绿色积脓。方药用：龙胆泻肝汤（《医方集解》）加减（龙胆草、栀子、黄芩、柴胡、生地黄、木通、防风、羌活、金银花、蒲公英、当归、甘草）；妥布霉素、左氧氟沙星、复方托吡卡胺滴眼液，头孢曲松钠注射液。

2. 热盛腑实证

患眼疼痛难忍，眼睑红肿痉挛加重，球结膜混合充血水肿加剧，角膜溃烂面加大、加深，布满黄绿色脓性分泌物，虹膜、瞳孔等前房结构看不清，前房内充满黄绿色脓性液平面。方药用：眼珠灌脓方（《中医眼科学》）加减（大黄、玄明粉、枳壳、黄芩、栀子、竹叶、夏枯草、瓜蒌仁、天花粉、生地黄、金银花、牡丹皮、犀角、赤芍、钩藤）；加替沙星、莫西沙星、复方托吡卡胺滴眼液，阿米卡星、头孢噻肟、万古霉素、夫西地酸、硫酸多黏霉素 B 注射液。

（三）真菌性角膜溃疡

本病是由曲霉菌属、镰刀菌属、念珠菌属、青霉菌属、酵母菌属等所致的真菌感染引起的致盲率极高的一种角膜溃疡。患眼病程发展相对缓慢，眼部轻中度疼痛、畏光、流泪等刺激症状，球结膜混合充血，角膜溃疡界线分明，角膜病呈现灰白色，表面干燥粗糙，有时可见伪足或卫星灶形成。根据本病的特征相似中医学“湿翳”，按其辨证论治可分下列二证。

1. 湿重于热证

患眼疼痛、畏光、流泪各症较轻，结膜混合充血，角膜溃疡面有豆腐渣样分泌物堆积。方药用：三仁汤（《温病条辨》）加减（薏苡仁、杏仁、厚朴、法半夏、苍术、秦皮、羌活、防风、黄芩、白蔻仁、金银花、土茯苓）；纳他霉素、两性霉素、氟康唑、伊曲康唑、复方托吡卡胺、左氧氟沙星滴眼液，氟康唑注射液。

2. 热重于湿证

患眼球结膜混合充血，角膜溃烂面如豆腐渣苔垢，表面粗糙，前房内黄色黏稠黄色积脓。方药用：甘露消毒丹（《温病条辨》）加减（茵陈、黄芩、藿香、木通、连翘、苦参、栀子、佩兰、大黄、滑石、薏苡仁、金银花、生地黄、麦冬、甘草）；复方托吡卡胺、纳他霉素、金褐霉素、海他欣、利福平、两性霉素 B、加替沙星滴眼液，伊曲康唑、伏立康唑注射液。

（四）单纯疱疹性角膜炎

本病是由单纯疱疹 1 型，少数由 2 型所致角膜病变。患眼有异物感，畏光、流泪，视力下降，球结膜充血，角膜知觉减退，角膜病变为点状、树枝状、地图状溃疡。根据本病的特征相似中医学“聚星障”，按其辨证论治可分下列四证。

1. 风热上犯证

全身发热恶寒，咽痛，患眼有异物感，涩痛、不适，球结膜充血，角膜点状或树枝状浑浊。方药用：银翘散（《温病条辨》）加减（金银花、连翘、菊花、黄芩、牛蒡子、桔梗、荆芥、芦根、板蓝根、大青叶、薄荷、甘草）；阿昔洛韦、安西他滨、复方熊胆、干扰素滴眼液，更昔洛韦滴眼液、眼用凝胶，阿昔洛韦注射液。

2. 肝火炽盛证

患眼眼睑红肿，畏光、流泪，球结膜混合充血，角膜混浊面扩大加深。方药用：龙胆泻肝汤（《医方集解》）加减（龙胆草、柴胡、车前子、生地黄、当归、栀子、黄芩、金银花、蒲公英、甘草）；鱼腥草、干扰素、复方托吡卡胺滴眼液，更昔洛韦滴眼液、眼用凝胶，利巴韦林、阿昔洛韦注射液。

3. 湿热温蒸证

患眼反复发作迁延不愈，眼睑红肿，疼痛、畏光、流泪，结膜混合充血，角膜溃烂面呈灰黄色。方药用：三仁汤（《温病条辨》）加减（杏仁、薏苡仁、滑石、厚朴、通草、淡竹叶、半夏、黄连、黄芩）；氧氟沙星、复方托吡卡胺、双黄连滴眼液，更昔洛韦滴眼液、眼用凝胶，头孢噻肟钠、干扰素、聚肌胞注射液。

4. 阴虚邪留证

患眼病程日久，时好时坏，畏光、流泪、干涩不适，结膜混合充血，角膜溃烂面基本修复。方药用：生地丸（《中医眼科六经法要》）加减（生地黄、熟地黄、石斛、牛膝、当归、羌活、防风、枳壳、杏仁）；熊胆黄芩、安西他滨、西多福韦、妥布霉素地塞米松滴眼液，清开灵眼用凝胶，重组牛碱性成纤维细胞生长因子滴眼液、眼用凝胶。

（五）角膜基质炎

本病是指位于角膜深基质层的非化脓性炎症，常见病因有先天梅毒、结核、巨细胞病毒、莱姆（lyme）病等。患眼眼睑痉挛，水样分泌物，视物模糊，疼痛，畏光、流泪，球结膜充血，角膜混浊，上皮轻度水肿呈磨玻璃样改变。根据本病的特征相似中医学“混睛障”，按其辨证论治分下列五证。

1. 肝经风热证

患眼疼痛、畏光、流泪，球结膜混合充血，角膜混浊不清。方药用：羌活胜风汤（《原机启微》）加减（羌活、防风、荆芥、白芷、柴胡、前胡、黄芩、白术、枳壳、川芎、金银花、蒲公英）；复方托吡卡胺滴眼液，妥布霉素、地塞米松滴眼液、眼膏，马应龙眼膏。

2. 肝胆热毒证

患眼疼痛、畏光、流泪，球结膜混合充血，角膜水肿浑浊。方药用：银花解毒汤（《眼科证治经验》）加减（金银花、蒲公英、黄芩、龙胆草、桑白皮、天花粉、大黄、枳壳、赤芍、牡丹皮、生地黄、车前子、茺蔚子）；复方托吡卡胺、庆大霉素、氟米龙滴眼液，八宝眼药。

3. 湿热内蕴证

患眼眼睑红肿，结膜混合充血，角膜混浊、水肿似毛玻璃样。方药用：甘露消毒丹（《温病经纬》）加减（藿香、白蔻仁、石菖蒲、滑石、茵陈、黄连、木通、生地黄、麦冬、石斛）；复方托吡卡胺、氯替泼诺混悬滴眼液，八宝拨云散眼药。

4. 阴虚火旺证

患眼经久不愈，反复发作，干涩、隐痛，球结膜充血。方药用：海藏地黄散（《证治准绳》）加减（生地黄、熟地黄、玄参、当归、木贼、谷精草、白蒺藜）；复方托吡卡胺、复方硫酸软骨素滴眼液，珍珠八宝眼膏。

5. 脾气虚弱证

患眼日久不愈，球结膜充血，角膜实质层浑浊。方药用：参苓白术散（《和剂局方》）加减（党参、白术、茯苓、砂仁、白扁豆、淮山药、薏苡仁、黄连、蒲公英、木贼、谷精草）；庆大霉素双氯芬酸钠、0.5% 可的松、麝珠明目滴眼液，白敬宇眼膏，病因治疗。

（六）蚕蚀性角膜溃疡

本病是一种自发性、慢性、边缘性、进行性、疼痛性角膜溃疡，与自身免疫有关。患眼角巩缘周边部浸润区出现角膜上皮缺损并逐渐形成溃疡，剧烈疼痛，畏光、流泪，视力下降，根据本病的特征相似中医学“花翳白陷”，按其辨证论治可分下列五证。

1. 肺肝风热证

患眼疼痛难睁，畏光、流泪，球结膜充血，角膜缘骤起白翳。方药用：加味修肝散（《银海精微》）加减（羌活、防风、木贼、白蒺藜、菊花、薄荷、栀子、黄芩、连翘、当归、赤芍、川芎、金银花、桑白皮、生石膏）；熊胆黄芩、环孢素、复方新霉素滴眼液。

2. 热炽腑实证

患眼眼睑红肿，球结膜混合充血，角膜局部病变，波及整个角膜，房水浑浊，虹膜呈泥土色，瞳孔缩小至2mm左右，光反射消失。方药用：泻肝散（《银海精微》）加减（黄芩、龙胆草、知母、大黄、芒硝、车前子、羌活、当归、赤芍、牡丹皮、玄参、桑白皮、金银花、甘草）；双黄连、复方托吡卡胺、妥布霉素、地塞米松、他克莫司、依地酸二钠滴眼液。

3. 痰火蕴蒸证

患眼眼睑红肿，疼痛，畏光，流泪，球结膜混合充血，角膜缘病变区深至基质层，表面附有黄白色脓性分泌物。方药用：治金煎（《目经大成》）加减（黄芩、黄连、桑白皮、玄参、枳壳、葶苈子、旋覆花、防风、菊花）；复方熊胆、庆大霉素、氟米龙、环孢素滴眼液、马应龙八宝眼膏。

4. 阳虚寒凝证

患眼病情较长，疼痛加重，球结膜混合充血，角膜缘蚕食面不断加深、加宽。方药用：当归四逆汤（《伤寒论》）加减（当归、白芍、桂枝、生姜、大枣、丹参、谷精草、细辛、甘草）；他克莫司滴眼液，双黄连滴眼液、眼用凝胶。

5. 阴血不足证

患眼疼痛，畏光、流泪，时轻时重，球结膜充血，角膜溃烂面修复缓慢。方药用：养血阴活络退翳汤（《中医眼科临床实践》）加减（玄参、生地黄、决明子、白芍、当归、麦冬、白蒺藜、木贼、羌活、防风、菊花、黄芪、党参、白术、茯苓、蝉蜕、川芎、甘草）、拨云锭；庆大霉素双氯芬酸钠、他克莫司、肝素滴眼液，珍珠八宝眼膏，小牛血去蛋白提取物眼用凝胶。

（七）丝状角膜炎

本病是指角膜上皮部分剥脱，一端附于角膜表面，另一端游离呈卷丝状，患眼有异物感，疼痛、畏光，眼睑痉挛等刺激症状。根据本病的特征相似中医学“白涩症”“神水将枯”，按其辨证论治可分下列二证。

1. 风邪外袭证

患眼球结膜充血，眼痒干涩，异物感，畏光流泪，角膜表面附着灰白色丝状或水滴状物。方药用：桑菊饮（《温病条辨》）加减（桑叶、菊花、连翘、桔梗、杏仁、黄芩、荆芥、防风、芦根、薄荷、金银花、甘草）；鱼腥草滴眼液，重组人碱性成纤维生长因子滴眼液、眼用凝胶，病因治疗。

2. 肝肾亏损、阴血不足证

患眼视物不清，双眼频频眨眼，眼干涩，畏光，结膜充血，角膜表面布满丝状或水滴状分泌物。方药用：杞菊地黄丸（《医级》）加减（熟地黄、山茱萸、淮山药、茯苓、泽泻、牡丹皮、当归、白芍、蝉蜕、薄荷、谷精草）；复方熊胆、乙酰半胱氨酸滴眼液，荸荠退翳散眼药，病因治疗。

（八）大疱性角膜病变

本病是角膜内皮失代偿而致角膜水肿基质及上皮下水疱形成，患眼视力下降，磨痛、畏光、流泪，球结膜充血，角膜水肿、雾状浑浊。根据本病特征中医学“黑睛浅层发生大疱的病症”，按其辨证论治可分下列三证。

1. 肝胆湿热证

患眼磨痛、畏光、流泪，球结膜充血，角膜雾状混浊。方药用：龙胆泻肝汤（《医方集解》）加减（龙胆草、栀子、黄芩、车前子、泽泻、木通、当归、生地黄、柴胡、滑石、赤芍、牡丹皮、甘草）；复方新霉素、复方熊胆滴眼液，重组牛碱性成纤维细胞生长因子滴眼液、眼用凝胶。

2. 肝血亏虚证

患眼干涩、疼痛、畏光、流泪，结膜充血，角膜雾状混浊，有散在性水疱。方药用：明目地黄丸（《审视瑶函》）加减（熟地黄、生地黄、淮山药、牡丹皮、当归、泽泻、茯苓、柴胡、山茱萸、五味子、丹参）；鱼腥草、0.5% 氯化钠眼膏、表皮生长因子滴眼液，小牛血去蛋白提取物眼用凝胶。

3. 阴虚阳亢证

患眼胀痛、畏光、流泪，角膜雾状混浊，大疱时发时没。方药用：耳聋左慈丸（《医宗已任编》）加减（熟地黄、枸杞、菊花、淮山药、山茱萸、茯苓、牡丹皮、磁石、五味子、羚羊角粉、栀子、夏枯草、双黄连、蜂蜜）；玻璃酸钠滴眼液，必要时佩戴亲水软角膜接触镜，病因治疗。

（九）复发性角膜上皮糜烂

本病是指角膜持续或反复出现上皮剥脱，形成角膜上皮缺损，患眼疼痛、畏光、流泪，并反复发作。根据本病的特征相似中医学“白涩证”，按其辨证论治可分下列二证。

1. 风寒犯目证

患眼疼痛、畏光、流泪，结膜充血，角膜上皮片状脱落。方药用：荆防败毒散（《摄生众妙方》）加减（羌活、防风、柴胡、前胡、荆芥、桔梗、独活、川芎、谷精草、虫蜕、钩藤、千里光、甘草、熊胆）；妥布霉素滴眼液，重组牛碱性成纤维细胞生长因子滴眼液、眼用凝胶。

2. 风热上犯证

患眼疼痛、畏光、流泪，反复发作，结膜充血，角膜上皮大片脱落。方药用：新制柴连汤（《眼科纂要》）加减（柴胡、蔓荆子、防风、黄芩、栀子、龙胆草、木通、赤芍、黄连、金银花、蒲公英、甘草）；鱼腥草、新霉素、玻璃酸钠滴眼液，小牛血去蛋白提取物眼用凝胶。

（十）角膜软化症

本病是指因维生素 A 缺乏所致的一种角膜病变。患眼夜盲，不愿睁眼，畏光，角膜结膜失去正常光泽。根据本病的特征相似中医学“疳积上目”，按其辨证论治分下列三证。

1. 肝血不足

患眼夜盲，频频眨眼，结角膜失去正常光泽。方药用：猪肝散（《银海精微》）加减（枸杞、猪肝、蛤粉、夜明砂、谷精草、苍术）；浓鱼肝油、妥布霉素滴眼液，维生素 A 注射液。

2. 脾气不足证

患眼夜盲，结膜失去光泽，角膜雾状混浊。方药用：参苓白术散（《和剂局方》）加减（党参、白术、淮山药、麦芽、苍术、薏苡仁、砂仁、猪肝）；妥布霉素、浓维生素 A 滴眼液，小牛血去蛋白提取物眼用凝胶，维生素 A 注射液。

3. 脾虚肝旺证

患眼畏光、流泪，结膜失去光泽，角膜雾状混浊，有少许溃烂面。方药用：肥儿丸（《医宗金鉴》）加减（党参、白术、茯苓、黄连、芦荟、密蒙花、菊花、金银花、蒲公英）；维生素 A、复方托吡卡胺滴眼液，妥布霉素滴眼液、眼膏，维生素 A、头孢曲松注射液，纠正水电解质。

（十一）医源性角膜炎

本病主要是由于局部滥用滴眼液或长期使用含有防腐剂的滴眼液以及滴眼液开瓶后超过一个月后还继续使用，有时长期使用中枢神经系统药物、心血管系统药物、糖皮质激素、非甾体消炎药、避孕药、化疗药等全身用药，均可引起患眼视力下降，结膜充血，角膜水肿、弥漫性浑浊。根据本病的特征相似中医学“目痒症”“痒若虫行”，按其辨证论治可分下列三证。

1. 风热蜜盛证

患眼视力下降，睑缘红肿，结膜充血，角膜水肿，有弥漫性浑浊。方药用：菊花散（《银海精微》）加减（菊花、羌活、蝉蜕、木贼、白蒺藜、荆芥、桑白皮、黄芩、车前子、葶苈子、苍术、地肤子）；甲基纤维素滴眼液，秦皮甲素眼用凝胶（均不含防腐剂）。

2. 淫热反克证

患眼视力下降较前明显，睑缘红肿溃烂，球结膜充血，角膜水肿、上皮可见散在性的糜烂。方药用：黄连天花粉丸（汤）《原机启微》加减（黄连、黄柏、黄芩、山栀子、连翘、白菊花、川芎、薄荷、天花粉、甘草）；重组牛碱性成纤维细胞生长因子、粉防己碱眼用凝胶（均不含防腐剂）。

3. 风毒攻目证

患眼视力下降较剧，眼睑缘溃烂，球结膜充血、水肿，角膜水肿，有散在性浑浊小点，伴溃烂。方药用：葳蕤散（汤）（《太平圣惠方》）加减（葳蕤、秦皮、菊花、防风、栀子、黄连、决明子、甘草、白蒺藜、蔓荆子、金银花、蒲公英）；小牛血去蛋白提取物、双黄连眼用凝胶（均不含防腐剂）。停用一切含防腐剂的滴眼液及易引起医源性角膜炎的口服药，患眼局部湿热敷。

四、青光眼药物简述

（一）原发性闭角型青光眼

本病是指无眼部继发因素的情况下，周边部虹膜机械性堵塞前房角，房水外流受阻而引起眼压升高的一类眼病。患眼剧烈疼痛，伴头痛，恶心、呕吐，患眼视力急剧下降，虹视，球结膜混合充血，角膜水肿，瞳孔散大，对光反射消失，前房浅。根据本病的特征相似中医学“绿风内障”，按其辨证论治可分下列五证。待眼压控制到正常范围后应行抗青光眼手术治疗。

1. 肝胆风火、上攻于目证

患眼发病急剧，头痛，眼痛难忍，视力骤降，眼压升高，球结膜混合充血，角膜水肿，瞳孔散大，前房变浅伴恶心、呕吐。方药用：绿风羚羊饮（《医宗金鉴》）加减（羚羊角粉、黄芩、玄参、知母、大黄、车前子、茯苓、防风、桔梗、夏枯草、钩藤、白芍、甘草）；毛果芸香碱、槟榔碱滴眼液，醋甲唑胺片，甘露醇注射液。

2. 痰火上壅、阻滞清窍证

患眼发病急剧，头痛，眼痛难忍，视力骤降，眼压升高，球结膜混合充血，角膜水肿，瞳孔散大，前房变浅伴面红身热，头晕，恶心、呕吐，胸闷不适。方药用：将军定痛丸（《审视瑶函》）加减（大黄、黄芩、磁石、陈皮、半夏、桔梗、天麻、白僵蚕、白芷、薄荷）；妥布霉素、地塞米松、毛果芸香碱、槟榔碱滴眼液，醋甲唑胺片，甘露醇注射液。

3. 肝胃虚寒、饮邪上犯证

患眼胀痛，瞳孔散大，光反射消失，视物不清，伴干呕，食欲缺乏，四肢发冷。方药用：吴茱萸汤（《审视瑶函》）加减（山茱萸、党参、茯苓、甘草、半夏、陈皮、生姜、白芷、川芎、细辛）；妥布霉素、地塞米松、毛果芸香碱、槟榔碱滴眼液，醋甲唑胺片，甘露醇、甘油果糖注射液。

4. 肝郁气滞、气火上逆证

患眼胀痛，眼压升高，视物不清，反复发作，伴情志不舒，急躁易怒，胸闷不适。方药用：丹栀逍遥散合左金丸（《中医眼科》）加减（牡丹皮、栀子、柴胡、茯苓、白术、当归、白芍、黄连、吴茱萸、香附、郁金）；妥布霉素、地塞米松、毛果芸香碱、槟榔碱滴眼液，醋甲唑胺片，甘露醇、甘油果糖、柴胡、复方氨基比林注射液。

5. 阴虚阳亢、风阻上扰证

患眼胀痛，视物不清，虹视明显，瞳孔散大，对光反射消失，眼压升高，时好时坏，伴有健忘、失眠。方药用：阿胶鸡子黄汤（《通俗伤寒论》）加减（阿胶、鸡子黄、生地黄、白芍、石决明、钩藤、牡蛎、络石藤、茯苓、甘草、知母、黄柏）；妥布霉素、地塞米松、毛果芸香碱、槟榔碱滴眼液，醋甲唑胺片，

维生素 B_{12}、甘油果糖注射液。

（二）原发性开角型青光眼

本病是指不伴有眼部或全身引起的其他眼部改变，眼压升高，视力下降，视盘损害，视野缺损，房角始终开放的一种眼病。患眼胀痛，虹视，视力下降，眼压升高，但波动不大，视盘有青光眼损害。根据本病的特征相似中医学"青风内障"，按其辨证论治可分下列六证。眼内科治疗眼压控制不理想，病情继续发展应考虑行抗青光眼手术治疗。

1. 气郁化火证

患眼胀痛，眼压稍高，伴情志不舒，抑郁愤怒，胸胁胀满，食少神疲。方药用：加味逍遥散（《审视瑶函》）加减（牡丹皮、栀子、柴胡、当归、白芍、茯苓、白术、车前子、石决明、夏枯草、香附、郁金、丁公藤）；噻吗洛尔滴眼液，毛果芸香碱眼用凝胶，醋甲唑胺、益脉康、阿司匹林、双氯花酸钠片。

2. 肝热生风证

患眼胀痛，头痛、头晕，眼压增高，伴心烦易怒，口苦咽干。方药用：羚羊角汤（《秘传眼科龙木论》）加减（羚羊角粉、夏枯草、玄参、地骨皮、车前子、黄芩、龙胆草、羌活、人参、钩藤、石决明）；槟榔碱、卡替洛尔、贝美前列素滴眼液，醋甲唑胺、益脉康片。

3. 痰火升扰证

患眼胀痛，眼压偏高，伴头晕，心烦而悸，胸闷呕恶。方药用：黄连温胆汤（《六因条辨》）加减（黄连、法半夏、茯苓、陈皮、枳壳、竹茹、甘草）；槟榔碱、卡替洛尔、贝美前列素滴眼液，醋甲唑胺、益脉康片，必要时用布林佐胺滴眼液。

4. 阴虚风动证

患眼常因劳累后眼病加重，头晕眼胀，瞳孔略大，视力下降，虹视明显，伴耳鸣失眠，五心烦热。方药用：阿胶鸡子黄汤（《通俗伤寒论》）加减（阿胶、鸡子黄、生地黄、白芍、石决明、钩藤、牡蛎、络石藤、茯苓、知母、黄柏、地骨皮）；槟榔碱、卡替洛尔、贝美前列素滴眼液，醋甲唑胺片，益脉康片，必要时可选用溴莫尼定、贝马前列素滴眼液。

5. 肝肾两亏证

患眼胀痛，视力下降，眼压较高，瞳孔散大，光反射迟缓，视野明显变窄，色苍白，伴耳鸣，头旋，健忘，失眠，腰膝酸软。方药用：杞菊地黄丸加减（枸杞子、熟地黄、牡丹皮、茯苓、淮山药、泽泻、山茱萸、菊花、菟丝子、楮实子、女贞子）；槟榔碱、卡替洛尔、贝美前列素滴眼液，醋甲唑胺、益脉康片，必要时可选用拉坦前列素滴眼液。

6. 气虚血瘀、神水瘀积证

患眼久病不愈，眼压正常或偏高，视野渐变窄，C/D=0.9，视盘凹陷，苍白，伴面色无华，气短乏力。方药用：补阳还五汤《医林改错》加减（黄芪、当归、赤芍、川芎、红花、桃仁、葛根、丹参、茯苓、猪苓、泽兰）；曲伏前列素、拉坦噻吗滴眼液，毛果芸香碱眼用凝胶，醋甲唑胺、益脉康片，复方樟柳碱、疏血通、葛根素注射液。

（三）青光眼睫状体炎危象

本病又称青睫综合征。患眼眼压升高，且反复发作，发作时瞳孔略大，房水中有少数细胞浮游，闪光阳性，角膜后可见羊脂状灰白色沉着物 KP。根据本病的特征相似中医学“青光眼睫状体炎综合征”。按其辨证论治可分下列二证。

1. 气滞血瘀证

患眼胀不适，视物模糊，伴情志不舒，胸胁胀满，烦躁易怒。方药用：逍遥散（《和剂局方》）加减（柴胡、当归、白芍、白术、茯苓、赤芍、川芎、丹参、葛根、泽兰、车前子、益母草、牡丹皮、栀子、夏枯草），醋甲唑胺、阿司匹林、双氯芬酸钠片；噻吗洛尔、庆大霉素双氯芬酸钠滴眼液。

2. 痰火上泛证

患眼头重，视物不清，角膜后可见角膜后沉着物（KP），伴胸闷纳少。方药用：黄连温胆汤（《六因条辨》）加减（黄连、法半夏、陈皮、茯苓、竹茹、泽泻、猪苓、甘草）；普拉洛芬、氯替泼诺混悬液，卡替洛尔、倍他洛尔、曲伏前列素滴眼液。

（四）新生血管性青光眼

本病是指由于纤维血管膜长入前房角组织引起的高眼压。患眼眼压升高，眼痛、畏光，视力下降，结膜混合充血，中晚期时虹膜红变，布满新生血管。根据本病的特征相似中医学“乌风内障”，按其辨证论治可分为下列二证。必要时可联合抗血管内皮生长因子（VEGF）药物治疗。

1. 风火上攻证

患眼疼痛剧烈、结膜混合充血，角膜水肿，瞳孔散大，虹膜有新生血管，虹膜变红，伴头痛难忍。方药用：羚羊饮子（《审视瑶函》）加减（羚羊角、赤芍、川芎、防风、细辛、黄芩、黄连、大黄、甘草）；庆大霉素双氯芬酸钠、溴莫尼定滴眼液，醋甲唑胺、益脉康片。

2. 气滞血瘀证

患眼胀痛，眼压升高，时好时坏，结膜混合充血，虹膜布满新生血管。方药用：血府逐瘀汤（《医林改错》）加减（柴胡、桃仁、红花、生地黄、当归、赤芍、牛膝、泽兰、三七、决明子、车前子）；妥布霉素、地塞米松、左旋布诺洛尔、布林佐胺滴眼液，哌加他尼、维替泊芬注射液，也可选用冷凝、热凝、光凝。

五、视网膜病药物简述

（一）视网膜静脉阻塞

根据本病的特征相似中医学“暴盲”“视瞻昏渺”，按其辨证论治可分下列四证。

1. 气滞血瘀证

患眼视力急降，眼胀，头痛，视网膜可见新的火焰状出血。方药用：血府逐瘀汤（《医林改错》）加减（柴胡、当归、赤芍、川芎、桃仁、生地黄、地龙、牛膝、桔梗、石菖蒲、三七粉、生蒲黄、木贼、牡丹皮、白茅根）；复方尿维氨滴眼液，复方芦丁片，葛根素注射液。

2. 肝阳上亢证

患眼视力下降，眼胀，头痛，视网膜可见散在性出血点，视网膜静脉迂曲、扩张，呈腊肠状，多为年老体衰，患者伴有高血压、动脉硬化病史。方药用：菊花钩藤饮（《眼底病的中医治疗》）加减（菊花、钩藤、珍珠母、川芎、牡蛎、黄芩、白蒺藜、白芍、首乌藤、炙远志、炒地龙、酸枣仁）；复方尿维氨滴眼液，葛根素注射液。

3. 阴虚瘀热证

患眼视力降低，视力为0.1以上，眼前有一片红光或眼前黑影视网膜有大片出血，玻璃体可见新鲜积血或伴有糖尿病。方药用：生蒲黄汤（《中医眼科六经法要》）加减（生蒲黄、墨旱莲、丹参、荆芥炭、郁金、生地黄、川芎、牡丹皮、玄参、知母、地龙、牛膝、三七、连翘）；芦丁、维生素C片，葛根素、疏血通、尿激酶注射液。

4. 痰瘀郁滞证

患者视物模糊，视网膜水肿明显，渗出较多，光学相平断层成像（OCT）提示：黄斑囊样水肿，患者多为肥胖者，系视网膜静脉阻塞后期。方药用：二陈汤合桃红四物汤（《医宗金鉴》）加减（陈皮、法半夏、茯苓、胆南星、昆布、海藻、桃仁、苏木、红花、当归、赤芍、川芎、地龙、桔梗）；卵磷脂络合碘、复方芦丁片，普罗碘胺、眼生素、疏血通、葛根素注射液。

（二）视网膜动脉阻塞

根据本病的特征相似中医学“暴盲”，按其辨证论治可分下列四证。

1. 气血瘀阻证

患眼突然胀痛，无光感，眼底可见视网膜动脉变细，后极部视网膜乳白色水肿，黄斑部可见樱桃红斑。方药用：通窍活血汤（《陈达夫中医眼科临床经验》）加减（赤芍、川芎、桃仁、红花、葱白、麝香、丹参、三七、黄酒、地龙、石菖蒲、天麻、牛膝、车前子、薏苡仁）；吸氧，硝酸甘油、妥拉苏林、葛根素、疏血通注射液。

2. 肝阳上亢证

患眼骤然失明，眼胀头痛，眼底可见动脉变细，视网膜水肿浑浊，黄斑部可见樱桃红斑，多为老年患者伴有高血压、高血脂病史。方药用：镇肝熄风汤（《衷中参西录》）加减（代赭石、怀牛膝、白芍、地龙、龟甲、桃仁、苏木、石菖蒲、丝瓜络、丹参、磁石、首乌藤、珍珠母、车前子、益母草）；亚硝酸异戊酯、亚硝酸钠片，葛根素、硝酸甘油、妥拉苏林、疏血通、丹参、右旋糖酐注射液，吸高压氧，病因治疗。

3. 痰热上扰证

患眼骤然失明，无光感，眼底后极部一片苍白，视网膜水肿，黄斑部可见樱桃红斑。方药用：黄连温胆汤（《六因条辨》）加减（制半夏、茯苓、陈皮、炙甘草、天花粉、川贝母、黄连、石菖蒲、郁金、桃仁、桔梗、天麻、蒺藜）；亚硝酸异戊酯、硝酸甘油、妥拉苏林、亚硝酸钠、葛根素、疏血通、丹参、右旋糖酐注射液，吸高压氧，病因治疗。

4. 气虚血瘀证

患眼突然失明，视网膜灰白，动脉细而色淡红，视盘淡白，伴面色无华，乏力。方药用：补阳还五汤（《医林改错》）加减（黄芪、当归、川芎、赤芍、桃仁、红花、地龙、丹参、石菖蒲、茺蔚子、酸枣仁、柏子仁、枸杞子、楮实子、菟丝子、女贞子）；疏血通、硝酸甘油、妥拉苏林，葛根素、复方樟柳碱、维生素 B_1、维生素 B_{12} 注射液。

（三）中心性浆液性脉络膜视网膜病变

根据本病的特征相似中医学“视瞻皆渺”“视直如曲”“视正反斜”，按其辨证论治可分下列五证。

1. 湿浊上犯证

患眼视力下降，视物模糊，视物变形、变曲、变小，眼底黄斑部轮廓不清，反光加强，隆起，布满星点状渗出，亮点弥散或消失。OCT 提示：视网膜色素上皮层拱桥样隆起，眼底荧光血管造影可见渗漏。患眼病为初期。方药用：五苓散合二陈汤（《伤寒论》）加减（茯苓、猪苓、白术、泽泻、陈皮、法半夏、桂枝、车前子、白蒺藜、桔梗、红花、柴胡、黄柏、黄连、炙甘草）；维生素 B_1、维生素 B_{12}、三磷腺苷、肌苷片，葛根素、复方樟柳碱注射液。

2. 肝经郁热证

患眼视力下降，视物模糊，视物变形、变曲、变小，眼底黄斑部污秽，结构不清，亮点弥散或消失，患眼病程较长，经治疗后效果欠佳。OCT 提示：视网膜色素上皮层拱桥样隆起，眼底荧光血管造影，可见渗漏。方药用：加味逍遥散（《审视瑶函》）加减（牡丹皮、栀子、银柴胡、白术、赤芍、茯苓、白芍、薄荷、夏枯草、茺蔚子、木贼草、毛冬青、牛膝、车前子）；维生素 B_1、维生素 B_{12}、三磷腺苷、肌苷片，葛根素、复方樟柳碱注射液，必要时可行光凝治疗。

3. 肝肾阴虚证

患眼病程较长，病至后期，黄斑部暗滞，色素紊乱，结构不清，亮点弥散。方药用：四物五子丸（《济生方》）加减（当归、生地黄、川芎、白芍、枸杞子、菟丝子、女贞子、茺蔚子、地肤子、车前子、鸡血藤、丹参、知母、黄柏、玄参）；维生素 B_1、维生素 B_{12}、三磷腺苷、肌苷片，葛根素、复方樟柳碱注射液。

4. 痰瘀瘀滞证

患眼病程较长，至本病的中后期，视物模糊，眼前暗影，黄斑结构不清，色素紊乱布满散在性干性渗出。方药用：血府化瘀汤（《医林改错》）加减（当归、生地黄、川芎、牛膝、桃仁、苏木、法夏、枳壳、桔梗、昆布、海藻、柴胡、决明子、石菖蒲、炙远志、首乌藤）；维生素 B_1、维生素 B_{12}、三磷腺苷、肌苷片，葛根素、复方樟柳碱注射液。

5. 心脾两虚证

患眼病程 3 个月以上，病致后期，视物模糊，不能久视，黄斑部色素紊乱，呈暗红色，结构不清，亮点弥散。方药用：归脾汤（《济生方》）加减（党参、黄芪、当归、白术、茯苓、炙远志、炒酸枣仁、首乌藤、丹参、鸡内金、龙眼肉、茺蔚子、楮实子、红花、苏木）；氨碘肽滴眼液，眼生素、普罗碘胺注射液，必要时可行激光治疗。

（四）糖尿病性视网膜病变

根据本病的特征相似中医学“消渴”“视瞻昏渺”“暴盲”，按其辨证论治可分下列四证。

1. 阴虚燥热证

糖尿病者，患眼视物模糊，视网膜有硬性渗出及散在性微血管瘤。方药用：白虎汤合人参汤（《伤寒论》）加减（知母、生石膏、天花粉、生地黄、玄参、麦冬、人参、淮山药、牡丹皮、赤芍、三七粉、车前子、泽泻、益母草、鸡内金、山楂）；羟苯磺酸钙胶囊，复方丹参、芦丁、小檗碱、阿司匹林片，葛根素注射液，严格控制血糖指标。

2. 气阴两虚证

糖尿病者，病程较长，患者视力下降，视网膜水肿浑浊，眼底可见散在性出血点。方药用：生脉散合玉女煎（《温病条辨》）加减（黄芪、党参、麦冬、五味子、淮山药、天花粉、生地黄、玄参、牛膝、地龙、牡丹皮、赤芍、薏苡仁、车前子、益母草）；羟苯磺酸钙胶囊，复方丹参、芦丁、小檗碱、阿司匹林片，葛根素注射液，严格控制血糖指标。

3. 肝肾阴虚证

患眼视物模糊，视网膜有散在性出血，视网膜水肿浑浊，血糖控制不理想，糖化血红蛋白严重超标。方药用：杞菊地黄汤（《小儿药证直决》）加减（生地黄、熟地黄、山茱萸、淮山药、泽泻、牡丹皮、茯苓、枸杞子、五味子、蝉蜕、白菊花、地龙、茺蔚子、三七、墨草、贝母、牡蛎、山楂、车前子）；羟苯磺酸钙胶囊，复方丹参、芦丁、小檗碱、阿司匹林片，葛根素注射液，严格控制血糖指标，酌情加用胰岛素，必要时可行光凝治疗。

4. 脾虚气弱证

患者病程较长，消渴后期患眼视物模糊，眼底反复出血，视网膜水肿浑浊明显，棉絮状斑块较多，伴有新生血管和大片视网膜出血，机化膜。方药用：升阳益胃汤（《目科捷径》）加减（党参、白术、黄芪、陈皮、法半夏、地龙、葛根、泽泻、神曲、三七粉、丹参、防风、木贼草、牡丹皮、赤芍、玄参、牛膝、昆布、海藻）；羟苯磺酸钙胶囊，复方丹参、芦丁、小檗碱、阿司匹林片，葛根素、胰岛素注射液，光凝治疗，严格控制血糖指标，必要时行玻璃体切割术。

（五）年龄相关性黄斑变性

根据本病的特征相似中医学“视瞻昏渺”，但湿性者常因黄斑出血而突然视力剧降，相似中医学“暴盲”，按其辨证论治可分下列三证。

1. 肝肾亏虚证

患眼视力下降，眼底有玻璃膜疣，黄斑部色素紊乱，轮廓不清，有散在性点状机化斑，亮点弥散或消失，并经眼底荧光血管造影、OCT 检查可提供诊断依据。方药用：四物五子丸（《济生方》）加减（当归、生地黄、熟地黄、白芍、川芎、菟丝子、枸杞子、覆盆子、地肤子、车前子、丹参、茺蔚子、白蒺藜、红花、昆布、海藻、山楂、鸡内金、夜明砂）；七叶洋地黄双苷滴眼液，维生素 C、芦丁片，维生素 E 丸，必要时可行光凝，光动力学治疗（PDT），经瞳孔温热激光治疗（TTT）等。

2. 脾虚气弱证

患眼视力下降，视物变形，眼前暗影，黄斑部反复出血，眼底后极部有渗出性浅脱离，眼底荧光血管造影，OCT 可提供诊断依据。方药用：补中益气汤（《脾胃论》）加减（黄芪、当归、党参、葛根、柴胡、陈皮、车前子、益母草、三七粉、白茅根、荆芥炭）；七叶洋地黄双苷滴眼液，维生素 C、芦丁片，维生素 E 丸，必要时可用光凝，光动力学治疗（PDT），经瞳孔温热激光治疗（TTT）等。

3. 阴虚火旺证

患眼视力急剧下降，视物变形，眼前黑影，黄斑部出血较多，血色鲜红，脉络膜新生血管膜，眼底后极部有大量渗出性脱离，眼底荧光血管造影 OCT 可提供诊断依据。方药用：知柏地黄汤合蒲黄汤（《中医眼科六经法要》）加减（生地黄、玄参、牡丹皮、泽泻、茯苓、三七粉、仙鹤草、桃仁、红花）；联合应用抗 VEGF 药物玻璃体腔注射治疗，可考虑黄斑部、玻璃体切割术。

六、屈光不正药物简介

（一）调节性近视

调节性近视又称假性近视，是指年龄在 7 ~ 11 岁，裸眼视力 0.7 ~ 0.8，小瞳孔检影在 –0.5 ~ –1.0D，经点扩瞳药后视力可提高至 1.0 左右，眼底、眼轴正常。根据本病的特征相似中医学“能近祛近”，按其辨证论治可分下列二证。

1. 心阳不足证

患眼经点睫状肌麻痹药后视力基本达 1.0，眼屈光度 –0.5 ~ –1.0D。眼底无改变，年龄在 7 ~ 11 岁，伴面色无华，心悸神倦。方药用：定志汤（《审视瑶函》）加减（远志、石菖蒲、人参、茯神、黄芪、楮实子、五味子、酸枣仁）；夏天无、近视乐、双星明滴眼液，维生素 A 丸，维生素 B、维生素 C 片。

2. 肝肾不足证

患眼经点睫状肌麻痹药后视力基本达 1.0，眼屈光度 –0.5 ~ –1.0D。眼底无改变，年龄在 7 ~ 11 岁。伴头晕耳鸣，失明多梦，腰膝酸软。方药用：益肾丸（《眼科纂要》）加减（决明子、麦冬、当归、鹿角胶、人参、菟丝子、熟地黄、枸杞子、甘菊、淮山药、茯神、龙眼肉）；夏天无、近视乐、双星明滴眼液，维生素 A 丸，维生素 B、维生素 C 片。

（二）轴性近视眼

根据本病的特征相似中医学“能近怯远”，按其辨证论治可分下列四证。

1. 气血不足证

患者近视每年以 –1.0D 以上增加，眼轴（A 超）26mm 以上并伴体倦无力，精神不振，面色无华。方药用：人参养荣汤（《目经大成》）加减（党参、熟地黄、当归、白芍、茯苓、川芎、五味子、枸杞子、炙远志、陈皮、甘草）；维生素 A、维生素 D、维生素 E 丸，维生素 B、维生素 C 片，夏天无、近视乐滴眼液。验光配镜，酌情行屈光手术。

2. 脾胃虚弱证

患者近视在 –3.0D 以下，伴食欲缺乏，消化不佳。方药用：五味异功散（《眼科良方》）加减（党参、白术、升麻、茯苓、黄芪、葛根、陈皮、远志、石菖蒲、炙甘草）；维生素 A、维生素 D、维生素 E 丸，维生素 B、维生素 C 片，夏天无、近视乐滴眼液。验光配镜，酌情行屈光手术。

3. 肝肾两虚证

患者近视 –3.00 ~ –6.00D，眼轴变长以上，眼前有黑影飘动，眼底有明显近视弧，伴头晕耳鸣，失明多梦，腰膝酸软。方药用：杞菊地黄丸（《医级》）加减（枸杞子、桑葚、菊花、熟地黄、淮山药、牡丹皮、茯苓、泽泻、山茱萸、菟丝子、当归、阿胶）；维生素 A、维生素 D、维生素 E 丸，维生素 B、维生素 C 片，夏天无、近视乐滴眼液。验光配镜，酌情行屈光手术。

4. 肝肾亏损证

患者近视在 –6.00D 以上，眼轴变长以上，眼底、玻璃体及晶体均有退行性改变，伴神疲、腰膝无力，不耐久视，眩晕耳鸣。方药用：驻景丸（《正宗大成》）加减（五味子、熟地黄、枸杞子、楮实子、肉苁蓉、车前子、菟丝子、党参、黄芪、白术、当归、补骨脂，淫羊藿、杜仲、桑寄生）；维生素 A、维生素 D、维生素 E 丸，维生素 B、维生素 C 片，夏天无、近视乐滴眼液。验光配镜，酌情行屈光手术。

（三）散光

本病是指眼球各条线的屈光不等，平行光线进入眼内后不能形成焦点，而形成焦线的一种屈光状态：经电脑验光和扩瞳，检影验光即可做出诊断，根据本病的特征相似中医学“散光眼”，按其辨证论治如下。

肝气不和证患眼视力下降，久视眼胀头晕，眉骨酸痛，伴七情失调，性情急躁。方药用：柴胡疏肝散（《景岳全书》）加减（柴胡、白芍、香附、丹参、蔓荆子、白芷、枳壳、川芎、党参、黄芪、甘草）；验光配镜，如条件允许可考虑行屈光手术。

（四）远视

根据本病的特征相似中医学“能远祛近”，按其辨证论治可分下列三证。

1. 肝肾俱亏证

患者为轻度远视（+3.0D 以下）多与先天禀赋不足。方药用：地芝丸（《审视瑶函》）加减（生地黄、天冬、枳壳、菊花、枸杞子、当归、白芍、玄参、车前子）；病因治疗，验光配镜。

2. 肝肾阴虚证

患者为中度远视（+3.0 ~ +5.0D），伴眼胀头晕，不耐久视。方药用：明目地黄丸（《审视瑶函》）加减（党参、黄芪、川芎、枸杞子、菊花、熟地黄、淮山药、山茱萸、牡丹皮、生地黄、柴胡、五味子）；病因治疗，验光配镜。

3. 气血两虚证

患者多为高度远视（＞ +5.0D），两眼隐痛，不能久视，面色少华，食欲缺乏，气短神疲，心悸头晕。方药用：八珍汤（《正体类要》）加减（人参、白术、茯苓、熟地黄、当归、川芎、白芍、黄芪、黄精、菟丝子、楮实子、甘草）；病因治疗，验光配镜。

（五）老视

本病是指由于年龄增长所致的生理性调节减弱，一般自 40 岁以后就开始发生了老视，根据本病的特征相似中医学“老花”，按其辨证论治如下。

肾水虚乏证：患者为 40 岁以上中老年人，患眼对 30cm 内的细小物件看不清楚，伴腰膝酸软，夜间尿频。方药用：滋阴地黄丸（《百问》）加减（枸杞子、菟丝子、熟地黄、菊花、淮山药、茯苓、山萸肉、牡丹皮、泽泻、黄柏、知母、决明子、楮实子、蒺藜、青葙子）；验光配镜，必要时也可试行屈光手术。

第九章 各种药物在耳鼻咽喉临床的合理应用

第一节 耳鼻咽喉临床用药原则

一、耳鼻咽喉头颈外科临床用药原则

耳鼻咽喉头颈外科疾病主要涉及耳、鼻、咽喉、气管及食管等各部疾病，是临床上常见的一类疾病，主要病因有先天性畸形、感染、变态反应、创伤、异物、肿瘤及全身疾病等。本类疾病多采用手术和药物综合治疗，药物治疗在耳鼻咽喉头颈外科疾病中具有极其重要的地位，常用的治疗药物包括抗菌药、糖皮质激素、抗组胺药、白三烯受体拮抗剂、鼻用减充血剂、黏液溶解促排剂、中成药等。

（一）抗菌药用药原则

耳鼻咽喉头颈外科常用抗菌药包括青霉素类、头孢菌素类、大环内酯类、喹诺酮类和氨基糖苷类抗生素等，常见感染性疾病急性鼻－鼻窦炎和急性中耳炎等，主要病原菌为肺炎链球菌、流感嗜血杆菌和卡他莫拉菌；急性咽炎/扁桃体炎的主要病原菌为溶血性链球菌，针对以上病原菌，初治首选青霉素类抗生素，其他可选药物有一、二代头孢菌素。青霉素过敏患者可口服四环素类、氟喹诺酮类或大环内酯类抗生素。用药3d无效的患者应考虑为耐青霉素肺炎链球菌感染的可能，可选用大剂量阿莫西林克拉维酸片口服或头孢曲松注射液静脉滴注。

使用注意事项如下。

（1）尽量明确病原菌类别：最好治疗前留取合格标本送病原学检测（细菌药物敏感试验），根据药敏结果选择或调整抗菌药，做到有的放矢地选择抗菌药。

（2）警惕药物的耳毒性：尽量避免使用或慎用氨基糖苷类抗生素等具有耳毒性的抗菌药。

（3）尽量控制预防用药：耳鼻咽喉头颈外科手术切口常见病原菌为金黄色葡萄球菌、凝固酶阴性葡萄球菌，预防使用抗菌药选第一、二代头孢菌素，如涉及口咽部黏膜有厌氧菌感染可能，可加用甲硝唑。

（4）严格掌握联合用药适应证和配伍禁忌。

（二）糖皮质激素用药原则

作用机制：糖皮质激素分为鼻用糖皮质激素和全身用糖皮质激素，具有显著的消炎、抗过敏和抗水肿作用，糖皮质激素分子穿过靶细胞膜进入细胞质，与相应受体结合后通过调节基因的转录，增加抗炎基因的转录和减少炎症基因的转录，起到抗炎作用。

（1）鼻用糖皮质激素：可以使高浓度的药物直接作用于鼻黏膜的糖皮质激素受体而发挥治疗作用，其生物利用度低，全身副作用小，是鼻腔和鼻黏膜炎症性疾病的理想局部用药，为变应性鼻炎、急性或慢性鼻－鼻窦炎的一线治疗药物。

常见不良反应：鼻部干燥感、鼻出血、涕血、鼻部刺激征（鼻部不适或热感）、鼻溃疡、咽炎、咽痛、咳嗽、头痛等，极个别使用不当者可能出现鼻中隔穿孔。

使用注意事项如下。

①喷雾器喷头应朝向鼻腔外侧即外眦方向，右手拿药喷左侧鼻腔，左手拿药喷右侧鼻腔，避免两侧喷药时全部对着鼻中隔的部位，长期可导致鼻中隔损伤。

②喷完后鼻孔尽量朝上，用鼻尽力往里吸，使药液向后较均匀分布在鼻腔黏膜，充分发挥药物的治疗作用。

常用鼻用糖皮质激素包括糠酸莫米松鼻喷雾剂、丙酸氟替卡松鼻喷雾剂、布地奈德鼻喷雾剂、丙酸倍氯米松鼻喷雾剂、曲安奈德鼻喷雾剂等。

（2）全身用糖皮质激素：在耳鼻咽喉疾病中多为二线治疗药物，但在重度变应性鼻炎通过其他治疗方法无法控制严重鼻塞症状时，可考虑短期口服糖皮质激素；对于重度伴有鼻息肉的慢性鼻－鼻窦炎患者，推荐使用鼻用糖皮质激素加短期口服糖皮质激素；另外，在突发性耳聋治疗中，全身用糖皮质激素可缓解内皮水肿，增加内耳血液供应，为一线治疗药物。

常见不良反应：高血钠和低血钾、高血压、水肿，高血脂、高血糖或使糖尿病加重，肾上腺皮质功能减退，甚至萎缩，闭经，肌肉消瘦、无力，骨质疏松、股骨头坏死和精神症状等。

使用注意事项如下。

①严格掌握患者有无使用激素的适应证及禁忌证。

②大剂量突击疗法原则上仅限于抢救使用，一般用药时间不超过 3d；中剂量短程疗法应在产生临床疗效后及时减量或停药；小剂量替代疗法应注意掌握用药适应证。

③警惕糖皮质激素引起的不良反应。

常用药物有地塞米松、泼尼松、甲泼尼龙、氢化可的松等。

（三）抗组胺药用药原则

作用机制：抗组胺药主要通过与组胺之间竞争性结合组胺 H 受体，或通过反激动剂样作用使组胺受体处于非活化状态，从而发挥拮抗组胺的作用。这类药物起效快速，作用持续时间较长，能明显缓解鼻部症状特别是鼻痒、喷嚏和流涕，对合并眼部症状也有效，但对改善鼻塞的效果有限。抗组胺药分为口服和鼻用两种。

1. 口服抗组胺药物

可分为第一、二代口服抗组胺药。第一代口服抗组胺药由于明显的中枢抑制和抗胆碱作用，以及对认知功能的潜在影响，限制了其临床应用；第二代口服抗组胺药具有良好的安全性，其血 - 脑屏障的穿透性低，减少了对中枢神经系统的抑制作用，镇静和嗜睡不良反应较少见，是耳鼻咽喉常见疾病如变应性鼻炎、急性鼻炎等一线治疗药物。第二代口服抗组胺药起效快，作用时间长，一般一天仅需一次用药。

常见不良反应：第一代抗组胺药有幻觉、镇静、嗜睡等中枢神经系统抑制作用，以及口干、眼干、尿潴留、便秘和心动过速等抗胆碱作用。第二代抗组胺药大多数都不会产生镇静、困倦和口干等副作用，但有少数患者口服西替利嗪、阿伐斯汀等可能产生较轻的中枢抑制作用。第二代口服抗组胺药中的特非那定和阿司咪唑因被发现在少数患者诱发 Q–T 间期延长及尖端扭转型室性心动过速，目前在临床上基本不用。

使用注意事项如下。

（1）避免与对中枢神经系统有抑制作用的饮料（如酒），镇静催眠、抗惊厥药（如地西泮）、抗精神失常类药（如氯丙嗪）同用，否则有可能引起头晕、全身乏力、运动失调、视物模糊、复视等中枢神经过度抑制症状。儿童、老年人、体弱者更易发生。

（2）高空作业者、驾驶员、机械操作人员禁用或慎用。

（3）尽可能避免与复方感冒制剂同时使用，因为复方感冒制剂中含有氯苯那敏等抗组胺药。

（4）避免与抗胆碱药（如阿托品）、三环类抗抑郁药（如阿米替林）同用，否则可出现口渴、便秘、排尿困难、心动过缓、青光眼症状加重、记忆障碍等副作用。

（5）青光眼患者、前列腺增大、幽门梗阻患者慎用第一代抗组胺药赛庚啶、苯海拉明、氯苯那敏等。

常用第一代抗组胺药有氯苯那敏、赛庚啶、苯海拉明等；第二代抗组胺药有氯雷他定、地氯雷他定、枸地氯雷他定、西替利嗪、氮卓斯汀、依匹斯汀等。

2. 鼻用抗组胺药

其疗效相当于或优于第二代口服抗组胺药，特别是对鼻塞症状的缓解。一般每日用药 2 次，疗程不少于 2 周。鼻用抗组胺药在鼻腔中有更高的药物浓度，可更快和更直接地作用于病变部位的靶细胞，比口服抗组胺药起效更快，通常用药后 15 ～ 30min 即起效，是变应性鼻炎的一线治疗药物。

常见不良反应：鼻用抗组胺药安全性好，苦味为主要不良反应，发生率为 1.4% ～ 16.7%。其他不良反应少见，包括鼻腔烧灼感、鼻出血、头痛和嗜睡等。

常用药物有盐酸左卡巴斯汀鼻喷雾剂、氮卓斯汀喷鼻剂。

（四）白三烯受体拮抗剂用药原则

作用机制：白三烯受体拮抗剂选择性地与半胱氨酸白三烯 CysLT1 受体结合，通过竞争性阻断半胱氨酰白三烯，抑制嗜酸性粒细胞的趋化和黏附，缩短炎症细胞的存活时间，减少黏液分泌等，从而减少鼻塞、流涕等症状。

口服白三烯受体拮抗剂为变应性鼻炎的一线治疗药物，尤其是合并支气管哮喘的患者；其对鼻塞症状的改善作用优于第二代口服抗组胺药，而且能有效缓解喷嚏和流涕症状；常与口服抗组胺药或鼻用糖皮质激素联合使用，效果更佳。未得到良好控制的中－重度变应性鼻炎患者，可考虑联合应用白三烯受体拮抗剂。

常见不良反应：白三烯受体拮抗剂的安全性和耐受性良好，不良反应较轻微，主要为头痛、口干、咽炎等。

常用药物为孟鲁司特钠，每日给药一次，睡前口服，2 ～ 5 岁用 4mg（颗粒剂或咀嚼片），6 ～ 14 岁用 5mg（咀嚼片），成年人用 10mg（普通片）。

（五）鼻用减充血剂用药原则

1. 作用机制

常用鼻用减充血剂为 α 肾上腺素受体激动剂，其作用是直接刺激血管平滑肌上的 α 受体，引起血管平滑肌收缩，减少局部组织液生成，减轻炎性反应所致的鼻黏膜充血和肿胀，缓解鼻塞症状及咽鼓管炎性黏膜的肿胀，降低中耳腔负压。常用于变应性鼻炎、急性鼻炎等鼻塞严重的患者。

2. 常见不良反应

鼻腔干燥、烧灼感和针刺感等，部分患者可出现头痛、头晕和心率加快等反应。

3. 使用注意事项

鼻用减充血剂应严格控制使用疗程，连续用药不超过 7d，以减少鼻减充血剂的副作用，疗程过长或用药过频导致反跳性鼻黏膜充血，易发生药物性鼻炎。鼻腔干燥者、萎缩性鼻炎以及 2 岁以内患儿禁用。冠心病、高血压、甲状腺功能亢进、糖尿病、闭角型青光眼患者慎用。不能与单胺氧化酶抑制剂、三环类抗抑郁药同用。

常用药物有呋麻滴鼻液、盐酸麻黄碱滴鼻液、盐酸羟甲唑啉滴鼻液（喷雾剂）、盐酸赛洛唑啉滴鼻液（喷雾剂）。

（六）黏液溶解药用药原则

耳鼻咽喉头颈外科常见疾病常伴有流涕（清水样涕或脓涕）、中耳积液、痰液等症状，使用黏液溶解药可改善黏膜纤毛运动，促进呼吸道腺体的分泌作用，并使黏液移动速度增加，有助黏液分泌物排出。

常用黏液溶解药有桉柠蒎肠溶软胶囊、氨溴索片（口服液）、溴己新片、羧甲司坦片、乙酰半胱氨酸片（颗粒）等。

（七）中成药用药原则

开具中成药处方须遵循中医辨证施治原则；根据不同治疗对象和病情，选用最佳剂型；慢性疾病须较长时间坚持用药，否则难以达到预期疗效；严格掌握妊娠期妇女用药适应证如下。

常用中成药有鼻炎康片、辛夷鼻炎丸、香菊片（胶囊）、辛芩颗粒（片）、鼻窦炎口服液、藿胆丸（片、滴丸）、鼻炎片、苍耳子鼻炎滴丸、鼻炎通窍颗粒、畅鼻通颗粒、鼻渊舒口服液、耳聋左慈丸、通窍耳聋丸、黄氏响声丸、清咽滴丸、咽立爽滴丸、金嗓散结胶囊（片、颗粒、丸）、口炎清颗粒、口腔溃疡散、西帕依固龈液、冰硼散、六神丸（胶囊、凝胶）、百蕊颗粒、玄麦甘桔颗粒（胶囊）。

（八）其他局部用药原则

1. 耳部疾病局部用药

主要有滴耳液、洗耳液、粉剂等，常用药物有氧氟沙星滴耳液、左氧氟沙星滴耳液、氯霉素滴耳液、复方硼酸滴耳液、碳酸氢钠滴耳液等。

使用注意事项如下。

（1）用药前彻底清洁外耳道。

（2）鼓膜穿孔患者禁用耳毒性药物或对黏膜有刺激性、腐蚀性的药物。

（3）慎用粉剂，可能堵塞穿孔妨碍引流。

2. 咽喉疾病局部用药

有含漱液、口含片（滴丸）、液体喷雾剂等。常用药物有复方硼砂溶液、呋喃西林溶液、复方氯己定含漱液等。

第二节　鼻部疾病药物处方审核要点

一、变应性鼻炎

（一）定义

变应性鼻炎（AR）又称过敏性鼻炎，是特应性个体暴露于过敏原后主要由IgE介导的鼻黏膜非感染性慢性炎性疾病。变应性鼻炎传统上分为常年性AR和季节性AR；根据症状频率分为间歇性[＜4天（周）或＜4周（年）]和持续性[＞4天（周）或＞4周（年）]；根据严重程度分为轻度和中重度。

（二）病因

吸入过敏原后诱导特应性个体鼻腔局部和区域引流淋巴器官产生特异性IgE，与聚集在鼻黏膜的肥大细胞和嗜碱性粒细胞表面高亲和力IgE受体结合，当机体再次接触相同过敏原时，导致组胺和白三烯等炎性介质释放；这些炎性介质可刺激鼻黏膜的感觉神经末梢和血管，兴奋副交感神经，导致鼻痒、打喷嚏、流清水样涕等症状，该过程称为速发相反应。组胺等炎性介质的释放还诱导血管内皮细胞、上皮细胞等表达或分泌黏附分子、趋化因子及细胞因子等，导致炎性介质的进一步释放，炎性反应持续加重，鼻黏膜出现明显组织水肿导致鼻塞，该过程称为迟发相反应。

典型症状为阵发性喷嚏、清水样涕、鼻痒和鼻塞。可伴有眼部症状，包括眼痒、流泪、眼红和灼热感等，多见于花粉过敏患者。

（三）变应性鼻炎治疗管理

变应性鼻炎的治疗原则包括环境控制、药物治疗、免疫治疗和健康教育，概括地形容为“防治结合，四位一体”。

1. 过敏原回避

采取多种措施避免接触过敏原（尘蛾、动物皮屑等），对花粉过敏的 AR 患者，在空气中花粉浓度较高的季节进行户外活动时，最好避开致敏花粉播散的高峰期，以减少症状发作。

2. 药物治疗

（1）糖皮质激素：鼻用糖皮质激素是 AR 的一线治疗药物，对 AR 患者的所有鼻部症状包括喷嚏、流涕、鼻痒和鼻塞均有显著改善作用。临床可用于轻度和中－重度 AR 的治疗，按推荐剂量每日喷鼻 1 ～ 2 次，疗程不少于 2 周；对于中－重度持续性 AR 是首选药物，疗程 4 周以上。持续治疗的效果明显优于间断治疗。口服糖皮质激素是 AR 的二线治疗药物，中－重度持续性 AR 患者如通过其他治疗方法无法控制严重鼻塞症状时，可考虑短期口服糖皮质激素，宜选择安全性和耐受性较好的制剂，剂量按患者体重计算（泼尼松 0.5 ～ 1.0mg/kg），早晨顿服，疗程 5 ～ 7d。

（2）抗组胺药：有口服抗组胺药（第一代和第二代）和鼻内抗组胺药。第一代抗组胺药因不良反应较多，不推荐优先选用，第二代抗组胺药对外周 H 受体更为特异性，一般首选第二代口服抗组胺药。第二代口服抗组胺药为 AR 的一线治疗药物，起效快速，作用持续时间较长，能明显缓解鼻部症状特别是鼻痒、喷嚏和流涕，对合并眼部症状也有效，但对改善鼻塞的效果有限。每日 1 次，疗程不少于 2 周。儿童用药需注意药品说明书的年龄限制和推荐剂量，5 岁以下儿童建议使用糖浆或颗粒剂型。鼻用抗组胺药是 AR 的一线治疗药物，其疗效相当于或优于第二代口服抗组胺药，特别是对鼻塞症状的缓解。一般每日 2 次，疗程不少于 2 周。

（3）白三烯受体拮抗剂：口服白三烯受体拮抗剂为 AR 的一线治疗药物，其对鼻塞症状的改善作用优于第二代口服抗组胺药，而且能有效缓解喷嚏和流涕症状，临床可用于 AR 伴或不伴哮喘的治疗，每日 1 次，晚上睡前口服，疗程 4 周以上。

（4）肥大细胞膜稳定剂：为 AR 的二线治疗药物，临床酌情使用，包括色甘酸钠、尼多酸钠、四唑色酮和曲尼司特等。

（5）鼻用减充血剂：为 AR 的二线治疗药物，临床酌情使用。目前常用的药物有羟甲唑啉、赛洛唑啉滴鼻液（喷雾剂）和麻黄碱滴鼻液，可快速缓解鼻塞，但对 AR 的其他鼻部症状无明显改善作用，鼻用减充血剂应严格控制使用次数及疗程，一般每日滴鼻 2 次，每侧每次 1 ~ 3 滴，连续用药不超过 7d，以减少鼻减充血剂的副作用，避免药物性鼻炎的发生。

（6）鼻用抗胆碱药：为 AR 的二线治疗药物，可抑制腺体分泌亢进，临床酌情使用，常用药物为异丙托溴铵，0.03% 异丙托溴铵每日喷鼻 2 ~ 3 次，每侧每次 1 ~ 2 喷，一般在喷鼻后 15 ~ 30min 起效，药效维持 4 ~ 8h，可明显减少清水样鼻涕。

（7）生理氯化钠溶液或 2% 浓氯化钠溶液鼻腔冲洗：通常用于鼻腔和鼻窦炎性疾病的辅助治疗，可清除鼻内刺激物、过敏原和炎性分泌物等，减轻鼻黏膜水肿，改善黏液纤毛清除功能。

（8）中成药：某些中草药成分具有抗过敏、消炎和免疫调节作用，部分中成药对改善常年性、持续性 AR 的鼻部症状有一定的效果。

变应性鼻炎常用治疗药物的种类、给药方式以及推荐级别见表 9–1。

表 9–1　变应性鼻炎常用治疗药物推荐级别

药物种类	给药方式	推荐级别
糖皮质激素	鼻用	一线，推荐使用
	口服	二线，酌情使用
第二代抗组胺药	口服	一线，推荐使用
	鼻用	一线，推荐使用
白三烯受体拮抗剂	口服	一线，推荐使用
肥大细胞膜稳定剂	口服	二线，酌情使用
	鼻用	二线，酌情使用
减充血剂	鼻用	二线，酌情使用
抗胆碱药	鼻用	二线，酌情使用

3. 免疫治疗

过敏原特异性免疫治疗为 AR 的一线治疗方法。存在以下情况的患者，尤其适用过敏原免疫治疗：常规药物治疗（抗组胺药、白三烯受体拮抗剂、鼻用糖皮质激素等）不能有效控制症状；药物治疗引起较严重的不良反应；不愿意接受持续或长期药物治疗。目前临床常用的过敏原免疫治疗方法有皮下注射法和舌下含服法，分为剂量累加和剂量维持两个阶段，总疗程 3 年左右。

（1）皮下免疫治疗：目前在我国应用的标准化皮下注射免疫治疗制剂只有两种：德国默克集团生产的螨过敏原注射液和丹麦 ALK 公司生产的屋尘螨过敏原制剂。

（2）舌下免疫治疗：是一种经口腔黏膜给予过敏原疫苗，以使变应性疾病患者逐渐实现免疫耐受的特异性免疫治疗方法，国内目前可供临床使用的舌下含服标准化过敏原疫苗仅有粉尘螨滴剂一种。

4. 联合用药

2015 年美国耳鼻咽喉头颈外科学会制定的《变应性鼻炎临床实践指南》和《2017 年美国季节性变应性鼻炎治疗循证指南》不建议在鼻用激素中增加口服抗组胺药，即使症状控制不完全，因为不太可能增加临床获益。建议对于单用鼻用激素控制不良时，可加用鼻用抗组胺药，对于 12 岁及以上的中度至重度季节性 AR 患者的鼻部症状的治疗，建议联合使用鼻用激素和鼻用抗组胺药作为初始治疗。

2015 年中国《变应性鼻炎诊断和治疗指南》推荐口服白三烯受体拮抗剂与第二代口服抗组胺药联合使用，对季节性 AR 患者的日间和夜间症状（包括鼻塞及睡眠障碍）的改善作用更显著，其疗效优于白三烯受体拮抗剂与第二代抗组胺药单独治疗。口服白三烯受体拮抗剂与鼻用糖皮质激素联合治疗 AR，其疗效优于鼻用糖皮质激素单独治疗。

二、急性鼻 – 鼻窦炎

（一）定义

急性鼻 – 鼻窦炎由病毒、细菌等病原微生物引起的鼻腔和鼻窦黏膜部位的急性感染，可表现为急性卡他性炎症或化脓性炎症，重症可累及骨质、周围组织和邻近器官，引起严重并发症。

（二）病因

急性鼻 – 鼻窦炎 90% ~ 98% 由病毒感染引起，2% ~ 10% 由细菌感染引起，或病毒和细菌感染同时并发。最常见的是鼻病毒，其次是流感和副流感病毒、腺病毒、冠状病毒、呼吸道合胞病毒等。急性细菌性鼻－鼻窦炎常继发于病毒性上呼吸道感染，病原菌以肺炎链球菌和流感嗜血杆菌最为常见，两者占病原菌的50%以上；卡他莫拉菌在成年人和儿童中各约占病原菌10%和20%；尚有少数为厌氧菌、金黄色葡萄球菌、A组溶血性链球菌及革兰阴性杆菌。

主要临床表现为局部症状有鼻塞、脓涕、头痛或局部疼痛，全身症状常继发于上呼吸道感染，原有症状加重，出现畏寒、发热、食欲减退、便秘、周身不适等。病毒性鼻－鼻窦炎者鼻部感染症状一般在10d之内缓解；细菌性则症状通常持续10d以上仍无改善，且在疾病初期多出现严重症状包括脓涕、高热（体温＞39℃）和头痛等。

（三）急性鼻－鼻窦炎治疗管理

1. 抗感染治疗

急性病毒性鼻窦炎通常能够自愈，因此抗感染治疗是针对急性细菌性鼻窦炎，首先应明确是病毒感染还是细菌感染。出现以下情况之一，则应考虑急性细菌感染。

（1）症状持续10d以上且无好转。

（2）起病初期出现严重症状，包括高热、脓涕、面部疼痛持续时间超过3d。

（3）临床症状或体征恶化，包括新出现发热、头痛，或者鼻腔分泌物增多。

（4）抗菌药选择：初治可口服阿莫西林、阿莫西林克拉维酸钾；其他可选药物有第一代或第二代口服头孢菌素；用药3d无效的患者可考虑选用大剂量阿莫西林克拉维酸口服或头孢曲松静脉滴注；青霉素和头孢菌素过敏患者，可选用多西环素、喹诺酮类、大环内酯类抗生素等。

2. 鼻用糖皮质激素

鼻用糖皮质激素是目前临床治疗的首选局部用药。鼻用糖皮质激素具有消炎、抗水肿作用，特别是对于症状较严重的急性期鼻－鼻窦炎可缓解症状，鼻用糖皮质激素的应用以晨起喷药为好，疗程为2～4周。

3. 鼻腔冲洗

使用生理氯化钠溶液或2%浓氯化钠溶液冲洗鼻腔，每日1～2次，可有效缓解鼻黏膜急性期水肿、刺激鼻黏膜纤毛活性、增加鼻腔分泌物清除速率。

4. 抗组胺药及白三烯受体拮抗剂

急性感染性鼻－鼻窦炎存在明确的变态反应因素，特别是伴有变应性鼻炎者，可全身或鼻腔局部使用第 2 代抗组胺药，以鼻用抗组胺药为好，也可口服白三烯受体拮抗剂，疗程一般不少于 2 周。对于伴有哮喘的患者，首选口服白三烯受体拮抗剂。

5. 黏液溶解促排剂

主要应用在慢性期，但对急性期也有效，予推荐使用，疗程至少 4 周。

6. 鼻用减充血剂

对急性严重的鼻塞者，可适当间断、短时间（7d 以内）使用低浓度鼻黏膜减充血剂，有利于解除鼻窦引流通道的阻塞，改善鼻腔通气和引流。

三、慢性鼻－鼻窦炎

（一）定义

慢性鼻－鼻窦炎是指鼻窦与鼻腔黏膜的慢性炎症，病程超过 12 周。临床分为两种类型，慢性鼻－鼻窦炎不伴鼻息肉（CRSsNP）和慢性鼻－鼻窦炎伴有鼻息肉（CRSwNP）。

（二）病因

慢性鼻－鼻窦炎病因复杂，发病机制尚未阐明，可能是病原微生物、遗传因素、环境因素、免疫机制和组织重塑等相互作用引发此病。

主要临床表现为鼻塞，黏性或黏脓性鼻涕，头面部胀痛，嗅觉减退或丧失，可伴有乏力、咳嗽等全身症状。

（三）慢性鼻－鼻窦炎治疗管理

首选药物治疗，鼻用糖皮质激素和鼻腔冲洗是慢性鼻－鼻窦炎的首选治疗方案。

1. 糖皮质激素

根据不同临床类型，选择不同的治疗方案。慢性鼻－鼻窦炎不伴鼻息肉（CRSsNP）：推荐使用鼻用糖皮质激素治疗 3 个月，如疗效不佳则可以考虑鼻内镜手术治疗。

慢性鼻 - 鼻窦炎伴有鼻息肉（CRSwNP）。

（1）轻度 CRSwNP 患者：先使用鼻用激素治疗 3 个月，如果症状体征有改善，继续使用 6 个月；如无明显改善，一方面可以考虑手术，另一方面也可以加大鼻用糖皮质激素剂量，如果药物治疗依然无效则行手术治疗。

（2）中度 CRSwNP 患者：使用较大剂量的鼻用糖皮质激素，治疗 3 个月后如果有效果，可继续使用鼻用糖皮质激素 6 个月，无效则行手术治疗。

（3）重度 CRSwNP 患者：使用鼻用糖皮质激素加短期口服糖皮质激素，治疗 1 个月后如果有效可以继续使用鼻用糖皮质激素进一步治疗 3 ~ 6 个月，无效则考虑手术。CRSwNP 患者围手术期可应用全身糖皮质激素，每日 20 ~ 30mg（泼尼松），总疗程一般不超过 2 周，可以显著缩小鼻息肉大小，改善症状。术后应当定期随访，并继续给予鼻用糖皮质激素，可以提高鼻内镜评分、减少复发。

不推荐全身或鼻内注射糖皮质激素。CRSsNP 患者不推荐应用口服糖皮质激素治疗。

2. 抗菌药

慢性鼻 - 鼻窦炎伴急性感染时，可以根据细菌培养和药物敏感试验结果选择敏感的抗菌药进行治疗，常规剂量，疗程不超过 2 周。

3. 黏液溶解促排剂

可稀化鼻腔和鼻窦分泌物并改善鼻黏膜纤毛活性，有促进黏液排出和帮助鼻腔鼻窦生理功能恢复的作用。

4. 抗组胺药和白三烯受体拮抗剂

对伴有变应性鼻炎和（或）哮喘的患者可应用抗组胺药，包括口服或鼻用抗组胺药、口服白三烯受体拮抗剂，疗程不少于 4 周。对于伴有哮喘的患者，首选口服白三烯受体拮抗剂。

5. 鼻减充血剂

原则上不推荐使用。持续性严重鼻塞的患者可短期使用，疗程小于 7d。

6. 鼻腔冲洗

生理氯化钠溶液或 2% 浓氯化钠溶液鼻腔冲洗是治疗慢性鼻 - 鼻窦炎的有效手段，也是鼻内镜手术后常用的辅助治疗方法。

7. 大环内酯类抗生素

十四元环大环内酯类抗生素（红霉素、克拉霉素、罗红霉素）具有消炎和免疫调节作用，主要用于 CRSsNP、常规药物治疗效果不佳、无嗜酸性粒细胞增多、IgE 值正常、过敏原检测阴性的非变应性慢性鼻 – 鼻窦炎患者。推荐小剂量（常规剂量的 1/2）长期口服，疗程不少于 12 周。

第三节　耳部疾病药物

一、分泌性中耳炎

（一）定义

分泌性中耳炎是以传导性聋及鼓室积液为主要特征的中耳非化脓性炎性疾病。冬春季多发，是儿童和成年人常见的听力下降原因之一。本病可分为急性和慢性两种。急性分泌性中耳炎病程延续 8 周，若 8 周后未愈者即可称为慢性分泌性中耳炎。

（二）病因

多数在上呼吸道感染时发生，是由于咽鼓管功能不良自发产生的，或继发于急性中耳炎耳部感染后的炎症反应，大部分发生在 6 个月至 4 岁婴幼儿。目前认为咽鼓管功能障碍、中耳局部感染和变态反应等为其主要病因。咽鼓管功能障碍时，外界空气不能进入中耳，中耳内原有的气体逐渐被黏膜吸收，腔内形成相对负压，引起中耳黏膜静脉扩张、淤血、血管壁通透性增强，鼓室内出现渗出液。

主要临床表现为听力减退、耳痛、耳闷、耳鸣等。

（三）分泌性中耳炎治疗管理

首选非手术治疗，严格掌握手术指征，病因治疗，改善中耳通气引流及清除中耳积液为本病的治疗原则，慢性期可采用捏鼻鼓气法、波氏球法或导管法进行咽鼓管吹张。

1. 抗菌药

《分泌性中耳炎临床应用指南》(2004版修订)中指出不应该常规使用抗菌药治疗分泌性中耳炎；对于合并有细菌感染时，可以使用抗菌药治疗，抗菌药选用参见急性中耳炎。

2. 糖皮质激素

口服和鼻用糖皮质激素在我国已被广泛用于减轻咽鼓管和中耳的炎症，但大多是根据临床经验用药，缺乏相关循证医学依据。国内外指南均不推荐常规使用口服或鼻用糖皮质激素治疗分泌性中耳炎，但合并有变应性鼻炎或腺样体肥大等患者，鼻用糖皮质激素可能有效。

3. 抗组胺药和鼻减充血剂

不推荐常规使用抗组胺药和鼻减充血剂治疗分泌性中耳炎，对于合并过敏患者的研究表明，抗组胺药和鼻减充血剂对鼻部和眼部过敏症状有益处。关于使用白三烯拮抗剂伴或不伴抗组胺药的研究发现，两者联合使用对耳部体征得分具有显著性提高，但是两侧鼓室声导抗结果没有显著提高。

4. 黏液溶解促排剂

稀化黏液和促进纤毛运动，可降低咽鼓管黏膜的表面张力和咽鼓管开放的压力。

二、急性中耳炎

(一)定义

急性中耳炎是指细菌和(或)病毒等病原体经咽鼓管直接进入鼓室引起中耳腔黏膜感染，通常继发于普通感冒，在48h内发病，病程不超过12周。可分为急性非化脓性中耳炎和急性化脓性中耳炎。

(二)病因

急性非化脓性中耳炎指在急性上呼吸道感染之后，使得咽鼓管咽口及软骨段黏膜炎性充血、肿胀而发生阻塞，同时可能伴有细菌或病毒经咽鼓管直接进入中耳腔，从而造成中耳黏膜包括鼓膜炎性反应，早期呈急性炎症表现，后期中耳腔有炎性浆液性或黏液性渗出变化。急性化脓性中耳炎是由前期中耳负压形成中耳大量渗出液，成为细菌的培养基，使得化脓性细菌继续经咽鼓管侵入，导致大量繁殖，使得毒素吸收，引起全身发热症状；其病理表现为中耳黏膜充血、肿胀、脓性分泌增多、鼓膜充血外凸，甚至穿孔流脓。如感染累及乳突腔化脓，未及时引流，可发生颅内和颅外并发症。

主要临床表现为耳痛、听力减退、耳鸣、流脓，全身症状轻重不一，可有畏寒、发热、倦怠、食欲减退。小儿全身症状较重，常伴呕吐、腹泻等类似消化道中毒症状。一旦鼓膜穿孔，体温很快恢复正常，全身症状明显减轻。

急性中耳炎约60%以上患者为细菌性和病毒性混合感染，27%为单纯细菌性感染，单纯病毒性感染极少。最常见病原菌为肺炎链球菌、流感嗜血杆菌和卡他莫拉菌。

（三）急性中耳炎治疗管理

1. 抗感染治疗

有以下情况者应立刻使用抗菌药物。

（1）重症：中至重度的耳痛或发热39℃以上。

（2）患儿不足6个月。

（3）近期有使用抗菌药效果欠佳。

（4）出现并发症，如扁桃体炎。

（5）6 ~ 24个月的患儿确诊急性中耳炎。

（6）观察2 ~ 3d病情无好转的患者。

抗菌治疗应覆盖肺炎链球菌、流感嗜血杆菌和卡他莫拉菌等；疗程7 ~ 10d，以减少复发；中耳有渗液时需采取标本做细菌培养及药敏试验。初治可口服阿莫西林、阿莫西林克拉维酸钾；其他可选药物有第一代或第二代口服头孢菌素。用药3d无效的患者应考虑为耐青霉素肺炎链球菌感染可能，可选用大剂量阿莫西林克拉维酸口服或头孢曲松静脉滴注。

2. 局部治疗

（1）鼓膜穿孔前：可用1%酚甘油滴耳，同时可用鼻减充血剂滴鼻，减少咽鼓管咽口肿胀，有利于引流并恢复咽鼓管功能，减轻咽鼓管的水肿和炎症。

（2）鼓膜穿孔后：宜先用3%过氧化氢溶液彻底清洁并拭净外耳道脓液；局部针对可能的病原菌使用敏感抗菌药物滴耳液（氧氟沙星滴耳液、左氧氟沙星滴耳液、复方利福平滴耳液等），禁止使用粉剂，以免与脓液结块，影响引流；脓液减少、炎症逐渐消退时，可用3%硼酸乙醇甘油、3%硼酸乙醇、5%氯霉素甘油等滴耳。

3. 抗组胺药或鼻用激素

可缓解咽鼓管咽口炎性黏膜的肿胀，降低中耳腔负压，减少渗出，缓减疼痛。

三、慢性化脓性中耳炎

（一）定义

慢性化脓性中耳炎是中耳黏膜、骨膜或深达骨质的慢性化脓性炎症，以间断流脓、鼓膜紧张部穿孔和听力下降为特点。

（二）病因

多因急性化脓性中耳炎未及时治疗或治疗不当而迁延为慢性化脓性中耳炎；鼻腔、鼻窦及咽部的慢性疾病可导致中耳炎反复发作；全身抵抗力低下或致病菌毒性过强及耐药菌感染可能使急性化脓性中耳炎迁延为慢性。

常见致病菌多为金黄色葡萄球菌、变形杆菌、铜绿假单胞菌、大肠埃希菌、厌氧菌等，其中革兰阴性杆菌较多，可有两种以上细菌混合感染，还可能伴发真菌感染，多为外耳道内真菌感染。

主要临床表现为反复流脓，甚至持续流脓，随着感染控制后脓液可消失，分泌物为黏脓性，听力下降，耳鸣等。

（三）慢性化脓性中耳炎治疗管理

引流通畅者以局部用药为主。通常用3%过氧化氢溶液洗耳，洗净后再给药。

（1）鼓室黏膜充血、水肿，分泌物较多时，用抗菌药滴耳液或抗菌药与糖皮质激素类药混合液滴耳。

（2）鼓室黏膜湿润、脓液较少时，可用乙醇或甘油制剂，如3%硼酸甘油滴耳液等。

（3）忌用氨基糖苷类抗生素等耳毒性药物滴耳，以免引起听力下降。忌用粉剂，可能堵塞穿孔妨碍引流。

（4）急性发作期可全身应用抗菌药，最好根据中耳脓液的细菌培养及药物敏感试验结果，选择适当的无耳毒性的抗菌药。

四、突发性耳聋

（一）定义

突发性耳聋（简称突聋），是指 72h 内突然发生的、原因不明的感音神经性听力损失，通常在数分钟、数小时或一天内患者听力下降至最低点（少部分第 3d 降至最低点），至少在相邻的两个频率听力下降≥ 20dBHL，同时可伴有耳鸣或眩晕，部分患者有自愈倾向。

（二）病因

突聋的病因和病理生理机制尚未完全阐明，局部因素和全身因素均可能引起突聋，常见的病因包括：血管性疾病、病毒感染、自身免疫性疾病、传染性疾病、肿瘤等。一般认为，精神紧张、压力大、情绪波动、生活不规律、睡眠障碍等可能是突聋的主要诱因。目前较公认的可能发病机制包括：内耳血管痉挛、血管纹功能障碍、血管栓塞或血栓形成、膜迷路积水以及毛细胞损伤等。

主要临床表现为突发的听力下降、耳鸣、耳闷胀感、眩晕或头晕、听觉过敏或重听、耳周感觉异常，部分患者会出现精神心理症状，如焦虑、睡眠障碍等，影响生活质量。

（三）突发性耳聋治疗管理

1. 糖皮质激素

激素治疗首先建议全身给药，口服给药：泼尼松每日 1mg/kg（最大剂量建议为每日 60mg），晨起顿服；连用 3d，如有效，可再用 2d 后停药，不必逐渐减量，如无效可以直接停药。激素也可静脉注射给药，按照泼尼松剂量类比推算，甲泼尼龙 40mg 或地塞米松 10mg，疗程同口服激素。局部给药可作为补救性治疗，包括鼓室内注射或耳后注射，鼓室内注射可用地塞米松 5mg 或甲强龙 20mg，隔日 1 次，连用 4 ~ 5 次。耳后注射可以使用甲强龙 20 ~ 40mg，或者地塞米松 5 ~ 10mg，隔日 1 次，连用 4 ~ 5 次。如果患者复诊困难，可以使用复方倍他米松 2mg，耳后注射 1 次即可。

2. 改善微循环药物

银杏叶提取物等可调节血管功能，改善脏器血液循环及末梢微循环，改善耳内局部微循环等，缓解缺氧及供血不足导致的听力受损。

3. 降低纤维蛋白原药物

可以降低血液纤维蛋白原，促使内皮细胞释放组织纤维溶酶原激活剂，降低血黏度，降低血管阻力，加快血流速度，增加血流量，从而改善末梢及微循环障碍，常用药物有巴曲酶、蝮蛇抗栓酶等。应用降低纤维蛋白原的药物时应注意监测纤维蛋白原，并根据检查调整用药；对于出血性疾病，严重肝、肾功能不全或原发性高血压患者禁用。

4. 离子通道阻滞剂

利多卡因可通过血 – 耳屏障进入内耳，改善前庭和内耳的微循环，减轻内耳淋巴水肿，并抑制 Na^+ 通道，阻滞传入冲动，从而衰减或消除耳蜗及前庭的病理刺激，使耳鸣和眩晕症状减轻或消失。

5. 甲磺酸培他司汀

对内耳循环有改善作用，增加耳蜗血流量，以减轻内耳积水。

6. 营养神经类药物

甲钴胺、神经营养因子等。

（四）分型治疗推荐方案

突发性聋根据听力损失累及的频率和程度分为：高频下降型、低频下降型、平坦下降型和全聋型（含极重度聋）。根据不同分型，推荐不同治疗方案。

1. 低频下降型

（1）由于可能存在膜迷路积水，故需要限盐，输液量不宜过大，最好不用 0.9% 氯化钠溶液。

（2）平均听力损失低于 30dB 者，自愈率较高，可口服给药，包括糖皮质激素、甲磺酸倍他司汀、改善静脉回流药物等，也可考虑鼓室内或耳后注射糖皮质激素；听力损失等于大于 30dB 者，可采用银杏叶提取物 + 糖皮质激素静脉给药。

（3）少部分患者采用（2）的方案治疗无效和（或）耳闷加重，可给予降低纤维蛋白原及其他改善静脉回流的药物治疗。

2. 高频下降型

（1）改善微循环药物 + 糖皮质激素。

（2）离子通道阻滞剂对于减轻高调耳鸣效果较好。

（3）可考虑使用营养神经类药物。

3. 全频听力下降者（包括平坦下降型和全聋型）

（1）降低纤维蛋白原药物。

（2）糖皮质激素。

（3）改善内耳微循环药物。建议尽早联合用药治疗。

五、梅尼埃病

（一）定义

梅尼埃病是一种原因不明的、以膜迷路积水为主要病理特征的内耳病，表现为反复发作性眩晕、波动性听力下降、耳鸣和（或）耳闷胀感。梅尼埃病是发作性眩晕疾病，分为发作期和间歇期。

（二）病因

梅尼埃病病因不明，可能与内淋巴产生和吸收失衡有关。目前公认的发病机制主要有内淋巴管机械阻塞与内淋巴吸收障碍学说、免疫反应学说、内耳缺血学说等。通常认为梅尼埃病的发病有多种因素参与，其诱因包括劳累、精神紧张及情绪波动、睡眠障碍、不良生活事件、天气或季节变化等。

典型的症状表现为发作性眩晕，多呈突发旋转性，眩晕常反复发作，复发次数越多，持续时间越长，间歇越短；波动性、渐进性听力下降；耳鸣多出现在眩晕发作之前，眩晕发作时加剧；耳闷胀满感等。

（三）梅尼埃病治疗管理

1. 发作期的治疗

治疗原则是控制眩晕、对症治疗。

（1）前庭抑制剂：包括抗组胺药、苯二氮䓬类、抗胆碱能药及抗多巴胺能类药物，可有效控制眩晕急性发作，原则上使用不超过 72h。临床常用药物包括异丙嗪、苯海拉明、地西泮、地芬尼多、山莨菪碱等。

（2）糖皮质激素：如果急性期眩晕症状严重或听力下降明显，可酌情口服或静脉给予糖皮质激素。

（3）支持治疗：如恶心、呕吐症状严重，可加用补液支持治疗。

2. 间歇期的治疗

（1）类组胺药：倍他司汀是组胺 H_1 受体的弱激动剂，H_3 受体的强拮抗剂，可以改善内耳血供、平衡双侧前庭神经核放电率以及通过与中枢组胺受体的结合，达到控制眩晕发作的目的。

（2）钙离子拮抗剂：常用药有氟桂利嗪、尼莫地平等，能阻止脑细胞内钙离子超载，降低皮质血管阻力，增强脑供血、供氧，抑制血管痉挛，同时改善内耳前庭及脑干区域的循环状态。氟桂利嗪 5 ~ 10mg 睡前顿服，尼莫地平 20mg，每日 3 次口服。氟桂利嗪有嗜睡副作用，故白天不宜服用。尼莫地平有轻度降压作用，对同时服用其他抗高压药的患者，要注意监测血压变化。

（3）利尿药：有减轻内淋巴积水的作用，可以控制眩晕的发作。临床常用药物包括氢氯噻嗪、氨苯蝶啶等，用药期间需定期监测血钾浓度。依地尼酸和呋塞米等因有耳毒性而不宜使用。

（4）鼓室注射糖皮质激素：可控制患者眩晕发作，治疗机制可能与其改善内淋巴积水状态、调节免疫功能等有关。该方法对患者耳蜗及前庭功能无损伤，初始注射效果不佳者可重复鼓室给药，以提高眩晕控制率。

（5）鼓室注射庆大霉素：可有效控制大部分患者的眩晕症状（80% ~ 90%），注射耳听力损失的发生率为 10% ~ 30%，其机制与单侧化学迷路切除有关。对于单侧发病、年龄小于 65 岁、眩晕发作频繁、剧烈，保守治疗无效的三期及以上梅尼埃病患者，可考虑鼓室注射庆大霉素（建议采用低浓度、长间隔的方式），治疗前应充分告知患者发生听力损失的风险。

第四节　咽喉部常见疾病药物

一、急性咽炎

（一）定义

急性咽炎是咽黏膜、黏膜下组织和淋巴组织的急性炎症，多累及咽部淋巴组织。此病可单独发生，也常继发于急性鼻炎或急性扁桃体炎。

（二）病因

1. 病毒感染

病毒感染以柯萨奇病毒、腺病毒、副流感病毒多见，鼻病毒及流感病毒次之，通过飞沫和密切接触传染。

2. 细菌感染

细菌感染以溶血性链球菌、葡萄球菌及肺炎链球菌多见，其中以 A 组乙型溶血性链球菌感染者最为严重，可导致远处器官的化脓性病变，称之为急性脓毒性咽炎。

3. 环境因素

环境因素如干燥、粉尘、烟雾、刺激性气体等均可引起本病。

主要临床症状为先有咽部干燥、灼热感，继有明显咽痛，吞咽时尤其明显，咽侧索受累时疼痛可发射至耳部，全身症状一般较轻，可有发热、头痛、食欲减退和四肢酸痛等。

（三）急性咽炎治疗管理

1. 局部用药

无全身症状或症状较轻者，可局部应用：复方硼砂溶液含漱，各种含片及中成药可酌情选用；针对病因可应用抗病毒药和抗菌药。

2. 抗感染治疗原则

（1）针对溶血性链球菌感染选用抗菌药。

（2）必要时给药前先留取咽拭子培养，有条件者可做快速抗原检测试验（RADT）作为辅助病原诊断。

（3）由于溶血性链球菌感染后可发生非化脓性并发症（急性风湿热和肾小球肾炎），因此抗菌治疗以清除病灶中细菌为目的，疗程需10d。

3. 抗菌药的选择

（1）青霉素为首选，可选用青霉素G，也可肌内注射普鲁卡因青霉素或口服青霉素V，或口服阿莫西林，疗程均为10d。

（2）青霉素过敏患者可口服四环素或对溶血性链球菌敏感的喹诺酮类药物。大环内酯类抗生素的应用应参照当地药敏情况。

（3）其他可选药有口服第一代或第二代头孢菌素，疗程10d，但不能用于有青霉素过敏性休克史的患者。

4. 全身症状者

可给予解热镇痛药对症治疗。

二、慢性咽炎

（一）定义

慢性咽炎为咽部黏膜、黏膜下及淋巴组织的弥漫性慢性炎症，常为上呼吸道慢性炎症的一部分，多见于成年人。病程长，症状顽固，较难彻底治愈。

（二）病因

1. 局部因素

（1）急性咽炎反复发作所致。

（2）各种鼻病及呼吸道慢性炎症，长期张口呼吸及炎性分泌物反复刺激咽部，或受慢性扁桃体炎、牙周炎的影响。

（3）烟酒过度、粉尘、有害气体或过敏原的刺激都可引起本病。

2. 全身因素

如贫血、消化不良、下呼吸道慢性炎症、心血管疾病、内分泌功能紊乱、维生素缺乏及免疫功能低下等也可引发。

主要临床症状为咽部异物感、痒感、干燥感或微痛感；常有黏稠分泌物附着咽后壁，引起刺激性咳嗽、伴恶心。

（三）慢性咽炎治疗管理

1. 病因治疗

坚持户外活动，戒烟酒等不良嗜好，保持室内空气清新，积极治疗鼻炎、气管支气管炎等呼吸道慢性炎症及其他全身性疾病。

2. 局部治疗

（1）慢性单纯性咽炎：常用复方硼砂溶液、呋喃西林溶液、复方氯已定含漱液等含漱；也可含服碘喉片、薄荷喉片及中成药含片。

（2）慢性肥厚性咽炎：除上述治疗外，可用激光、低温等离子等治疗，若淋巴滤泡增生广泛，治疗宜分次进行；也可用药物（硝酸银）、冷冻或电凝固法治疗，但治疗范围不宜过广。

（3）萎缩性咽炎与干燥性咽炎：用2%碘甘油涂抹咽部，可改善局部血液循环，促进腺体分泌；服用维生素A、B_2、C、E，可促进黏膜上皮生长。

三、急性扁桃体炎

（一）定义

急性扁桃体炎为腭扁桃体的急性非特异性炎症，常伴有不同程度的咽黏膜和淋巴组织炎症，是一种很常见的咽部疾病。多发生于儿童及青少年，在春秋两季气温变化时最易发病。

（二）病因

乙型溶血性链球菌为本病的主要致病菌，非溶血性链球菌、葡萄球菌、肺炎链球菌、流感杆菌及腺病毒、鼻病毒、单纯性疱疹病毒等也可引起本病。细菌和病毒混合感染者不少见。近年还发现有厌氧菌感染者，革兰阴性杆菌感染有上升趋势。

正常人咽部及扁桃体隐窝内存留着某些病原体，当人体抵抗力降低时，病原体大量繁殖，毒素破坏隐窝上皮，细菌侵入其实质而发生炎症。受凉、潮湿、过度疲劳、烟酒过度、有害气体刺激、上呼吸道有慢性病灶存在等均可诱发本病。

主要临床表现为以剧烈咽痛为主，常放射至耳部，伴有吞咽困难，下颌下淋巴结肿大。全身症状多见于急性化脓性扁桃体炎，起病急，可有畏寒、高热、头痛、食欲减退、乏力、全身不适、便秘等。

（三）急性扁桃体炎治疗管理

1. 一般治疗与对症治疗

患者需适当休息、清淡饮食、多饮水、加强营养及保持排便通畅；咽痛剧烈或高热时，可口服解热药及镇痛药，如对乙酰氨基酚、阿司匹林、布洛芬等。

2. 抗感染治疗

病毒性急性扁桃体炎常为自限性，无须使用抗菌药治疗，如为细菌性扁桃体炎，抗感染治疗同急性咽炎。

3. 局部治疗

常用复方硼砂溶液、复方氯己定含漱液或呋喃西林溶液漱口；或使用含片和局部喷剂。

4. 中医中药

中医理论认为本病系有痰热、外感风火，可以给予疏风清热、消肿解毒的中成药。

四、慢性扁桃体炎

（一）定义

慢性扁桃体炎多由急性扁桃体炎反复发作或因扁桃隐窝引流不畅，窝内细菌、病毒滋生感染而演变为慢性炎症。

（二）病因

链球菌和葡萄球菌为本病的主要致病菌。反复发作的急性扁桃体炎使隐窝内上皮坏死，细菌与炎性渗出物聚集其中，隐窝引流不畅，导致本病的发生和发展，也可继发于猩红热、白喉、流感、麻疹、鼻腔及鼻窦感染。本病的发生机制尚不清楚，近年来认为与自身变态反应有关。

主要临床表现：患者常有咽痛，易感冒及急性扁桃体炎发作史，可有咽内发干、发痒、异物感、刺激性咳嗽、口臭等症状，扁桃体过度肥大可出现呼吸不畅、打鼾、吞咽困难等。

（三）慢性扁桃体炎治疗管理

1. 非手术疗法

（1）本病治疗不应限于抗菌药或手术，而应结合免疫疗法或抗变应性措施，包括使用有脱敏作用的细菌制品（如用链球菌过敏原和疫苗进行脱敏），以及各种增强免疫力的药物，如注射胎盘球蛋白、转移因子等。

（2）局部涂药、隐窝灌洗及激光疗法等均有人试用，远期疗效不理想。

（3）加强体育锻炼，增强体质和抗病能力。

2. 手术疗法

施行扁桃体切除术。

五、急性喉炎

（一）定义

急性喉炎是指以声门区为主的喉黏膜的急性弥漫性卡他性炎症，多发于冬、春季。

（二）病因

1. 感染

常发生于上呼吸道感染后，先为病毒感染，后继发细菌感染，开始时多为鼻腔、鼻咽和口腔急性卡他炎症，如感染向下扩展便可引起喉黏膜的急性卡他症状。常见的致病病毒包括：流感病毒、副流感病毒、鼻病毒、腺病毒等，常见的致病细菌包括溶血性链球菌、肺炎链球菌、流感嗜血杆菌等。

2. 其他

用声过度可引起急性喉炎；特定食物、气体和药物可引起特异性患者喉腔黏膜水肿，引发急性喉炎；喉异物、颈部及咽喉部外伤及检查器械损伤喉部黏膜导致喉炎，吸入有害气体（如氯气、氨气）、粉尘或烟酒过度也可以导致。

主要临床表现为声音嘶哑、严重者完全失声、咳嗽、咽痛等，因急性喉炎常发生于感冒后，故可有鼻塞、流涕、咽痛、畏寒、发热、乏力等症状。

（三）急性喉炎治疗管理

1. 抗感染治疗

有细菌感染时，可全身应用抗菌药，药物选择见急性咽炎。

2. 雾化吸入

给予糖皮质激素如布地奈德混悬液雾化吸入可减轻喉部水肿。

3. 糖皮质激素

用于症状重、声带肿胀明显的患者，可迅速消除喉部黏膜水肿，减轻声音嘶哑的程度。用法：成年人泼尼松片 20mg，晨起口服，一日 1 次，连服 3d，3d 后改为 10mg，一日 1 次，连服 4d；或者地塞米松肌内注射或静脉滴注，成年人一日 0.2 ～ 0.4mg/kg，儿童 2 岁以下 2mg/d，2 岁以上 5mg/d。

4. 对症治疗

咳嗽症状严重的患者应用止咳药；痰液较多者应用黏液溶解药或祛痰药等；咽喉疼痛可适当局部喷雾治疗。

六、慢性喉炎

（一）定义

慢性喉炎是指喉部慢性非特异性炎症，可分为慢性单纯性喉炎、肥厚性喉炎、萎缩性喉炎。

（二）病因

可能与以下因素相关：用声过度，长期吸入有害气体或粉尘，鼻腔、鼻窦或咽部慢性炎症，急性喉炎反复发作或迁延不愈，下呼吸道慢性炎症，长期咳嗽及脓性分泌物刺激喉部黏膜等因素可造成慢性喉炎。

主要临床表现为声音嘶哑、喉部不适、干燥感、喉部分泌物增加。

（三）慢性喉炎治疗管理

1. 去除病因

如避免长时间用声过度，戒烟酒，改善工作环境，在粉尘环境中作业者应加强防护，积极治疗鼻腔、鼻窦的慢性炎症，解除鼻阻塞，控制咽部及下呼吸道的感染。

2. 雾化吸入

给予糖皮质激素如布地奈德雾化混悬液吸入。

3. 中成药治疗

可选用黄氏响声丸、清咽滴丸、清音丸、喉片等。

七、咽喉反流性疾病

（一）定义

咽喉反流性疾病（LPRD）是指胃内容物反流入咽、喉及上呼吸道而引起的一种慢性症状或黏膜损伤。胃蛋白酶、胃酸以及胰酶等可损伤咽喉黏膜组织，引起喉部炎症、溃疡、声带肉芽肿、慢性咽炎、哮喘、喉痉挛等。

（二）病因

咽喉反流是指胃内容物反流至食管上括约肌以上部位（包括鼻腔、口腔、咽、喉、气管、肺等）的现象，反流物可刺激远端食管，引起迷走反射，引发的慢性咳嗽和清嗓可以对声带黏膜造成损伤，同时可以引起上食道括约肌的松弛反射，而使反流物进入到咽喉部引起损伤。

临床表现为咽喉部异物感、持续清嗓、声嘶、发音疲劳、咽喉疼痛、慢性咳嗽、呼吸困难、喉痉挛、哮喘等症状，以及声带后连合区域黏膜增生、肥厚，声带弥漫性充血、水肿，严重时出现肉芽肿、喉室消失、声门下狭窄等喉部体征。

（三）咽喉反流性疾病治疗管理

1. 一般治疗

改变不良生活方式和饮食习惯。

2. 药物治疗

抑酸治疗是最常用的内科治疗方法。目前首选药物为质子泵抑制剂，其他药物包括 H_2 受体阻滞剂、胃肠促动药、胃黏膜保护剂等。

（1）质子泵抑制剂（PPI）：推荐的治疗方案如下。

① PPI 给药剂量与时间：PPI 标准剂量，每日 2 次，饭前 30 ~ 60min 服用，症状消失后逐渐减量至停药。

②用于诊断性治疗的患者，PPI 建议至少应用 8 周，8 周后评估治疗效果，有效者可以确诊并继续用药，无效者建议行 24h 喉咽食管 pH 监测等检查，进一步明确诊断或除外诊断。

③对疗效不佳者，关注患者用药依从性，优化 PPI 使用（包括增加剂量或更换 PPI）。

（2）胃肠促动药：必要时加用胃肠促动药。

（3）H_2 受体阻滞剂：用于不能耐受或不适合 PPI 治疗的患者，或用于维持治疗。必要时睡前可加用一次 H_2 受体阻滞剂。

3. 外科治疗

如果积极内科药物治疗有效，但停药后反复复发的患者，或因酸反流所致危及患者生命的并发症持续存在时，可考虑行增加食管下括约肌张力的外科治疗。

第十章 各种药物在口腔疾病临床的合理应用

药物在口腔疾病的防治中发挥着十分重要的作用。根据临床特点口腔疾病可分为口腔颌面外科疾病、牙体牙髓病、牙周病和口腔黏膜病，病因包括感染性、肿瘤性、创伤性、过敏性、免疫性、神经性、畸形和缺损等。主要治疗方法有外科手术，如牙拔除术、牙种植术、正颌手术、肿瘤切除术等；局部操作，如牙周刮治、冲洗，牙髓治疗等；局部用药，如含漱、牙周袋内用药、局部封闭等；全身用药，如全身抗感染治疗。由于手术或有创操作在口腔疾病治疗中广为实施，口腔科用药不仅以治疗疾病为目的，还用于辅助口腔操作，以提高患者在就诊过程中的舒适度，预防术后并发症。因此在审核口腔科用药处方时，要注意疾病、手术、药物三者之间的关联和合理性，比如同样诊断为牙髓炎，进行根管治疗则只需要局部用药，如患牙无治疗价值被拔除，则可能需要使用抗菌药预防术后感染。根据用药目的和治疗疾病的不同，口腔科主要用药可分为以下几类：舒适化口腔防治药物、口腔感染性疾病治疗药物和口腔黏膜疾病治疗药物。

第一节　舒适化口腔治疗药物

疼痛是多数口腔疾病主要症状之一，口腔治疗操作也不可避免会引起一定程度的疼痛。这种疼痛感受增加了患者对口腔治疗的恐惧和抗拒，不仅增加了治疗难度，更可能延误治疗。针对这种情况，21 世纪初提出了“舒适化口腔治疗”理念，通过改善环境、无痛治疗等方式减轻甚至消除患者的疼痛和焦虑，改善患者的就医体验，保证治疗顺利进行。提高口腔治疗舒适度的药物包括局部麻醉药、镇静药和镇痛药。

一、局部麻醉药

局部麻醉药（简称“局麻药”）是口腔门诊手术麻醉的首选，适用于牙髓病的治疗、牙拔除术、颌面部小手术或用于缓解疼痛。口腔治疗中常用的麻醉方式为浸润麻醉和神经阻滞麻醉。浸润麻醉是将局麻药注射于手术区域内麻醉神经末梢，适用于脓肿切开、清创缝合、肿物切除等软组织操作或上颌和下颌前牙区的牙槽手术；神经阻滞麻醉是将局麻药注射至神经干周围，多数口腔手术区域组织结构致密，不利于局麻药扩散，浸润麻醉不适用，以神经阻滞麻醉为佳。

（一）局部麻醉药的作用机制

局部麻醉药通过降低神经细胞膜上离子通道对钠离子的通透性减慢细胞去极化速度，从而阻滞神经冲动的传导。当局部麻醉药注入软组织后，即开始对注射部位神经细胞去极化产生抑制作用，随着进入细胞的药物浓度增加和时间效应累积引起传导阻滞，从而造成该区域感觉消失；当局部麻醉药从注射部位被吸收到循环系统后，麻醉效力开始减弱至消失。根据药物化学结构不同可分为酯类局麻药和酰胺类局麻药。由于良好的麻醉效果和较低的过敏风险，酰胺类局麻药成为口腔临床上主要使用的局部麻醉药。

（二）常用口腔局部麻醉药特点

常用的口腔局部麻醉药包括：利多卡因、甲哌卡因、阿替卡因和布比卡因等（表 10–1）。

这些局部麻醉药都具有不同程度的血管扩张作用，通常在局麻药中加入血管收缩药联合注射来对抗其血管扩张作用，达到延长阻滞、加深麻醉、降低局麻药全身效应和控制出血的目的。肾上腺素是应用于口腔局部麻醉最广泛的血管收缩药。目前有专供口腔用的甲哌卡因肾上腺素注射液和阿替卡因肾上腺素注射液，而在临床上联合使用利多卡因和肾上腺素需要医师自行配制，一般肾上腺素添加比例为 1：100 000。

表 10–1　常用口腔局麻药特点

局部麻醉药	起效时间（min）	作用持续时间（min）	
		牙髓	软组织
2% 利多卡因	2 ～ 4	5 ～ 10	30 ～ 45
2% 利多卡因 + 肾上腺素	2 ～ 4	60	180 ～ 300
3% 甲哌卡因	2 ～ 4	20 ～ 40	90 ～ 120
2% 甲哌卡因 + 肾上腺素 1 ： 100 000	2 ～ 4	60	180 ～ 300
4% 阿替卡因 + 肾上腺素 1 ： 100 000	2 ～ 4	60	180 ～ 300
0.5% 布比卡因	5 ～ 10	90 ～ 180	240 ～ 540

（三）常用口腔局部麻醉药的安全性评估

口腔局麻药的安全性评估重点关注以下 3 个方面：有无引起过敏的风险、有无超量使用以及特殊人群局麻药的选择。酰胺类局麻药引起过敏反应的风险极低，且不同酰胺类局麻药之间不存在交叉过敏，但多数局麻药说明书中仍禁止该药用于局麻药或酰胺类局麻药过敏患者。除药物本身，还应考虑药物制剂中辅料引起过敏的风险，如防腐剂、抗氧化剂等。目前临床上使用的局麻药制剂一般都不含防腐剂。所有含血管收缩药的局麻药都含有亚硫酸钠或焦亚硫酸钠，对这类添加剂过敏的患者应使用不含血管收缩药的局麻药。当局麻药剂量过大或误入血管可能引起中毒反应，早期典型症状之一是口周麻木，中毒反应表现为焦虑、多语、震颤、气急、多汗，严重者全身抽搐、缺氧、发绀；也可能表现为抑制型，无明显反应，继而出现血压、心率下降、意识障碍、呼吸抑制和心搏骤停，故局麻药使用时须注意不超过最大推荐剂量。特殊人群如儿童或精神障碍患者不推荐使用长效局麻药如布比卡因，延长局麻作用时间可能增加治疗后唇、颊、舌等咬伤风险。3 岁以下儿童使用局麻药应选择利多卡因。妊娠期妇女进行局部麻醉应充分权衡利弊，妊娠早期应谨慎考虑，通常情况下利多卡因较安全。局麻药微量分泌于乳汁中，通常麻醉结束后可进行哺乳。严重心血管疾病患者、甲状腺功能亢进患者不宜使用含肾上腺素的局麻药，严重高血压、糖尿病、肝病患者，合并使用三环类抗抑郁药、血清素 – 去甲肾上腺素能抗抑郁药或单胺氧化酶抑制剂的患者应慎用或减少剂量（表 10–2）。

表 10-2　常用口腔局部麻醉药的安全性

药品	最大剂量	儿童剂量	妊娠分级	禁忌
2% 利多卡因（每支 5ml 含 100mg 利多卡因）	一次不超过 4.5mg/kg，总量不超过 200mg	一次不超过 4.5mg/kg，0.25% ~ 0.5% 溶液	妊娠 B 级哺乳 L2	酰胺类局麻药过敏者
3% 甲哌卡因（每支 1.8ml 含 54mg 甲哌卡因）	一次不超过 6.6mg/kg，一般不超过 3 支	一次不超过 1.33mg/kg，3 岁以下儿童禁用	妊娠 C 级麻醉效力减弱后可进行哺乳	酰胺类局麻药过敏者；严重心血管疾病或心律失常者；严重肝病患者；肾病患者
2% 甲哌卡因 + 肾上腺素（每支 1.8ml 含 36mg 甲哌卡因）	一次不超过 6.6mg/kg，一般不超过 300mg	一次不超过 1.33 mg/kg（甲哌卡因用量），4 岁以下儿童禁用	妊娠 C 级麻醉效力减弱后可进行哺乳	严重的心室传导障碍但没有佩戴起搏器；未控制的癫痫；急性间歇性卟啉病
4% 阿替卡因 + 肾上腺素（每支 1.7ml 含 68mg 阿替卡因）	一般不超过 7mg/kg	一次不超过 5mg/kg，4 岁以下儿童禁用	妊娠 C 级麻醉结束后可以继续哺乳	严重的心室传导障碍但没有佩戴起搏器；未控制的癫痫；卟啉病
0.5% 布比卡因（每支 5ml 含 25mg 布比卡因）	用量一般为 1.3mg/kg，总量不超过 90mg	12 岁以下儿童慎用，局部浸润小儿用 0.1%	妊娠 C 级哺乳 12	对本品过敏者禁用

（四）表面麻醉

在注射局麻药之前，先在注射部位进行表面麻醉可以减轻注射时的疼痛感，表面麻醉也可单独用于极松动牙的拔除、表浅黏膜切开排脓等操作的麻醉，也可用于复发性口腔溃疡的止痛。常用于口腔黏膜表面麻醉的药物有苯佐卡因、利多卡因等，剂型包括乳膏剂、溶液剂、贴片等。复方利多卡因乳膏由 2.5% 利多卡因和 2.5% 苯胺卡因组成，能穿透无损皮肤，一般用于针穿刺或表浅手术的局部麻醉，也有用于口腔黏膜麻醉的经验，用于黏膜起效时间为 5 ~ 10min。丙胺卡因和苯佐卡因有引起高铁血红蛋白血症的风险，尤其在过量使用时，因此禁用于高铁血红蛋白症、正在接受高铁血红蛋白诱导剂治疗的12个月以下的婴儿。与磺胺类药合用应谨慎，因为两者均会引起高铁血红蛋白水平升高（表10–3）。

表10–3 常用表面麻醉药特点

药品	浓度	注意事项
苯佐卡因凝胶	20%	本品为酯类麻醉药，禁用于酯类麻醉药过敏患者
利多卡因凝胶	2%～4%	最大推荐剂量是200mg
复方利多卡因凝胶	2.5%利多卡因	不能用于3个月以下婴儿
	2.5%丙胺卡因	

二、麻醉镇静药物

通常情况下，可通过语言沟通、行为调整等非药物镇静的方式使大多数患者顺利接受口腔治疗。然而，仍有相当一部分患者因为严重的口腔焦虑症无法耐受口腔治疗，除此之外，一些特殊人群比如儿童、精神障碍者等也无法满意配合常规的口腔治疗，因此需要借助麻醉镇静药物提高患者的配合度，获得更好的治疗环境。麻醉镇静的等级分为轻度镇静、中度镇静、深度镇静和全身麻醉。轻度镇静时，患者意识基本清楚，无焦虑不安，可配合指令，有嗜睡，呼吸道反射基本正常，对循环系统影响小，适用于口腔手术操作。轻度镇静主要通过吸入一氧化二氮、口服苯二氮䓬类药物或者联合使用这两种方式完成。理想的镇静方法应能最大限度地减少疼痛和焦虑，同时尽可能缩短镇静恢复的时间。口服苯二氮䓬类药物具有给药方便、不良反应发生率较低、费用较低等优势，成为主要的口腔镇静方式之一。

苯二氮䓬类药主要通过增强γ-氨基丁酸（GABA）抑制性神经递质的作用而降低神经细胞兴奋性，是镇静、催眠、抗焦虑的首选药物。常用于口腔治疗前轻度镇静的苯二氮䓬类药物包括：咪达唑仑、三唑仑、劳拉西泮、艾司唑仑等（表10–4），这些药物口服起效迅速，作用时间较短，代谢物无活性，宿醉现象较少。一般治疗前1h口服1剂可缓解患者对治疗的恐惧，必要时可治疗前3d每晚睡前服用。苯二氮䓬类药物大多可通过胎盘，也可进入乳汁，在妊娠早期有增加胎儿畸形的危险，在妊娠晚期可能导致新生儿中枢神经抑制，在哺乳期可使婴儿体内药物蓄积，产生嗜睡等不良反应，因此该类药物不推荐用于妊娠期和哺乳期女性，三唑仑禁用于妊娠期妇女。老年人或体质虚弱者使用苯二氮䓬类药物应调整剂量，一般起始剂量减半。儿童术前镇静通常选择咪达唑仑，或者口服水合氯醛。

表 10-4　常见苯二氮䓬药物特点

药物	达最大血药浓度时间（h）	半衰期（h）	代谢产物活性
咪达唑仑	0.5	2.5	无
三唑仑	2	1.5 ~ 5.5	无
艾司唑仑	1 ~ 2	10 ~ 24	无
阿普唑仑	1 ~ 2	11 ~ 15	减半
地西泮	1 ~ 2	20 ~ 70	有
劳拉西泮	2	12	无

咪达唑仑：治疗前 1h 服用 15mg。儿童剂量 0.2 ~ 0.5mg/kg，适用于 6 个月以上儿童。三唑仑：治疗前 1h 服用 0.25mg，必要时 0.5mg。老年和体弱者推荐 0.125mg，孕妇禁用。劳拉西泮：治疗前 1h 服用 2 ~ 4mg。艾司唑仑：治疗前 1h 服用 1 ~ 2mg。

水合氯醛：通常制成糖浆掩盖其苦味，用量为 40 ~ 70mg/kg，治疗前 1h 口服，在初始剂量服用 30min 后再次服用 60mg/kg。适用于儿童和老年患者，单独用于成年人镇静效果不佳。

三、口腔镇痛药

口腔治疗通常需要使用镇痛药来缓解口腔局部炎症引起的灼热疼痛症状或对抗口腔操作带来的疼痛不适。常用的镇痛药为非甾体抗炎药和复方阿片类镇痛药。牙痛、简单口腔操作术后的疼痛多为轻 – 中度疼痛，可单独使用 NSAIDs 控制，对中重度疼痛可选择复方阿片类药物。

（一）非甾体抗炎药（NSAIDs）

主要作用机制为抑制环氧合酶（COX）的活性，阻断炎症介质前列腺素的产生。COX 有两种同工酶即 COX–1 和 COX–2。COX–1 为固有酶，分布于血管、胃、肾等组织的内皮细胞和血小板中，维持组织器官的正常生理功能，也受细胞因子的调节，参与炎症部位 PGs 的合成。COX–2 为诱导酶，在炎症因子刺激下表达上调，参与炎症反应，在某些组织如大脑、肾、胃肠道中也具有固有表达，与 COX–1 共同维护组织器官的生理功能。根据化学结构不同 NSAIDs 可分为水杨酸类、苯胺类、吡唑酮类、有机酸类等（表 10–5）；根据药物对两种 COX 的选择性可分为非选择性 COX 抑制剂、COX–1 选择性抑制剂和 COX–2 选择性抑制剂（表 10–6）。

表 10–5　口腔科常用非甾体抗炎药结构分类

结构分类	代表药物
苯胺类	对乙酰氨基酚
芳基乙酸	吲哚美辛
芳基丙酸	布洛芬
	氟比洛芬
	洛索洛芬
邻氨基苯甲酸类	双氯芬酸
其他	塞来昔布、尼美舒利

表 10–6　口腔科常用非甾体抗炎药机制分类

作用机制分类	代表药物
非选择性 COX 抑制剂	双氯芬酸
COX–1 选择性抑制剂	
低选择性	布洛芬
高选择性	小剂量阿司匹林
COX–2 选择性抑制剂	尼美舒利、塞来昔布

NSAIDs 是一类作用广泛的药物，其主要作用包括解热、镇痛、抗炎等，该类药物不能对因治疗，不能防止疾病的发展，只能缓解症状，且疗效具有“天花板效应”，使用时不宜超过最大推荐剂量（表 10–7）。由于 PG 参与多种生理和病理过程，具有保持胃黏膜完整、调节血小板聚集、调节外周血管阻力等作用，因

此 NSAIDs 会产生不同程度的胃肠道损害、肝肾损害和心血管不良反应，原则上不宜用于活动性消化道溃疡、严重肝功能不全、严重肾功能不全患者。选择性 COX–2 抑制药导致的胃肠道溃疡及溃疡并发症的风险小于非选择性 NSAIDs，可用于有消化道溃疡病史或消化道出血高风险者。有心血管疾病及有高度心血管事件风险的患者应避免使用选择性 COX–2 抑制药，正在服用小剂量阿司匹林的患者宜选择对乙酰氨基酚止痛。如果患者应用华法林、肝素等抗凝血药，或者患者存在血小板减少，应避免使用非选择性 NSAIDs，因为可能增加出血的危险。除对乙酰氨基酚外，NSAIDs 类药物一般不能用于服用阿司匹林或其他非甾体抗炎药后发生哮喘、荨麻疹等过敏反应的患者。所有 NSAIDs 慎用于心衰、哮喘患者。妊娠期和哺乳期妇女首选对乙酰氨基酚，其他 NSAIDs 可引起延迟分娩，胎儿可出现动脉导管狭窄，应避免在妊娠晚期使用，早期应慎用。由于 NSAIDs 药物并用时药效不增强，而不良反应发生风险增高，因此不推荐同时使用两种或以上 NSAIDs。对乙酰氨基酚与其他非甾体抗炎药同用一般不超过 5d，长期合用明显增加肾毒性。

可用于儿童的 NSAIDs 目前安全证据最多的是对乙酰氨基酚，其次为布洛芬。双氯芬酸钠和塞来昔布也有用于儿童的经验（表 10–8）。

表 10–7　口腔科常用解热镇痛药特点

药物	成年人剂量	注意事项
对乙酰氨基酚	每次 0.3 ~ 0.6g，每日剂量不超过 2g	过量时可引起肝损害
布洛芬	每次 0.2 ~ 0.4g，每日剂量不超过 2.4g	妊娠期及哺乳期妇女禁用，用于止痛不得超过 5d
洛索洛芬	每次 60 ~ 120mg，每日剂量不超过 180mg	禁止与洛美沙星、诺氟沙星、伊诺沙星合用
尼美舒利	每次 0.05 ~ 0.1g，bid	肝功能损害者不宜使用；妊娠期及哺乳期妇女禁用；12 岁以下儿童禁用
塞来昔布	每次 200mg，bid；急性疼痛首剂 400mg	磺胺类药过敏者禁用
双氯芬酸钠	每次 75mg，qd，或每次 50mg，bid，每日最大剂量为 150mg，分 2 次服用	一般为缓释片或肠溶片制剂，须整片吞服，不可掰开服或嚼服

表 10–8　对乙酰氨基酚和 NSAIDs 类药物儿童推荐剂量

药物	剂量（口服）（mg/kg）	间隔时间（h）	日最大剂量 [mg/（kg·d）]
对乙酰氨基酚	10 ～ 15	4 ～ 6	60
布洛芬	5 ～ 10	2 ～ 8	30
双氯芬酸	1	8	3
塞来昔布	1.5 ～ 3	12	6

（二）复方阿片类药物

复方阿片类药物由一种非甾体抗炎药和一种阿片类药物组成，主要是对乙酰氨基酚或布洛芬复合弱阿片或强阿片镇痛药。常用于复方中的阿片类药物有可待因、氢可酮和羟考酮，以及非阿片类中枢镇痛药曲马多（表 10–9）。其中曲马多和可待因是弱阿片受体激动药，镇痛作用有“天花板效应”，使用时不宜超过推荐剂量，一般情况下曲马多日使用剂量上限为 400mg。可待因一次剂量 100mg，一日 250mg，有强力镇咳作用，不适用于多痰患者。羟考酮是强阿片受体激动药，镇痛作用无“天花板效应”，但用量一般不超过 200mg/12h，不推荐用于妊娠及哺乳期妇女。

表 10–9　口腔科常用复方阿片类药物特点

药物	规格	注意事项
洛芬待因	常释片：含布洛芬 200mg、磷酸可待因 12.5mg	每日不超过 6 片 12 岁以下的儿童禁用，含有布洛芬，妊娠和哺乳期妇女禁用 已知为 CYP2D6 超快代谢者禁用
	缓释片：含布洛芬 200mg、磷酸可待因 13mg	
氨酚待因	Ⅰ：含对乙酰氨基酚 500mg 和磷酸可待因 8.4mg	7 岁以下儿童不宜使用 妊娠及哺乳期妇女应慎用
	Ⅱ：含对乙酰氨基酚 300mg 和磷酸可待因 15mg	老年患者慎用 呼吸抑制及有呼吸道梗阻性疾病，尤其是哮喘发作的患者应禁用
氨酚羟考酮	5mg/325mg	不推荐用于孕妇及哺乳期妇女

续表

药物	规格	注意事项
氨酚曲马多	含对乙酰氨基酚 325mg，盐酸曲马多 37.5mg	服用 1 ～ 2 片 q4 ～ 6h，每日最多不超过 6 片。有呼吸抑制风险、颅内压升高或脑补创伤的患者慎用

预防口腔术后疼痛可在术前 1h 给予非甾体抗炎药口服，必要时术后继续按时服用，不推荐术前给予阿片类药物。

第二节　口腔感染性疾病治疗药物

颌面部解剖结构多腔隙，且通过口腔、鼻腔与外界相同，适宜于细菌的寄居、滋生与繁殖，正常时即有大量的微生物存在；此外颜面皮肤也是细菌最常寄居的部位，在这些部位遭受手术、创伤或全身抵抗力下降等因素影响下，正常微生物生态失调，易导致感染的发生。

一、口腔外科抗菌药预防性应用

口腔外科操作是在口内污染环境下进行，术后的创伤容易引起感染，并可能激发某些全身系统疾病，加重或诱发严重的并发症，对于复杂的手术或全身状况不佳的患者通常需要预防性使用抗菌药。

（一）有创牙科治疗抗菌药预防指征

有创牙科治疗可能使患牙周围的细菌进入血液循环，引起一过性的菌血症，健康人群可抵御清除，而对心血管瓣膜受损、极度衰竭的患者则可能造成严重威胁，引起细菌性心内膜炎。风湿性心脏病和其他获得性瓣膜功能不全、多数先天性心脏畸形、人工心脏瓣膜和瓣膜手术后的患者、有细菌性心内膜炎病史者是细菌性心内膜炎的易感人群，这些患者接受任何损伤牙龈组织、牙周区域或口腔黏膜操作必须预防性使用抗菌药（表 10–10）。因头颈部肿瘤导致颌骨受到高剂量射线照射后，骨细胞受到损害，局部血管闭锁，有发生坏死可能，此时施行有创牙科手术易导致继发感染，引起颌骨骨髓炎，原则上放疗后 3 ～ 5 年内不应进行拔牙等操作，必须进行手术或拔牙时，应尽量减少手术损伤，拔牙创口避免有骨尖和骨质暴露，术前、术后均应使用有效的抗菌药，避免可能发生的继发感染。双磷酸盐类药物是一类骨吸收抑制剂，接受双磷酸盐静脉治疗可能导致颌骨坏死，口内创伤增加双磷酸盐相关性骨髓炎的风险，原则上任何有创的口腔科治疗，包括拔牙和外科手术等，均应在接受双磷酸盐治疗前进行。如果双磷酸盐治疗期间，包括口服和静脉给药，因病情需要进行口腔手术，可考虑停用双磷酸盐或使用非双磷酸盐药物代替，同时予抗菌药预防颌骨坏死感染。对于身体健康的人工关节置换患者接受有创口腔治疗，不推荐常规预防性应用抗菌药，但是关节置换术后 3 个月内应考虑预防性使用抗菌药。高龄、糖尿病、免疫功能低下、营养不良者感染风险大，这类患者接受口腔外科手术可考虑预防用抗菌药。较复杂的牙科手术如手术时间较长，需要实施切开、翻瓣、去骨等步骤，有植入物的，可考虑预防用抗菌药。

表 10–10　口腔手术围手术期预防用抗菌药指征

易感染人群	预防用药指征
高龄患者	年龄大于 65 周岁
免疫缺陷患者	艾滋病 中重度粒细胞减少症（中性粒细胞绝对值＜ 1.0×10^9/L） 恶性肿瘤化疗 器官移植
局部坏死高风险	糖尿病 头颈部放疗 双磷酸盐静脉治疗
关节置换术后患者	关节置换术后 3 个月内
细菌性心内膜炎高危人群	瓣膜置换术患者 心脏移植术后发生的瓣膜病变 先天性心脏病 既往有细菌性心内膜炎病史

续表

易感染人群	预防用药指征
复杂牙拔除术	一次性拔除4颗及以上 预计手术时间超过1h 复杂的低位埋伏牙 埋伏的多生牙 需大量去骨 有骨充填材料植入
复杂牙种植术	引导骨组织再生术 自体、同种异体、异种骨移植 充填植骨材料 上颌窦提升术 即刻种植 同期植入多个种植体

（二）预防用抗菌药推荐方案

口腔生态中寄居着400种以上的细菌种系，主要菌群为革兰阳性需氧球菌如草绿色链球菌、非溶血链球菌、肺炎链球菌，革兰阴性需氧菌球菌如奈瑟菌属、卡他莫拉菌，革兰阴性兼性厌氧菌如嗜血杆菌属，厌氧菌如消化链球菌、韦荣球菌、拟杆菌属等，真菌如念珠菌属。口腔感染致病菌通常来源于固有的口腔生态系。绝大多数牙源性感染最初是由链球菌引起的，随着局部氧消耗和pH降低，形成了利于厌氧菌生长的环境，因此预防牙源性感染首选阿莫西林，也可选择一代头孢菌素代替。青霉素过敏患者首选克林霉素或大环内酯类抗生素。根据药品的达峰时间，一般在术前0.5 ~ 1h口服，不能口服者可选择肌内注射或静脉注射（表10–11）。通常术前服用一次能有效地预防感染，术后继续使用抗菌药的益处不明显，对于免疫功能严重缺陷、放疗3年内患者、手术创伤较大、手术涉及自体组织游离移植、术中充填骨材料等情况，可考虑术后继续使用抗菌药，一般不超过72h。

表 10-11　口腔手术围手术期抗菌药预防方案

	药物选择	剂量		给药方法
		成年人(g)	儿童(mg/kg)	
首选方案	阿莫西林	2.0	50	术前 0.5 ~ 1h，po
	氨苄西林	2.0	50	术前 0.5 ~ 1h，iv 或 im
不能口服者	头孢唑林	1.0	50	术前 0.5 ~ 1h，iv 或 im
	头孢曲松	1.0	50	术前 0.5 ~ 1h，iv 或 im
	克林霉素	0.6	20	术前 0.5 ~ 1h，po
青霉素过敏	克拉霉素	0.5	15	术前 0.5 ~ 1h，po
	阿奇霉素	0.5	15	术前 0.5 ~ 1h，po
青霉素过敏且不能口服	克林霉素	0.6	20	术前 0.5 ~ 1h，iv 或 im

注：po 为口服；iv 为静脉注射；im 为肌内注射

二、口腔感染治疗中抗菌药的应用

（一）牙源性感染

根据感染部位和临床表现可分为牙髓感染、牙周病、冠周炎、颌骨感染和口腔颌面部间隙感染。

牙髓感染可引起牙髓炎或根尖周炎，大多局限在牙齿内部，通过局部处理、引流或拔除患牙等操作可以有效地控制感染，不需要局部或者全身应用抗菌药。当出现全身受累或感染呈快速、弥漫性扩散时，应联合使用抗菌药。

牙周病是多因素疾病，目前认为牙菌斑中的细菌及其产物是牙周病的始动因子，通过洁治术和刮治术是治疗牙周病、防止其复发的主要途径，全身抗感染治疗在某些情况下可作为补充治疗。冠周炎多见于智齿（第三磨牙）萌出不全或阻生时牙冠周围软组织发生的炎症，可见局部发红、肿胀、流脓。牙周炎和冠周炎以局部处理为主，对于重度感染、侵袭性感染、伴有发热等全身症状或患有糖尿病等可辅以抗菌药治疗。

口腔颌面间隙感染多由牙源性感染扩散所致。口腔、颌面、颈部解剖结构均有致密的筋膜包绕，在筋膜之间有疏松的结缔组织填充，感染常沿这些阻力薄弱的结构扩散。起初感染被限制在牙槽骨中，直到感染引起骨皮质吸收、穿孔后，通过破坏的骨皮质区域扩散至口腔颌面部软组织间隙中，导致相应部位出现疼痛、肿胀，初期表现为蜂窝织炎，在脂肪结缔组织变性坏死后则可形成脓肿。根据感染部位分为眶下间隙感染、颊间隙感染、颞间隙感染、颞下间隙感染、咬肌间隙感染、口底多间隙感染等。严重的感染将阻塞气道使患者窒息，如感染未及时控制有可能沿神经、血管扩散，引起败血症、脑脓肿、纵隔炎等严重并发症。口腔颌面间隙感染最重要的处理方法就是手术切开引流，配合全身抗感染治疗。

颌骨骨髓炎一般由急性根尖周炎、牙周炎、冠周炎等牙源性感染直接扩散引起。血源性感染多见于儿童。绝大多数发生在下颌骨。急性症状表现为局部剧烈跳痛、肿胀，全身症状可见发热、寒战、疲倦无力等，炎症继续发展可导致局部破溃流脓，张口受限，形成死骨。在急性期首先给予全身支持和抗菌治疗，配合必要的外科治疗，进入慢性期则只能通过手术去除死骨。

（二）抗菌药选择

牙源性感染多为需氧菌和厌氧菌引起的混合感染，可为葡萄球菌、链球菌引起的化脓性感染，或厌氧菌引起的腐败坏死性感染，对于老年、长期住院或免疫力低下的患者还需考虑肠杆菌科细菌。抗菌药多选择阿莫西林或第一代头孢菌素联合硝基咪唑类，阿莫西林克拉维酸钾，严重者用哌拉西林他唑巴坦、替卡西林克拉维酸，青霉素过敏者可选择克林霉素、阿奇霉素、四环素类抗生素、莫西沙星，严重者选择碳青霉烯类（表 10–12）。抗感染疗程一般为 3 ~ 7d。

除莫西沙星外，喹诺酮类药物对厌氧菌大多无效，因此这类药物较少用于牙科感染的治疗。螺旋霉素治疗牙周病有特殊优势，可分布于龈沟液、唾液、牙龈和颌骨中，且在这些部位的浓度较高，龈沟液中的浓度为血清浓度的 10 倍，在唾液腺及骨组织中储存的时间为 3 ~ 4 周。四环素类抗生素对骨组织亲和力强，在龈沟液中的浓度为血清浓度的 2 ~ 10 倍，除抑菌作用外，还能抑制胶原酶以及其他基质金属蛋白酶的活性，抑制结缔组织的破坏，阻断骨的吸收，促进牙周组织再生，利于牙周病的治疗，但由于四环素类抗生素耐药现象较为普遍，不宜经验性用药（表 10–13）。

表 10–12　牙源性感染推荐治疗方案

疾病	病原体	治疗方案
急性根尖周炎、牙周炎、牙周脓肿、冠周炎	以多种革兰阴性厌氧杆菌为主的混合感染	阿莫西林 0.5 ～ 1g po q6 ～ 8h± 甲硝唑 0.2 ～ 0.4g po tid
急性坏死性溃疡性牙龈炎	梭形杆菌，螺旋体	甲硝唑 0.2 ～ 0.4g po tid
面颊蜂窝织炎（儿童）	流感嗜血杆菌	头孢呋辛 50mg/kg iv q8h
		头孢曲松 50mg/kg iv qd
颌面部间隙感染	葡萄球菌，口腔厌氧菌，兼性厌氧链球菌	阿莫西林克拉维酸钾 1.0g iv q6 ～ 8h
		哌拉西林他唑巴坦 3.375g iv 6h
		替卡西林克拉维酸 1.6 ～ 3.2g iv q6 ～ 8h
颌骨骨髓炎	金黄色葡萄球菌，口腔厌氧菌	头孢唑林 0.5 ～ 1g iv q8h
		苯唑西林或氯唑西林 1 ～ 2g iv q6h

表 10–13　口腔科常用抗菌药注意事项

药物	儿童用药	妊娠期及哺乳期用药	其他注意事项
罗红霉素	5 ～ 10mg/（kg・d），分 2 次服用	妊娠期、哺乳期妇女慎用	严重肝、肾功能不全者慎用，如需使用，则 150mg qd
阿奇霉素	适用于 6 个月以上儿童，10mg/（kg・d），每日 1 次	妊娠期、哺乳期妇女慎用（B 级，12）	严重肝病患者禁用
克拉霉素	7.5mg/kg，g12h，6 个月以下儿童的疗效和安全性尚未确定	妊娠期、哺乳期妇女禁用（C 级，L2）	严重肾功能损害减量，0.25g qd；肝损患者慎用；心律失常、缺血性心脏病、充血性心力衰竭、Q–T 间期延长患者禁用
克林霉素	15 ～ 25mg/（kg・d），分 3 ～ 4 次应用，小于 4 周者不用	妊娠期、哺乳期妇女慎用（B 级，L2）	严重肝、肾功能不全者剂量减半，具有神经阻滞作用

续表

药物	儿童用药	妊娠期及哺乳期用药	其他注意事项
多西环素	2.2mg/kg，q12h。8 岁以下儿童禁用	妊娠期、哺乳期妇女不宜使用（D 级，L3）	长期应用苯妥英钠、卡马西平、巴比妥或嗜酒者可导致多西环素代谢加快
米诺环素	8 岁以下儿童禁用	妊娠期、哺乳期妇女禁用（D 级，L3）	肝、肾功能不全，进食障碍，老年人慎用；可致头晕、倦怠

硝基咪唑类对厌氧菌具强大抗菌活性，且不易产生耐药性，广泛用于口腔感染的治疗。目前用于临床的主要有甲硝唑、替硝唑和奥硝唑。这类药物的主要不良反应为胃肠道不适，易透过血脑屏障，引起中枢神经系统症状，禁用于活动性中枢神经系统疾病患者。甲硝唑和替硝唑抑制乙醛脱氢酶，用药期间及停药后至少 3d 内不宜饮用含酒精饮料（表 10–14）。

表 10–14　硝基咪唑类药物比较

药物	给药间隔	儿童用药	妊娠期用药	饮酒
甲硝唑	tid，肾衰竭者给药间隔延长至 12h	首剂 15mg/kg，维持量 7.5mg/kg，婴儿或儿童 q8h，新生儿 q12h	妊娠期禁用	停药后 3d 内不可饮酒
替硝唑	qd，首剂加倍	12 岁以下不得静脉给药	妊娠早期禁用	停药后 3d 内不可饮酒
奥硝唑	bid	建议 3 岁以下儿童不用	慎用	对乙醛脱氢酶无抑制作用

其他具抗厌氧菌活性的药物还包括青霉素类、克林霉素、四环素、莫西沙星、头孢霉素类和碳青霉烯类（表 10–15）。引起口腔感染最主要的厌氧菌为消化链球菌属和普雷沃菌属。年老体弱患者要考虑脆弱拟杆菌。根据药物特点和抗菌谱，一般情况下阿莫西林或克林霉素可覆盖口腔感染常见致病菌，对于老年人、口腔卫生不佳、伴有基础疾病等患者可联合甲硝唑应用。阿莫西林克拉维酸钾、哌拉西林他唑巴坦和碳青霉烯类无须与甲硝唑合用。

表 10-15　抗厌氧菌药物抗菌谱比较

厌氧菌种类	阿莫西林	阿莫西林克拉维酸钾	克林霉素	米诺环素	甲硝唑	莫西沙星	头孢西丁	哌拉西林他唑巴坦	碳青霉烯类
厌氧革兰阴性菌									
脆弱拟杆菌	+	++	±	±	++	±	±	++	++
坏死梭杆菌	±	+	+	+	++	?	+	+	+
产黑色素普雷沃菌	±	+	+	+	++	+	+	+	+
厌氧革兰阳性菌									
放线菌属	++	+	++	+	+	?	+	+	+
艰难梭菌	–	–	–	–	++	–	–	–	–
梭菌属	+	+	+	+	+	–	+	+	+
消化链球菌	++	++	+	+	±	+	+	+	+

注："++"表示敏感，临床有效；"+"表示通常敏感，临床可能有效；表示通常耐药；"±"表示敏感性不确定；"？"表示尚无资料

（三）非牙源性感染

颌面部非牙源性感染包括某些特异性感染，如结核、梅毒、放线菌等引起的感染；唾液腺感染；血源性骨髓炎等。

放线菌病是由放线菌引起的慢性感染性肉芽肿性疾病，主要发生于面部软组织，可侵入颌骨中心，表现为下颌肿块；或侵犯唾液腺，在腮腺或上颈部出现肿块；肿块可软化、破溃，导致多发瘘孔。治疗以抗菌药治疗为主，必要时配合外科手术。首选青霉素类治疗，如氨苄西林 50mg/（kg·d），也可选择头孢曲松 2.0g，qd、克林霉素 600 ~ 900mg，q8h、多西环素 100mg，bid，放线菌病病程长，上述药物治疗 4 ~ 6 周后通常还需用青霉素 V 钾 2 ~ 4g/d 维持治疗 3 ~ 6 个月。需注意，硝基咪唑类药物对放线菌无效。

急性化脓性腮腺炎常见于慢性腮腺炎的急性发作或邻近组织急性炎症的扩散导致，也可并发于全身疾病或腹部大型手术后。主要病原体是葡萄球菌，少数是链球菌，对长期住院或免疫力低下的患者，要考虑革兰阴性的肠道菌和厌氧菌。早期表现为腮腺区轻微疼痛、肿大、压痛，导管口轻度红肿、疼痛，继续发展则症状加重、并发全身中毒症状。治疗上包括局部理疗外敷、消毒漱口，全身支持和抗感染治疗，发展至脓肿时必须切开引流。唾液流量减少在发病中起重要作用，因此治疗上可饮用酸性饮料、口含维生素 C 片增加唾液分泌。抗菌药首选头孢唑林 0.5 ~ 1g，q6 ~ 8h、头孢呋辛 0.75 ~ 1.5g，q8h 或苯唑西林 1 ~ 2g，q6h。

（四）口腔局部抗菌治疗

口腔局部抗菌药是口腔抗感染治疗的重要方面，用药方式包括含漱、冲洗、涂布等（表 10–16）。消毒防腐类药物或甲硝唑含漱能够改善口腔微生态环境，减少口腔内细菌数量，可辅助口腔感染性疾病治疗，对于轻症患者仅局部治疗即可。抗菌作用较弱、不良反应较少的如西吡氯铵含漱液也可用于日常口腔护理或口内手术围手术期控制感染。含漱液在口腔内停留时间短暂，且很难进入牙周袋内，故治疗牙周炎时，常在牙周洁刮治疗基础上用消毒药或抗菌药冲洗或注入牙周袋辅助治疗。

表 10–16　常用口腔局部抗菌药

药品	适应证	剂型	注意事项
氯己定	可用于各类牙龈炎、牙周炎、冠周炎和口腔念珠菌病治疗，口腔手术前后预防感染。也可用于口腔黏膜病辅助治疗	含漱：0.02% ~ 0.2% 溶液牙周袋内冲洗：0.02% 溶液	长时间使用，可使牙齿及黏膜背面着色，停药后可恢复。可引起一过性味觉改变，建议饭后使用
西吡氯铵	口腔感染性疾病辅助治疗；日常口腔护理；口腔手术前后预防感染	含漱液：0.2g ∶ 200ml 含片：2mg/ 片	6 岁以下儿童及妊娠期、哺乳期妇女不宜使用含片
过氧化氢	口腔感染性疾病辅助治疗；口腔手术前后预防感染	含漱：1% 溶液 冲洗：3% 溶液	弱酸性溶液，对口腔及舌黏膜有一定刺激，长期使用过氧化氢含漱，应与碳酸氢钠交替使用

续表

药品	适应证	剂型	注意事项
碘甘油	辅助治疗各类牙龈炎、牙周炎及冠周炎	1% 溶液	涂于患处或注入牙周袋内，碘过敏者禁用
碳酸氢钠	口腔念珠菌病的治疗及预防	2% ~ 4% 溶液	一般用碳酸氢钠片或 5% 碳酸氢钠注射液加纯净水配至相应浓度
米诺环素	适用于敏感菌所致的牙周炎	软膏剂：0.5g：10mg	注入牙周袋深部，一周 1 次，本品为一次性用品，剩余药品应弃去，四环素类药物过敏者禁用

第三节　口腔黏膜疾病治疗药物

一、口腔黏膜感染性疾病

口腔黏膜感染性疾病包括单纯疱疹、带状疱疹、口腔念珠菌病等。

（一）单纯疱疹

单纯疱疹是由单纯疱疹病毒（HSV）所致的皮肤黏膜病，口腔、皮肤、眼、会阴部及中枢神经系统易受累。口腔单纯疱疹感染可在口腔黏膜部位引起成簇小水疱，破溃后可引起大面积糜烂。愈合后 30% ~ 50% 的病例可能复发。

（二）带状疱疹

带状疱疹由水痘 – 带状疱疹病毒（VZV）引起的颜面皮肤和口腔黏膜的病损，表现为单侧带状分布的水疱，常伴有剧烈的神经痛。

单纯疱疹性口炎以局部治疗为主，视情况联合全身抗病毒治疗。带状疱疹病毒感染应尽早全身抗病毒治疗。早期抗病毒治疗能有效缩短病程，加速皮疹愈合，减少新皮疹形成，减少病毒播散。目前认为核苷类药物是抗疱疹病毒最有效的药物，主要为阿昔洛韦、泛昔洛韦等（表 10–17）。儿童首选阿昔洛韦，慎用泛昔洛韦。妊娠晚期患者可口服阿昔洛韦或伐昔洛韦，但妊娠 20 周前应慎用。哺乳期口服阿昔洛韦未见乳儿异常，但口服泛昔洛韦需停止哺乳。肾功能持续下降者，应立即停用阿昔洛韦，改用泛昔洛韦或其他抗病毒药继续治疗。严重者静脉用阿昔洛韦 15mg/（kg・d），分 3 次静脉滴注，7d 一个疗程，带状疱疹、免疫缺陷者，或伴神经系统感染宜增加剂量和疗程。

表 10–17　口腔黏膜病毒感染性疾病治疗药物

治疗药物	单纯疱疹	带状疱疹
阿昔洛韦	口服：200mg 5 次 / 天 ×5 天或 400mg 3 次 / 天 ×5 天	口服：800mg 5 次 / 天 ×7 天
	外用：3% ~ 5% 乳膏	外用：3% ~ 5% 乳膏
伐昔洛韦	1 000mg 2 次 / 天 ×10 天	1 000mg 3 次 / 天 ×7 天
泛昔洛韦	125mg 2 次 / 天 ×5 天	500mg 3 次 / 天 ×7 天

带状疱疹期的镇痛治疗可选择非甾体抗炎药或曲马多，中重度疼痛可选择复方或单方阿片类药物，或联合钙离子通道调节剂如加巴喷丁、普瑞巴林等，联合钙离子通道调节剂不仅能有效缓解疼痛，而且能减少带状疱疹后神经痛的发生。加巴喷丁起始剂量为 300mg/d，逐渐增加至最适剂量。普瑞巴林起始剂量为 150mg/d，最大剂量不超过 600mg/d。

（三）口腔念珠菌病

口腔念珠菌病是由念珠菌属感染所引起的口腔黏膜疾病，可发生于口内黏膜、唇、口角，常见于长期使用激素、抗生素者，HIV 感染者，免疫缺陷患者，婴幼儿，老年人和佩戴义齿者。治疗原则为去除诱发因素，积极治疗基础病，配合局部或全身抗真菌治疗。轻度症状可以用 2% ~ 4% 碳酸氢钠溶液或 0.2% 氯己定溶液治疗，或用制霉素、咪康唑局部治疗；中重度患者全身抗感染治疗，可选择氟康唑和伊曲康唑（表 10–18）。全身抗真菌治疗一般不用于儿童、孕妇等特殊人群。

表 10-18　口腔念珠菌病治疗方案

适用人群	药物	用法与用量
轻症以局部治疗为主	2% ~ 4% 碳酸氢钠溶液	含漱，每次 10ml，tid
	0.2% 氯己定溶液	与碳酸氢钠溶液交替含漱
病情严重者考虑联合	氟康唑	100 ~ 200mg/d×（7 ~ 14）d
全身治疗		
氟康唑无效	伊曲康唑	200mg/d×（7 ~ 14）d
已经复发感染需要长期治疗者	氟康唑	100mg，每周 3 次

二、非感染性口腔黏膜疾病

非感染性口腔黏膜疾病包括超敏反应性疾病、溃疡类疾病、大疱类疾病、斑纹类疾病。该病病因复杂，其病因和发病机制目前仍不明确，因此口腔黏膜病临床用药种类较为繁杂，主要有抗过敏药，糖皮质激素、免疫抑制药（表 10–19，表 10–20），免疫调节药、维生素及微量元素（表 10–21），中成药（表 10–22），给药形式包括口腔局部用药（表 10–23）、口服给药、肌内注射、黏膜下注射等。

表 10-19　常见口腔黏膜病全身用糖皮质激素和免疫抑制剂

疾病	糖皮质激素（剂量以泼尼松为例）	免疫抑制药
复发性阿弗他溃疡	顽固难治型病例：开始时 10 ~ 30mg/d，一般不超过 50mg	重症顽固型病例：沙利度胺每日或隔日 25 ~ 50mg；硫唑嘌呤 25mg，bid
天疱疮	轻度：0.5mg/（kg·d）	重症患者可用糖皮质激素联合免疫抑制药：硫唑嘌呤 1 ~ 3mg/（kg·d）
	中度：1.0mg/（kg·d）	
	重度：1.5mg/（kg·d）	
	冲击治疗：甲泼尼龙 0.5g ~ 1.0g，ivd	

续表

疾病	糖皮质激素（剂量以泼尼松为例）	免疫抑制药
扁平苔藓	重度糜烂型:0.3 ～ 1mg/（kg·d)，疗程为 1 ～ 2 周	糖皮质激素治疗无效或禁忌者，加用或换用免疫抑制药：硫唑嘌呤 25mg，bid；羟氯喹 100mg，qd 至 bid；沙利度胺每日或隔日 25 ～ 50mg
盘状红斑狼疮	首选羟氯喹 100mg，每日分 2 次或者 3 次服用，泼尼松 10mg/d	
口腔黏膜下纤维性变	有症状：10 ～ 15mg/d	

表 10-20　口腔黏膜病常用免疫抑制剂注意事项

药物	适应证	注意事项
沙利度胺	RAU、天疱疮、OLP	妊娠期及哺乳期妇女禁用、儿童禁用。可导致倦怠和嗜睡
硫唑嘌呤	天疱疮、RAU、OLP、DLE	应用前应检查巯基嘌呤甲基转移酶（TPMT）活性，在酶活性正常的患者，可正常使用。在酶活性较低的患者应使用维持量 0.5 ～ 1.5mg/（kg·d)。在无酶活性的患者禁用，以免引起严重的骨髓抑制 与别嘌醇合用时剂量应减至原剂量的 1/4
羟氯喹	DLE、OLP	6 岁以下儿童禁用。开始治疗前应进行眼科学检查。对任何 4- 氨基喹啉化合物治疗后出现视网膜或视野改变的患者禁用。最大推荐剂量 0.4g/d 或不超过 6.5mg/（kg·d）

表 10-21　口腔黏膜病常用维生素及微量元素

药物名称	适应证	用法及注意事项
维生素 A	口腔黏膜斑纹类疾病如白色角化症、白斑病、扁平苔藓	胶丸：口服 2.5 万 U，tid，儿童每日 2.5 万 U，也可局部涂抹
维生素 B1	灼口综合征、舌部疾病、口干症、放射性口炎	片剂：口服 10 ～ 20mg，tid。针剂：50 ～ 100mg，局部封闭，隔日 1 次。不宜静脉用药
维生素 B6	复发性阿弗他溃疡、舌部疾病等	片剂：每次 10 ～ 20mg，tid
维生素 B12	三叉神经带状疱疹、营养不良性口炎、灼口综合征	针剂：局部封闭或肌内注射，100μ qd，或 200% 隔日 2 次。不宜静脉用药

续表

复合维生素B	营养不良性口炎、灼口综合征、复方阿弗他溃疡、舌炎	每次1～3片，tid
叶酸	复发性阿弗他溃疡、灼口综合征、叶酸缺乏性口炎、萎缩性舌炎	片剂：每次5～10mg，tid
烟酰胺	烟酸缺乏性口炎和舌炎，坏死性龈口炎	片剂：每次25mg，tid。消化道溃疡患者禁用
维生素C	药物过敏性口炎、多形性渗出性红斑、唇炎、复发性阿弗他溃疡、急性感染性口炎	片剂：每次100～200mg，tid
维生素E	口腔白斑、扁平苔藓、复发性阿弗他溃疡、灼口综合征	胶丸：每次50～100mg，qd至bid。避免与香豆素类药物合用
谷维素	灼口综合征	片剂：一次10～30mg，tid。胃及十二指肠溃疡患者慎用
甘草锌	口腔溃疡类疾病、舌部疾病、灼口综合征	口服：成年人每次5g，bid至tid 儿童每次0.75～2.5g，bid至tid

表10-22　口腔黏膜病常用中成药

药物名称	成分及适应证	用法及注意事项
复方丹参片	成分：丹参、三七、冰片 适应证：口腔黏膜下纤维性变	一次3片，一日3次
复方丹参滴丸	成分：丹参、三七、冰片 适应证：口腔黏膜下纤维性变	一次10丸，一日3次
口炎清颗粒	成分：天冬、麦冬、玄参、山银花、甘草 适应证：阴虚火旺所致的口腔炎症	一次2袋，一日1～2次
一清胶囊	成分：黄连、大黄、黄芩 适应证：用于热毒所致的牙龈肿痛、口疮以及牙龈炎等	一次2粒，一日3次 小儿、孕妇、年老体弱及脾胃虚寒者慎用

表 10-23　口腔黏膜病常用局部用药

药物名称	适应证	剂型	用法
曲安奈德	症状较轻的 RAU、OLP、DLE、天疱疮、唇炎等，局部有感染迹象不宜使用	乳膏：0.1% 注射剂：4%	外用：0.1% 乳膏涂患处，bid 至 tid 黏膜下注射：4% 注射剂与等量 2% 利多卡因混合注射，每 1 ~ 2 周 1 次，每次曲安奈德总量一般不超过 20mg
倍他米松	同曲安奈德	注射剂：1ml 含二丙酸倍他米松 5mg 与倍他米松磷酸钠 2mg	黏膜下注射：与等量 2% 利多卡因混合注射，每月 1 次，每次用量为 $0.2ml/cm^2$。禁止静脉注射、皮下注射、儿童肌内注射
地塞米松	同曲安奈德	含漱：0.05mg/5ml 贴片：0.3mg/ 片	含漱：1% 溶液含漱，tid。贴片：贴于患处，一次 1 片，一日总量不超过 3 片，连用不超过 1 周
他克莫司	糜烂型 OLP、唇炎	乳膏或含漱：0.1%	外用或含漱：qd 至 bid。儿童用药浓度为 0.03%
氨来呫诺	口腔溃疡	5% 糊剂	涂患处，qid。偶有用药部位刺痛或烧灼感
重组牛碱性成纤维细胞生长因子	伴溃疡症状的口腔疾病，促进创面愈合	63 000IU/ 瓶	喷患处，推荐剂量为 $262.5IU/cm^2$，qd，或遵医嘱。2 ~ 8℃保存
复方苯佐卡因凝胶	口腔溃疡止痛及治疗	含苯佐卡因 1.0g，苯扎氯铵 1mg，氯化锌 5mg	涂患处，1 日不超过 4 次，对局麻药过敏者禁用

（一）复发性口腔溃疡

复发性口腔溃疡又称复方性阿弗他溃疡（RAU），是最常见的口腔黏膜溃疡类疾病，一般表现为反复发作的圆形或椭圆形溃疡，重型溃疡大而深，溃疡期持续时间较长，可达 1 ~ 2 个月或更长。该病一般具有自限性，轻症不需要治疗或局部治疗，对于症状较重及复发频繁的患者，联合全身用药。局部用药包括局部止痛、消毒、糖皮质激素和促进愈合类药物。全身用药首选糖皮质激素，如泼尼松每日 10 ~ 30mg，待溃疡控制后逐渐减量。糖皮质激素控制不佳时可加用免疫抑制药。

（二）白塞综合征

白塞综合征又称贝赫切特综合征，白塞病（BD），是一种慢性血管炎性疾病。主要临床特征为同时或先后发生的口腔黏膜溃疡以及眼、生殖器、皮肤病损，被称为“口、眼、生殖器三联征”。口腔溃疡的治疗基本同 RAU。本病尚无有效根治方法，多种药物有效，但停药后易复发。治疗药物包括秋水仙碱 0.5mg，tid，泼尼松常用量为 40 ~ 60mg/d，重症患者可考虑采用冲击疗法，同时配合免疫抑制药。

（三）天疱疮

天疱疮是一类严重的、慢性的黏膜 - 皮肤自身免疫大疱性疾病，其中寻常型天疱疮发生口腔黏膜损害最为多见，表现为口腔黏膜的大疱。糖皮质激素是治疗天疱疮的首选药物。免疫抑制药与糖皮质激素联用可减少激素用量，降低副作用。硫唑嘌呤是治疗天疱疮的首选免疫抑制药。对于轻型天疱疮的患者，也可局部使用糖皮质激素。类天疱疮是一类病情较轻、慢性大疱性疾病，单纯累及口腔黏膜时预后较好，一般采用小剂量糖皮质激素治疗。

（四）口腔扁平苔藓

口腔扁平苔藓（OLP）是一种常见的口腔黏膜慢性疾病，是口腔黏膜病中仅次于复方性阿弗他溃疡的常见疾病，表现为小丘疹连成的线状白色、灰白色花纹，多数患者有粗糙、木涩感，烧灼感，口干等临床症状。治疗方法包括心理治疗，调节全身状况如睡眠、月经状况、消化道情况，纠正高黏滞综合征（又称高黏血症）等。损害局限且症状轻微者以局部治疗为主，糜烂型可选择 0.1% 他克莫司含漱或涂抹，糖皮质激素局部涂抹或黏膜下注射，非糜烂型可用 0.1% 维 A 酸或维生素 AD 溶液涂抹。对迁延不愈的 OLP 应注意有白色念珠菌感染可能，可使用氯己定、制霉菌素或碳酸氢钠含漱。对于严重的糜烂型 OLP 可全身应用糖皮质激素，宜选择小剂量、短疗程方案，如泼尼松 20 ~ 30mg/d，服用 1 ~ 3 周。糖皮质激素治疗不佳可用免疫抑制药治疗，如羟氯喹、沙利度胺、硫唑嘌吟等。

（五）盘状红斑狼疮

盘状红斑狼疮（DLE）是一种慢性皮肤－黏膜结缔组织疾病，主要累及头面部皮肤及口腔黏膜，表现为持久性红斑，中央萎缩凹下呈盘状。DLE 目前虽无根治性疗法，但恰当的治疗可使病情明显缓解。局部治疗包括局部使用糖皮质激素、环孢素、他克莫司；全身治疗首选羟氯喹，效果不明显时可联合使用泼尼松 10mg/d，常规治疗无效的难治性或复发加重的 DLE 可考虑使用沙利度胺。

（六）口腔白斑病

口腔白斑病是发生于口腔黏膜上以白色为主的损害，不能擦去，属于癌前病变或潜在恶性疾病范畴。口腔白斑病的发病与局部因素的长期刺激以及某些全身损害有关，其恶变潜能随上皮细胞异常增生程度的增加而增大。主要治疗方式包括去除刺激因素、药物治疗、手术治疗。维生素 A 能保持上皮组织的正常功能，维生素 A 酸是维生素 A 的代谢中间体，具有促进上皮细胞增生分化及较明显的角质溶解作用，以防止上皮过度角化，由于全身副作用较大，常用维生素 A 酸局部制剂治疗，浓度为 0.025% ～ 0.1%。全身用药仅用于角化程度较高的口腔白斑病，每次 5 ～ 20mg，每日 2 ～ 3 次。类维生素 A 药物可致畸，孕妇及准备生育的夫妇禁用。维生素 E 与维生素 A 有协同作用，可配合治疗白斑，10 ～ 100mg，每日 3 次，或局部涂抹。

（七）口腔黏膜下纤维性变

口腔黏膜下纤维性变是一种具有癌变倾向的慢性进行性口腔黏膜疾病，主要病理变化包括上皮组织萎缩，黏膜固有层、黏膜下层胶原纤维堆积变性，血管闭塞、减少，常表现为口干、灼痛、进刺激性食物疼痛、进行性张口受限、吞咽困难等症状。药物治疗包括黏膜下注射糖皮质激素、丹参注射液、干扰素、透明质酸酶等，可服用活血化瘀药物如复方丹参滴丸，补充维生素、铁剂、锌剂。

（八）唇炎

常见慢性非特异性唇炎，表现为干燥脱屑、发痒灼痛、渗出结痂，病情反复发作，持续不愈。主要治疗方法为局部湿敷糖皮质激素或免疫抑制药，症状严重者可口服羟氯喹、泼尼松或沙利度胺。

（九）灼口综合征

灼口综合征是以舌部烧灼样疼痛为主要表现的一组综合征，目前认为该病主要病因为精神因素。治疗包括对因治疗和对症治疗，积极治疗糖尿病、更年期综合征，维生素缺乏或营养状况不佳可补充复合维生素 B 或维生素 B_1、B_6、B_9、B_{12}，及维生素 E 等。伴有失眠、抑郁等症状者可服用抗焦虑药、镇静催眠药，疼痛明显者可服用止痛药或局部止痛，口干、唾液黏稠状可服用溴己新。

（十）口腔黏膜过敏性疾病

口腔黏膜过敏性疾病包括药物过敏性口炎、接触性口炎、血管神经性水肿和多形性红斑等。通常有过敏原接触史或相关诱因，起病迅速，表现为黏膜红肿、渗出，皮疹，血管神经性水肿患处有发紧膨胀感。首先去除可疑致敏因素，治疗应慎重，以局部治疗为主，0.02% 氯己定溶液或 0.01% 地塞米松溶液含漱或湿敷，全身治疗可选择抗组胺药、糖皮质激素和维生素 C 等。

根据 2016 年英国风湿病学会等制定的《妊娠期和哺乳期处方用药指南》，泼尼松可用于妊娠各个时期和哺乳期，剂量建议不超过 15mg/d；母乳喂养时若服用泼尼松剂量超过 20mg/d 或相当剂量者应弃去服药后 4h 内的乳汁，在服药 4h 后再进行哺乳。羟氯喹在整个妊娠期可持续使用，通过乳汁分泌的羟氯喹浓度小于 1%。妊娠期使用硫唑嘌呤不超过 2mg/（kg·d），

第四节　其他口腔疾病用药

一、颌面神经疾患

（一）三叉神经痛

三叉神经痛是指在三叉神经分布区域内出现阵发性、针刺样、电击样剧烈疼痛。疼痛可自发，也可由轻微刺激“扳机点”所引起。每次发作时间一般持续数秒、数十秒或几分钟后骤然停止，呈间歇性发作。分为原发性和继发性两种。继发性通常由炎症、外伤、肿瘤、颅骨畸形以及多发性硬化等疾病侵犯三叉神经所致。继发性三叉神经痛应针对病因治疗。对原发性三叉神经痛应首先采用药物治疗，如无效时再考虑其他方法如针灸、理疗、射频温控热凝术和手术治疗。治疗药物首选卡马西平，开始每次 0.1g，一日 2 次，以后每日增加 0.1g，直到疼痛控制为止，日最高剂量不超过 1.2g。苯妥英钠 100 ~ 200mg，每日 2 ~ 3 次，易引起牙龈增生。加巴喷丁和普瑞巴林对卡马西平治疗无效的三叉神经痛有一定效果。B 族维生素、甲钴胺、谷维素促使受损神经修复，可用于三叉神经痛的辅助治疗。

（二）面神经麻痹

面神经麻痹是以面部表情肌群运动功能障碍为主要特征的一种常见病，也称面瘫。急性期可采用地塞米松 10mg 静脉滴注连续 7 ~ 10d，口服泼尼松 30mg/d，连服 5d，可联合抗病毒治疗和 B 族维生素治疗，急性期治疗疗程为 10 ~ 14d。恢复期除长期服用 B 族维生素，还可服用地巴唑 5 ~ 10mg/d，每日 3 次。

二、颞下颌关节紊乱病

颞下颌关节紊乱病（TMDs）是口腔颌面部常见的疾病之一，表现为颞下颌关节区或（和）咀嚼肌疼痛、下颌运动异常、关节弹响、破碎音及杂音三类症状。病因尚未完全明确，治疗方法包括物理治疗、药物治疗和手术治疗等。目前用于 TMDs 治疗的药物包括止痛药、糖皮质激素、肌松药、抗焦虑药、抗抑郁药、软骨保护剂等。针对疼痛治疗首选非甾体抗炎药，效果不佳时可考虑与弱阿片类药物合用。对于上述药物效果不佳时可考虑小剂量、短期糖皮质激素治疗，关节腔内注射不适用于年轻患者，且两次注射间隔至少大于 3 个月。肌松药可改善肌痉挛状态，常用药物为氯唑沙宗，每次 0.2g ~ 0.4g，每日 3 次，服药后避免驾驶车辆和操作精密仪器，出现肝功能障碍时应停药。

参考文献

[1] 赵平 . 肿瘤外科学高级教程 [M]. 北京：中国协和医科大学出版社，2019.

[2] 邵志敏 . 实用肿瘤外科学 [M]. 上海：复旦大学出版社，2018.

[3] 吴新荣，杨敏 . 药师处方审核 [M]. 北京：中国医药科技出版社，2019.

[4] 郑亿庆，张志钢，杨海弟 . 耳内镜治疗诊断学 [M]. 北京：人民卫生出版社，2018.

[5] （美）尤金・N・迈尔斯 . 耳鼻咽喉头颈外科手术学（上下卷）：第 2 版 [M]. 倪道凤，陶泽璋，杨大张，等译 . 天津：天津科技翻译出版有限公司，2017.

[6] 葛立宏 . 儿童口腔医学 [M]. 北京：北京大学医学出版社，2013.

[7] 张仁俊 . 实用眼科药物学 [M]. 北京：人民军医出版社，2015.

[8] 韩德民 . 过敏性鼻炎 [M]. 北京：人民卫生出版社，2014.

[9] 文玲英，吴礼安 . 实用儿童口腔医学 [M]. 北京：人民军医出版社，2016.

[10] 梁景平 . 临床根管治疗学 [M]. 上海：上海世界图书出版公司，2016.

[11] 朱智敏 . 口腔修复临床实用新技术 [M]. 北京：人民卫生出版社，2014.

[12] 高学军，岳林 . 牙体牙髓病学 [M]. 北京：北京大学医学出版社，2013.

[13] 吴书晓，吴晓平，姜雅琴 . 五官科学及其临床研究 [M]. 南昌：江西科学技术出版社，2018.

[14] 张念武 . 五官科疾病诊断与治疗 [M]. 上海：上海交通大学出版社，2018.